緩和ケア
はじめの一歩

編著
林ゑり子
医学監修
上村恵一

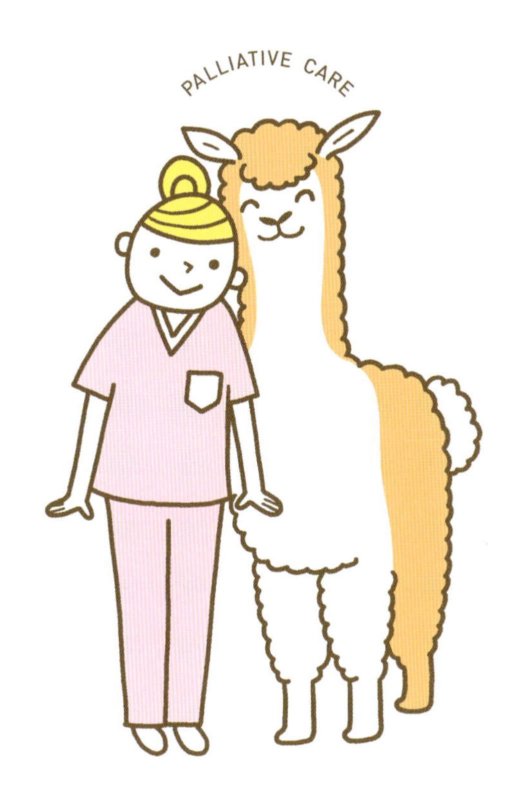

照林社

執筆者一覧

編集

林ゑり子　藤沢湘南台病院 看護部／がん看護専門看護師

医学監修

上村恵一　国立病院機構北海道医療センター 緩和ケア室長／精神科医長

執筆（五十音順）

石原ゆきゑ　昭和大学江東豊洲病院 看護師長／老人看護専門看護師

石渡未来　横浜市立市民病院 看護部／家族支援専門看護師

伊藤奈央　岩手医科大学附属病院 高度看護研修センター／がん看護専門看護師

上村恵一　国立病院機構北海道医療センター 緩和ケア室長／精神科医長

宇野さつき　新国内科医院 看護師長／がん看護専門看護師

岡山幸子　宝塚市立病院 緩和ケア病棟師長／緩和ケア認定看護師

小笠原利枝　日本ホスピスホールディングス株式会社／がん看護専門看護師

柏木夕香　新潟県立がんセンター新潟病院 緩和ケアセンター／がん看護専門看護師

賢見卓也　特定非営利活動法人がんと暮らしを考える会 理事長／看護師

小山富美子　神戸市看護大学 療養生活看護学領域 慢性病看護学分野／がん看護専門看護師

霜山真　公立大学法人宮城大学 看護学群 成熟期看護学系

白石恵子　国立病院機構九州がんセンター サイコオンコロジー科／臨床心理士

高田弥寿子　国立循環器病研究センター 看護部 教育担当副看護師長／急性・重症患者看護専門看護師

髙橋紀子　国立病院機構仙台医療センター 看護部／がん看護専門看護師、がん性疼痛看護認定看護師

津村明美　静岡県立静岡がんセンター 看護部／がん看護専門看護師

西村香　新潟県立がんセンター新潟病院 看護部／がん看護専門看護師

根岸恵　聖隷横浜病院 看護相談室／がん看護専門看護師

林ゑり子　藤沢湘南台病院 看護部／がん看護専門看護師

春木ひかる　東京大学医学部附属病院 看護部教育担当／がん看護専門看護師

久山幸恵　静岡県立静岡がんセンター 患者家族支援センター／がん看護専門看護師

前滝栄子　京都大学医学部附属病院 看護部／がん看護専門看護師

松原康美　北里大学 看護学部／がん看護専門看護師、皮膚・排泄ケア認定看護師

三橋由貴　藤沢湘南台病院 看護部／がん化学療法看護認定看護師

はじめに

本書を手にとってくださって、ありがとうございます。みなさんは、「患者さんの苦痛を緩和したい」と思っておられることと思います。

医療の高度化に伴い、看護の領域でも、より専門性が求められるようになりました。しかし、どの分野であっても、看護師は「患者さんやご家族の役に立ちたい」という思いを根底にもちつつ医療に従事し、知識を身につけ、スキルを磨いているはずです。

私自身「これでいいのだろうか」「他の人がかかわっていたら、他の施設に行っていたら、もっとよい結果が得られたのではないだろうか」と、医療現場で悩むことも多いです。でも、少しでも患者さんやご家族にとってよりよい医療・ケアを提供できるように勉強しながら、そして、勉強したことはきっと力になってくれるはずと信じて、日々、患者さんやご家族と接しているのです。

勉強し、知識や技術を身に着けると、それまでよりも、患者さんや家族に自信を持ってかかわることができます。患者さんやご家族に「この看護師さんにお願いしたい」と思ってもらえるよう、ほんの少し勇気をもって学んでみることは、大きな力になります。

本書は、緩和ケアの「はじめの一歩」を踏み出す新人看護師のみなさんや、これから緩和ケアについて学ぼうとしている看護師のみなさんに向けて制作しました。緩和ケアは、緩和ケア病棟だけで行うものではありません。一般病棟や施設・在宅でこそ、緩和ケアの知識が重要となります。主にがん患者さんへの緩和ケアを中心にまとめていますが、近年、研究が進んでいる非がんの患者さんへの緩和ケアについても、可能な限り盛り込みました。

気になった章や項目から読み進めてみてください。そして、得た内容を、患者さんとご家族に少しでも役立てていただけることを心から願っています。

2018年12月

林ゑり子

緩和ケア はじめの一歩

目次

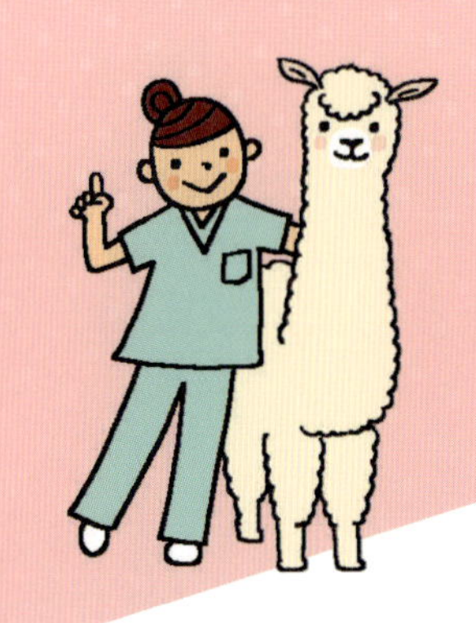

緩和ケアの基礎知識

緩和ケア：理解のポイント

場面別・緩和ケア

入院での緩和ケア

入院以外での緩和ケア

Part 3

症状別・緩和ケアの実践

身体的症状❶ 痛み

身体的症状❷ 呼吸器症状

身体的症状❸ 消化器症状

身体的症状❹ その他の症状

精神的症状

終末期の苦痛への対応

非がんの患者さんへの緩和ケア

緩和ケア臨床での重要トピックス

装丁：ビーワークス
本文デザイン・DTP：すずきひろし
カバー・本文イラスト：秋葉あきこ

緩和ケアがかかわるきっかけ

緩和ケアは、治癒の可能性が低い疾患（がんなど）と**診断されたとき**から、**途切れなく**提供されるものです。もちろん、患者さんの置かれた状態に応じて、求められるケアの形は徐々に変わってきます。しかし、どのような状況であっても、患者さんと家族が自分らしく過ごせるように支援しなければなりません。

ここでは、がん患者さんを例に、まずは全体像をみていきましょう。全体像をおさえると、より理解が深まります。

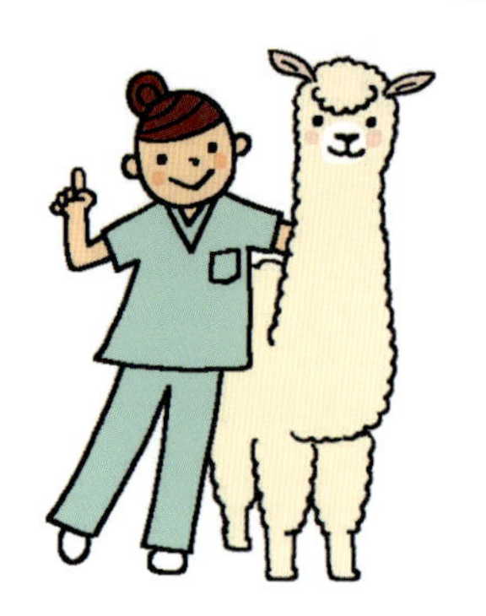

来院　外来

- 何らかの自覚症状があって受診
- 健康診断などで異常を指摘されて受診

確定診断　病棟　外来

- 各種検査（画像、細胞診など）により確定診断
- 場合によっては、遺伝子検査（分子標的治療薬の適応の有無を調査）も実施

緩和ケアのかかわり　Part 1　Part 2

- **正しい知識を提供する**
  - ➡「がんは不治の病」「ひどい苦痛に耐えなければならない」と誤解している人も少なくない
  - ➡正しい知識をもつと、多くの不安は解消される
- **不安や抑うつの緩和**
  - ➡がんと診断されたら、不安・落ち込みが生じて当然である。可能な限り早期に、不安・落ち込みを解消できるようにかかわる
- **家族にも気を配る**
  - ➡患者さんだけでなく、家族にも不安・落ち込みが生じるため配慮する

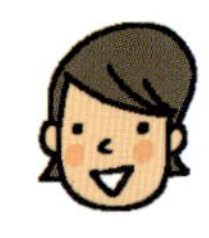

治療方針の決定　病棟　外来

- インフォームドコンセント
- 情報提供
- 意思決定支援

緩和ケアのかかわり　Part 1　Part 2

- **「患者さんの希望」を把握する**
  - ➡患者さんと家族の意見が異なり、患者さんが疲弊してしまうことも少なくない。患者さんにとっての最善が最も大切であることを認識してかかわる
- **疑問に答える**
  - ➡各治療法のメリット・デメリットを正しく理解していないと、患者さんにとって最善の選択ができない
  - ➡病気や治療のことだけでなく、仕事のこと、経済的なことなど、何でも相談できることを伝える

積極的治療の開始　病棟　外来

- 手術療法
- 化学療法
- 放射線療法

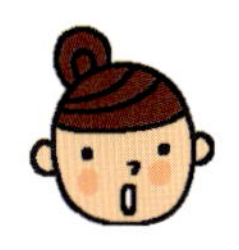

緩和ケアのかかわり　Part 2　Part 3

- **治療に伴う苦痛症状を緩和する**
  - ➡がん自体による症状、治療に伴う症状など、さまざまな苦痛症状を、可能な限り緩和する
  - ➡苦痛症状を適切に緩和し、治療の完遂を目指すことが大切である
  - ➡患者さん・家族に、遠慮せず苦痛を医療者に伝えてもらうことが最も大切である

フォローアップ　外来

- 治療効果の判定
- がんの場合、別の治療法への切り替えが、複数回行われることもある

再発
転移

緩和ケアのかかわり　Part 2　Part 3　Part 4

- **治療効果、病状の進行状況の把握**
  - ➡緊急対応が必要な場合もあるので、異常の徴候を見逃さない。治療の副作用は、長期にわたって続くものもあるため、セルフマネジメントが重要となる
  - ➡非がんの場合は、急性増悪に注意してフォローする
- **苦痛症状・生活の支障への支援**

治療方針の変更　病棟　外来

- 積極的治療の効果が見込めなくなった場合は、緩和ケア中心の治療へ移行
- 患者さん・家族の意向を尊重しつつ、療養の場を選択

終末期

緩和ケアのかかわり　Part 1　Part 2　Part 5

- **患者さん・家族の思いに配慮する**
  - ➡積極的治療ができなくなることは、患者さん・家族にとって大きな苦痛であることを常に念頭に置いてかかわる
- **苦痛症状・生活の支障への支援**
  - ➡可能な限りQOLを低下させないように支援する

看取り　病棟　施設　在宅

- 患者さん・家族が苦痛なく最期まで過ごせるような支援
- 遺された家族へのサポート

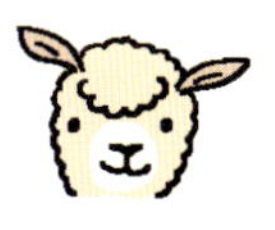

緩和ケアのかかわり　Part 2　Part 5

- **患者さんの苦痛症状の緩和**
  - ➡予後予測を参考にしながら、苦痛なく過ごせるように配慮する
- **家族へのグリーフケアの提供**
  - ➡可能な限り、家族が、看取りのケアに参加できるよう配慮する
  - ➡家族が、その後の人生を送れるように支援する

おことわり

- 本書で紹介しているアセスメント法、治療とケアの実際は、各執筆者が臨床例をもとに展開しています。実践によって得られた方法を普遍化すべく万全を尽くしておりますが、万一、本書の記載内容によって不測の事故等が起こった場合、著者、編者、医学監修者は、その責を負いかねますことをご了承ください。
- 本書で紹介した薬剤・機器等の選択・使用法などについては、出版時最新のものです。薬剤や機器等の使用にあたっては、個々の添付文書や取扱説明書、学会ガイドラインなどを参照し、安全に治療・ケアを実施できるようご配慮ください。
- 本書に掲載した写真は、臨床例のなかから、患者さん本人・ご家族の同意を得て使用しています。

Part 1
緩和ケアの基礎知識

緩和ケアは、1970年代にカナダで提唱されました。ホスピスケアの考え方を受け継ぎ、主に「終末期のがん患者さん」へのケアを中心として発達してきました。

しかし、近年、緩和ケアの概念は、大きく変わりました。緩和ケアは、がん患者さんだけに提供されるケアでも、終末期に提供されるケアでもありません。

ここでは、いまの「緩和ケアの正しい知識」を身につけていくことにしましょう。

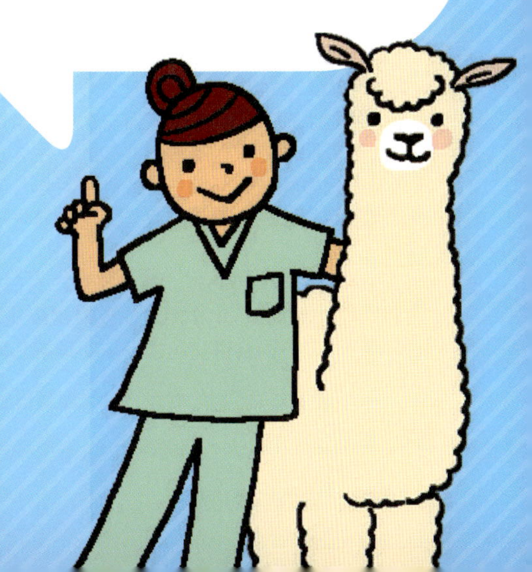

Part 1
緩和ケアの基礎知識

緩和ケアとは

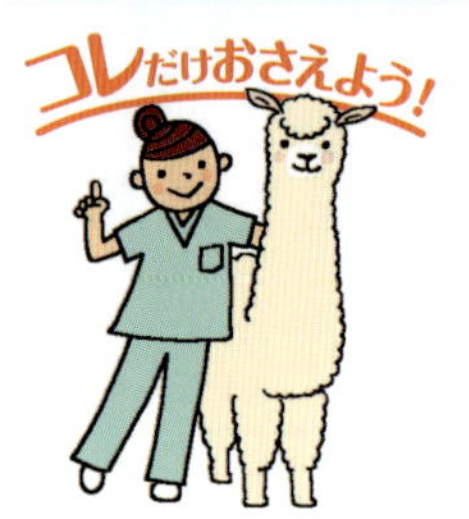

- 緩和ケアは、生命を脅かす病と診断された患者さんとその家族に、診断がついたときから提供される。
- 緩和ケアは、患者さんとその家族が生活している「どのような場所」でも行える。
- 患者さんとその家族の話を真摯に聴き、価値観を尊重することが、緩和ケアの第一歩である。

1 緩和ケアとは何か

緩和ケアは、WHO（世界保健機関）によって定義づけられています。

ポイントとなるのは「生命を脅かす病に関連する問題に直面している患者さんとその家族のQOLを、痛みやその他の身体的・心理社会的・スピリチュアルな問題を早期に見いだし、的確に評価を行い、対応することで、苦痛を予防し、やわらげることを通して向上させるアプローチであること」です。

医療者が、緩和ケアについて共通認識をもてるよう、わが国の緩和ケア関連団体会議による定訳が発表されています表1。

あわせて知りたい!

現在用いられているWHOによる「緩和ケアの定義」は、2002年に改定されたものです。

最初の定義は、1989年に出された「治癒をめざした治療が有効でなくなった患者に対する積極的な全人的ケアである」というものでした。これでは終末期の患者さんにしか緩和ケアを実施できないため、改定に至ったのです。

2 緩和ケアは「誰に対して」行うか

患者さんとその家族がケアの対象

従来の定義では、がん治療が望めなくなった患者さんだけが、緩和ケアの対象と考えられていました。

表1 緩和ケアの要素（WHO，2002）

- 痛みやその他のつらい症状をやわらげる
- 生命を肯定し、死にゆくことを自然な過程ととらえる
- 死を早めようとしたり遅らせようとしたりするものではない
- 心理的およびスピリチュアルなケアを含む
- 患者が最期までできる限り能動的に生きられるように支援する体制を提供する
- 患者の病の間も死別後も、家族が対処していけるように支援する体制を提供する
- 患者と家族のニーズに応えるためにチームアプローチを活用し、必要に応じて死別後のカウンセリングも行う
- QOLを高める。さらに、病の経過にも良い影響を及ぼす可能性がある
- 病の早い時期から化学療法や放射線療法などの生存期間の延長を意図して行われる治療と組み合わせて適応でき、つらい合併症をよりよく理解し対処するための精査も含む

緩和ケア関連団体会議 定訳：WHO（世界保健機関）の緩和ケアの定義（2018年6月）．https://www.hpcj.org/what/definition.html（2018.11.29アクセス）．より引用

しかし、現在、緩和ケアは、「がんの治療が終わってから」ではなく、「がん**治療と並行**して」行われるようになりました。そのため、病状の進行に伴って、がん治療と緩和ケアの重点やバランスが移動します図1。

また、緩和ケアは、患者さんだけでなく、**家族**も対象として行われます。患者さんが亡くなった後も、遺族ケアは続くのです。

がん以外の疾患もケアの対象

緩和ケアの対象疾患は、がんだけではありません。2016年に改正されたがん対策基本法において、緩和ケアは「**がん**・**その他の特定の疾病**に罹患した者にかかわる身体的もしくは精神的な苦痛または社会生活上の不安を緩和することにより、その**療養生活の質**の維持向上を図ることを主たる目的とする治療、看護その他の行為」と示されています。

現在は、非がん疾患の患者さんへの緩和ケアの重要性も高まっています。

あわせて知りたい!

非がん疾患には、以下のような疾患が含まれます。
- 慢性心不全
- COPD*1などの呼吸器疾患
- 終末期の腎疾患
- HIV/AIDS*2
- 神経難病
- 認知症 など

3 緩和ケアは「どこで」「誰が」行うか

緩和ケアは、専門家が行うケアではなく、すべての医療者が行うことのできるケアです。特定の場所（緩和ケア病棟など）だけで行われるわけではないのです。

つまり、生命を脅かす疾患に罹患し、問題に直面している患者さんとその家族が**生活する場所＝緩和ケアを提供する場所**です。一般病棟、緩和ケア病棟、在宅、介護施設など、どこでも、緩和ケアを提供することは可能なのです。

あわせて知りたい!

鎮痛薬の投与や、不安に対するケアなど、すべての医療者が行うケアを「基本的緩和ケア」といいます。

一方、緩和ケアの専門家（緩和ケアチーム、緩和ケア外来・病棟など）が行うケアを「専門的緩和ケア」といいます。

図1 がん治療と緩和ケアの考え方

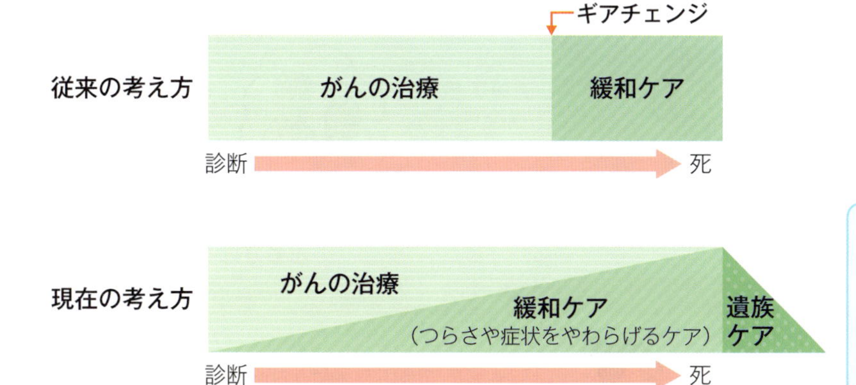

以前は、積極的治療から緩和ケアに切り替わる時期として、ギアチェンジという表現が用いられてきました。しかし、積極的治療と緩和ケアは「切り替えるものではない」ため、現在ではあまり用いられていません。

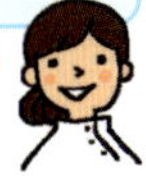

＊1 COPD（chronic obstructive pulmonary disease）：慢性閉塞性肺疾患
＊2 HIV/AIDS（human immunodeficiency virus）：ヒト免疫不全ウイルス／（acquired immunodeficiency syndrom）：後天性免疫不全症候群

4「QOLを高めるアプローチ」とは

患者さんと家族は、診断されたときから死を意識し、人生で大切にしてきたことが脅かされる経験をしています。

多くの場合、QOLは**人生の質**と訳されますが、「Life」という言葉には、生命・生涯・生活・生命力などといった意味が含まれます。

患者さんと家族には、病気によってさまざまなつらさが生じ、日常生活が変化していきます。しかし、患者さんと家族が**大切にしているもの、ゆずれないもの**を一緒に探していくことで、つらい状況のなかでも「生きる」希望を見いだすことができます。

病状が進行すると、患者さんが自立してできることが減り、選択肢は限られます。そのようななかでも、患者さんと家族の**価値観を尊重**し、大切にしているものを**一緒に探す**ことが重要なのです**図2**。患者さんと対話し、点ではなく線でとらえていくことが大切です。

＊

近代外科の基礎を築いた、16世紀の外科医Parè(パレ)は「時に癒し、しばしば苦痛をやわらげ、常に慰めるために（To Cure Sometimes, Relieve Often, Comfort Always）」という言葉を残しました[1]。治せない病気はあっても、最期の時まで、いつでもケアはできるのです。

病状が進行しても、患者さんが「気持ちいい」「うれしい」「幸せ」と一瞬でも感じられるようなケアを提供することが、QOLの向上につながると考えられます。

（伊藤奈央）

ここに注意！

患者さんは、QOLという専門用語は使いません。

看護師は、患者さんが「何を大事にしているか」「気になっていることはないか」常に関心を持ち続けなければなりません。

私たち自身が「何を大切にしているか」を意識することも大切です。

アドバイス

患者さんは「人生で大切にしているもの」を、誰にでも、すぐに教えるわけではありません。「この人なら話してもいいかな」と思ってもらうことが重要です。

特に、人は、わかったつもりになると、聴けなくなります。「思い込まない」「"聴く" ことを忘れない」ようにしましょう。

図2 価値観の探し方（定年後にがんと診断された患者さんの例）

診断されるまでの人生

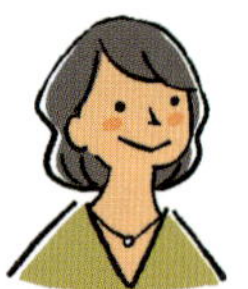

❶看護師と患者さんとの出会い

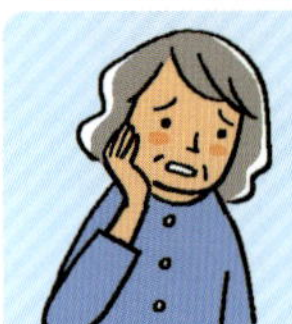

「定年後、夫婦で旅行に行くことを楽しみにしていたのに……」

診断後の人生

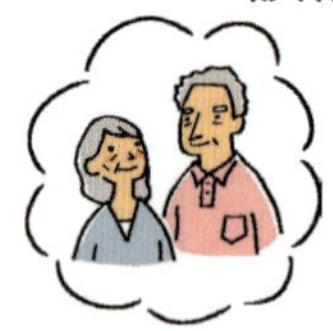

「せめて夫と一緒に過ごせる時間があればいいな」

❷診断前から今を生きている患者さんを知る

❸これからを生きていく患者さんを知る

定年　がんと診断　死

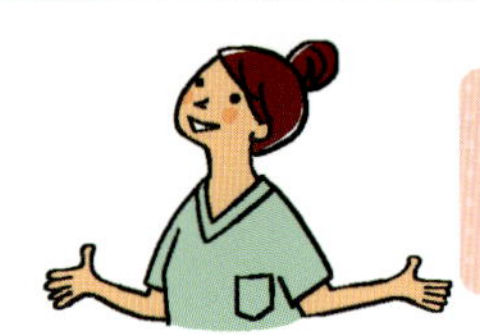

- 今のつらさを受け止める
- 人生で大切にしてきたことを聴く
- 生きる目標をみつけることを支える

文献

1．恒藤暁：最新緩和医療学．最新医学社，大阪，1999：1.

2．日本緩和医療学会 編：専門家をめざす人のための緩和医療学．南江堂，東京，2017：2-5.

Part 1
緩和ケアの基礎知識

緩和ケア：理解のポイント

全人的苦悩

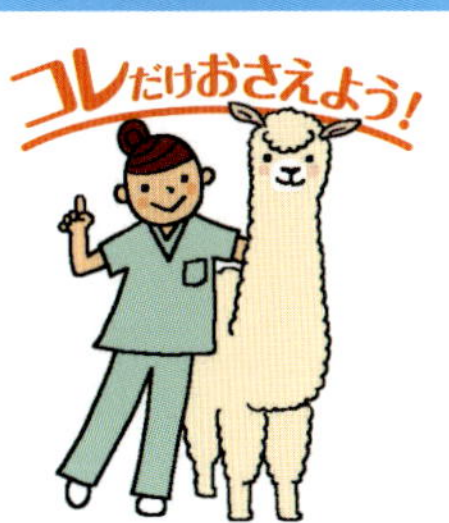

- 全人的苦悩は、患者さんと家族の身体的、精神的、社会的、スピリチュアルなつらさの総称である。
- 治療・緩和をめざすことができる「苦痛」と、治療・緩和をめざすのが難しい「苦悩」がある。
- 多職種と協働し、最期まで患者さんと向き合い、揺らぐ気持ちを受け止めるケアが大切である。

1 苦しみは「1つだけ」ではない

人は、健康が脅かされたときや、死や人生の終わりを意識したときに、苦しみ（苦痛：pain、苦悩：suffering）を感じます。この苦しみは、脅威がなくなるか、健康が回復するまで、消えることはありません。

苦しみは、その人の置かれている客観的状況と、その人の主観的な想い・願い・価値観との「ズレ」によって構成されます[1]。

患者さんの苦しみは、**身体的**なものだけでなく、**精神的**、**社会的**、**スピリチュアル**な面に及ぶため、包括的・多面的にとらえる必要があります。そのため、患者さんの苦しさ・つらさは、**全人的苦悩**または**全人的苦痛**といわれます図1。

アドバイス

「目に見えるつらさは氷山の一角」といわれます。
患者さんごとに異なるつらさ（気がかり）に気づけるよう、日々アンテナを磨くことが大切です。

図1 全人的苦痛の構成要素

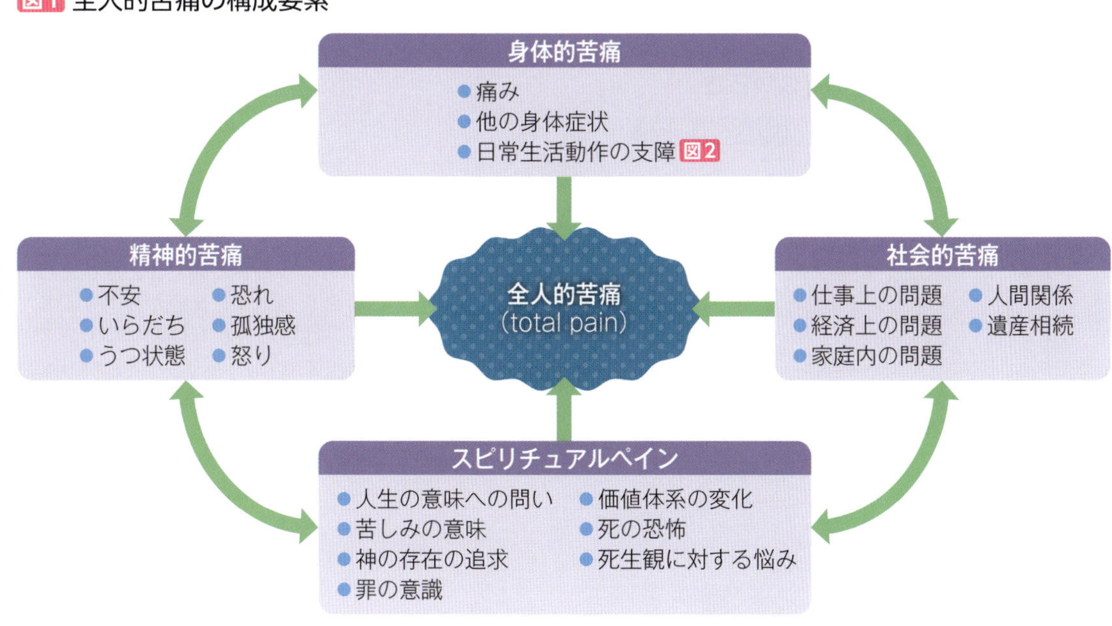

2 全人的苦悩の構成要素（がん患者さんの場合）

■身体的なつらさ

がん患者さんには、**痛み**以外にも、多くの**身体的症状**（不快な症状、がん治療による副作用など）が出現します 図2。これらの症状は、食事・排泄・睡眠など、患者さんの日常生活に影響します。病状が進行するにつれて自立した生活ができなくなり、他者の助けを必要とする割合も増えていきます。身体症状があっても、日常生活動作に障害がなければ「つらい」と訴えない患者さんもいます。つらさの感じ方は、人それぞれです。

また、痛みや呼吸困難などの症状が長く続くと、「病気が悪化しているのではないか」「このまま死んでしまうのではないか」といった不安から、**精神的なつらさ**が生じることもあります。

さらには、身体症状によって、「休職しなければならない」「家庭内の役割が果たせない」といった**社会的なつらさ**が生じることもあります。

特に亡くなる前の1か月、呼吸困難、眠気、食欲低下が急激に悪化するといわれています[2]。

ここに注意！

特に病院では「病気を抱えた患者さん」ととらえがちです。

患者さんは「病気を抱えたひとりの人間（生活者）」という視点を忘れてはいけません。

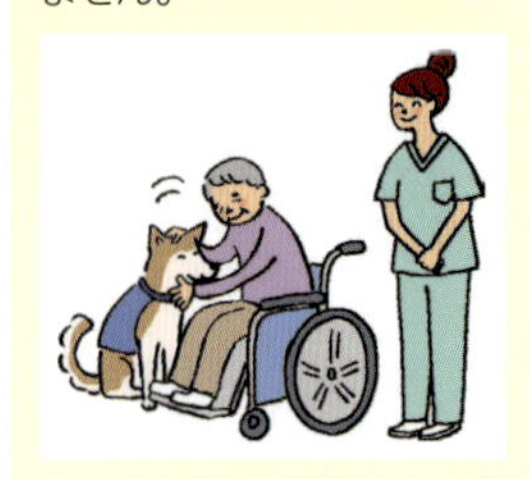

■精神的なつらさ

がんの診断は、患者さんとその家族にとって、将来への見とおしを根底から否定的に変える**悪い知らせ**となります[3]。

がん患者さんの多くは「これからどうなってしまうのだろう」「治療に耐えられるだろうか」「いつか再発するのではないか」「いつまで治療が続けられるだろう」「あと、どのくらい生きられるのか」という**不安**を抱えています。10～20％のがん患者さんには、**適応障害**も見られます[4]。精神的なつらさが強くなると、治療などの意思決定ができなくなってしまう場合もあります。

アドバイス

精神的なつらさは、言葉で表現されないこともあります。

「食欲がない」「眠れない」「何もする気が起きない」など、いつもと違う患者さんと家族の変化を見逃さないことが大切です。

図2 がん患者さんの身体的なつらさ

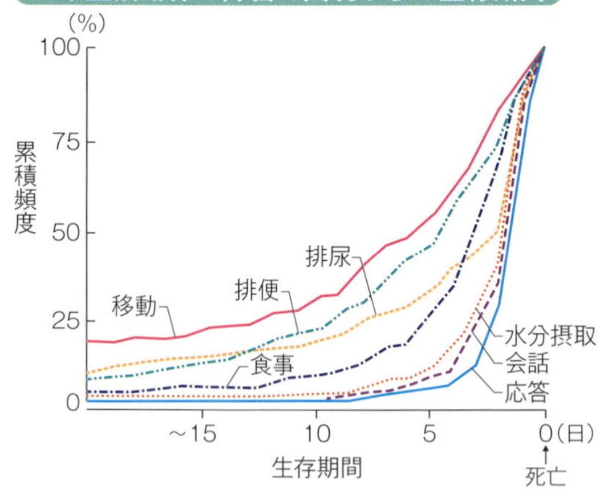

淀川キリスト教病院ホスピス 編：緩和ケアマニュアル第5版．最新医学社，大阪，2007：3．より引用

身体的なつらさと聞くと、症状だけに焦点を当ててしまいがちです。しかし、症状だけが身体的なつらさではありません。「トイレに行けない」「食事を摂れない」など、日常生活動作の障害は、患者さんのQOLに大きく影響する身体的なつらさです。

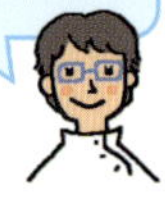

患者さんの家族も精神的なつらさを抱えます。およそ10～50％の家族が、うつ病や適応障害を抱えているといわれています[5]。

社会的なつらさ

がんと診断され、治療を開始すると、少なからず患者さんの日常生活は変化します。それまで行っていた仕事や家庭での役割がこなせなくなると、**生きがいの喪失**につながりかねません。

がん患者さんには、治療や入院に伴う医療費の負担、休職などによる生活費のダメージなど、**経済的な問題**も生じます。親族との関係変化や遺産問題も起こり得ます。

また、闘病の長期化や病状の進行に伴い、**療養場所の移行**を余儀なくされ、住み慣れた場所で療養できないつらさを抱える患者さんもいます。このような、生活者としての社会的なつらさに対するアプローチも重要です。

アドバイス

患者さんの言葉、表情、動作には、たくさんの情報が含まれています。

「今の言葉はどんな意味なのだろうか」「なぜ悲しそうな顔をしたのだろうか」「何度も寝返りをうっているが、眠れていないのだろうか」など、状況から患者さんのつらさを推測することも重要です。

スピリチュアルなつらさ

スピリチュアルは、**実存的な問題**に関係します。「生きていても意味がない」「私の人生に何の意味があったんだろうか」「ただ死ぬのを待つだけだ」「ばちがあたったんだ」「人に迷惑をかけてまで生きていたくない」といった、**生きる意味のつらさ**です。

生きる意味は、人それぞれ異なります。看護師は、自分の価値観を押しつけず、最期の時まで患者さんと向き合い、揺らぐ気持ちを受け止めるケアが大切です。

あわせて知りたい！

非がん疾患の場合、治療によって苦痛が緩和されるため、最期まで治療が継続されることがあります。予後予測も非常に難しいです。

患者さんの病状を、看護師が把握しておくことが大切です。

3 全人的苦悩へのアプローチ

緩和ケアを必要とする患者さんとその家族は、身体的だけでなく、精神的、社会的、スピリチュアルな面でつらさを抱えます。そのようなつらさに対応するためには、医師や看護師だけでなく、専門性をもった**多職種でのかかわり**が必要となります。

患者さんの状態・状況によっては、つらさの治療・緩和ができない場合もあります。しかし看護師は、あきらめずに「患者さんのつらさがやわらぐ方法はないか」かかわり続ける必要があります。適切なアセスメントと症状マネジメント、精神的なケア、意思決定支援、家族ケア、多職種との協働はもちろんのこと、患者さんや家族の**そばにいる**ことも、私たち看護師にできる有効なアプローチなのです。

（伊藤奈央）

あわせて知りたい！

治療をめざせる「苦痛（pain）」には、問題志向型アプローチ（Doing）が有効です。

一方、治療が難しい「苦悩（suffering）」には、関係志向型アプローチ（Being）が有効です。

文献

1. 村田久行：改訂増補版 ケアの思想と対人援助．川島書店，東京，2012：45.
2. Domeisen Benedetti F, Ostgathe C, Clark J, et al. International palliative care experts' view on phenomena indicating the last hours and days of life. *Support Care Cancer* 2013；21（6）：1509-1517.
3. Buckman R. Breaking bad news：why is it still so difficult ?. *Br Med J* 1984；288：1597-1599.
4. 大西秀樹：専門医のための精神科臨床リュミエール24 サイコオンコロジー．中山書店，東京，2010：49.
5. 大西秀樹：専門医のための精神科臨床リュミエール24 サイコオンコロジー．中山書店，東京，2010：129.

Part 1
緩和ケアの基礎知識

緩和ケア：理解のポイント

意思決定支援

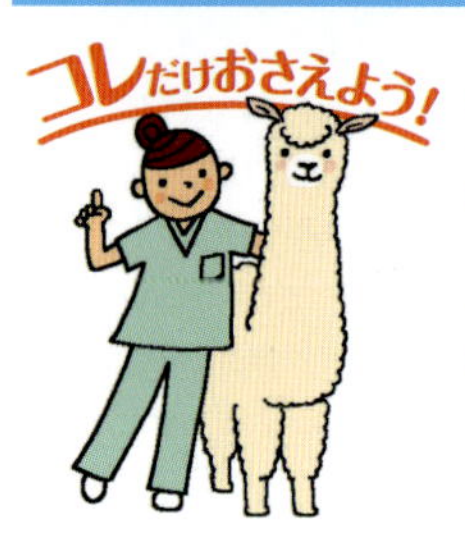

- 緩和ケアにおける意思決定は「わからないことを決定する」ので難しい。
- まずは患者さん・家族が、決めるべきこと・選択肢の内容を正しく理解することからはじまる。
- 医療者が、意思決定を誘導するようなことは、決して行ってはならない。

1 意思決定とは

意思決定は「ある目標を達成するため、複数の選択可能な代替的手段のなかから、最適なものを選ぶこと」と、辞書には記載されています。

病気にかかると、治療を受けなければなりません。また、生活の変化（学業や仕事、家事などへの影響）も生じます。これらの変化に対する対応（対処）が複数ある場合、そのなかからどれか1つを選ぶこと、これが、意思決定です図1。

人は、生活の変化を体験すると、**苦痛**や**ストレス**を感じるため、苦痛やストレスに対応（対処）する必要が生じるのです。

図1 意思決定の流れ

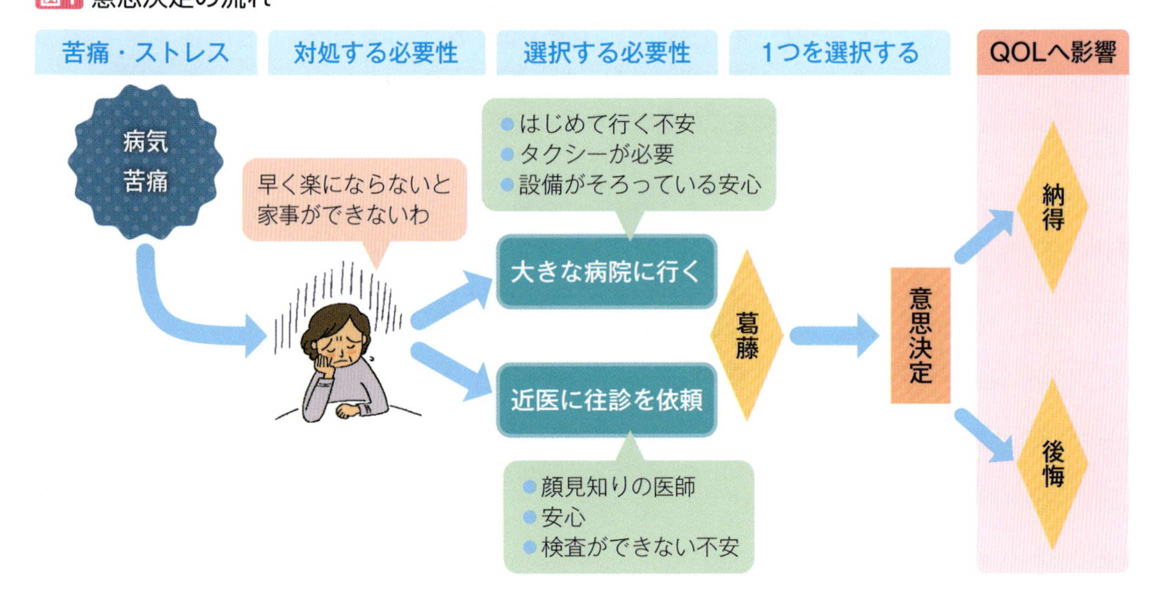

「わからないこと」の意思決定は苦痛

普段、その人が、選択することに慣れている問題や、選択した結果を予測できる（体験したことがある）場合は、比較的、意思決定に困難を感じることはありません。

しかし、はじめての体験となる病気の治療や、今まで考えてもいなかった鎮痛薬（オピオイド鎮痛薬など）の使用、自宅以外の療養場所を選択することなどは、選択結果を**予測できない**ことから、納得して選択することが難しいです。

つまり、十分な情報がないと意思決定が難しく、葛藤や、選択後の後悔が生じます。その結果、生活の質（QOL）に大きな影響を及ぼします。

あわせて知りたい！

「選択することに慣れている問題」の例として、ひどい肩こりへの対処について考えてみましょう。肩こりへの対処として「こまめな肩回し運動」や「マッサージ」などがありますね。どちらを選ぶかは、そのときの条件（経済的、時間的、好み）によって容易に選択できます。

このように、結果が予測できる場合は、意思決定にストレスを感じることは少なくなります。

患者さん・家族が「意思決定」する場面

緩和ケアの領域では、病気や症状のストレスに加え、「残された大切な時間の過ごし方をどのように選択するべきか」という苦悩が生じます。そのため、意思決定に伴う苦痛が大きいと考えられます表1。

2 意志決定能力の評価

意思決定能力は「理解」「認識」「意思の表明」「論理性」により評価します。

表1 意思決定を必要とする場面（がん患者さんの例）

がん治療前

- 治療する病院を決める
- 治療方法を決める
- 治療する時期を選ぶ
- 家族や職場・まわりの人へ説明をするか（どのように説明するか）
- 子どもに病気を伝えるか
- セカンドオピニオンを受けるべきか

がん治療中

- 副作用対策のために処方された薬剤を使用するか（いつ使用するか）
- 仕事・家事の量をどのくらいにするか
- 困っていることを他者（医療者、家族、友人、上司）に相談するか
- 仕事の復帰時期について医師に相談するか
- セカンドオピニオンを受けるべきか

がん治療中止

- 苦痛症状の出現を医師に相談するか
- 苦痛緩和の薬・治療を受け入れるか
- 家族に病気の悪化を伝えるか
- 治療を終了するか
- セカンドオピニオンを受けるべきか
- 治療終了後、どこで療養するか
- 苦痛症状が取れない場合、鎮静をするか
- 生命予後を伝えてほしいか

意志決定能力は、認知機能とは別に評価されるべきものです。年齢、様子、行動、社会的背景から判断されるものでも、精神疾患名と結びつくものでもありません。医療者は、患者さんの評価の前に、意志決定能力を高めるような工夫をすべきです。

また、必要な意志決定能力は、医療行為の種類によって異なります。そのため、評価の際は、個別の状況において求められる意志決定能力が十分あるいは不十分と評価します。

3 意思決定支援とは

では、よりよい意思決定を、看護師は、どのように支援すればよいのでしょうか。

意思決定は、患者さん・家族が「納得できる」ように支援することが重要です。つまり、患者さんや家族が**決めがたい理由**を考えてみれば、看護師に何ができるのかが思い浮かぶと思います 表2 [1]。

（小山富美子）

表2 意思決定における葛藤の理由

理由	支援
❶選択肢についての知識・情報が不足	●患者さん・家族は、選択肢をどう理解して、何が不安なのかを尋ねる ●それを選択したら、自分の生活（身体）はどのように変化するかをイメージできるよう、ていねいにわかるように情報を提供する
❷ある選択肢に過大・過小な期待をかけている	●患者さん・家族それぞれが、どの選択肢に、どのような期待をもっているかを詳しく尋ねる ●過大あるいは過小な期待の有無と、その原因を探る
❸周囲の人の価値や意見がよくわからない	●患者さん・家族が話し合う機会を設定し、互いの選択肢に対する考えを共有する ●医師、看護師、意思決定にかかわる専門家の意見を、患者さんと家族が聞きやすい体制を整える
❹ある1つの選択肢に対する周囲のプレッシャーがある	●周囲の者（家族、医療者など）が、どれか1つの選択肢を強く推奨したり、無言のプレッシャーをかけたりしていないか、注意深く患者さん・家族の気がかりを尋ねる
❺自分の選択肢を聞いてくれたり、認めてくれる人がいない	●患者さん・家族の選んだ選択肢や、希望・思いを否定せず、受容的態度を示す ●患者さんが、家族や友人と選択肢についての思いを話し合えるよう支える
❻これらの障害を乗り越えるスキルや支援がない	●❶～❺の問題を解決するために、対象者の問題に応じた対策を行う

文献

1. 日本緩和医療学会教育・研修委員会 編：ELNEC-Jコアカリキュラム. End-of-Life Nursing Education Consortium-Japan.
2. 西川満則, 長江弘子, 横江由理子：本人の意思を尊重する意思決定支援. 南山堂, 東京, 2016：12-17.
3. 中山和弘, 岩本貴：患者中心の意思決定支援 納得して決めるためのケア. 中央法規, 東京, 2012：35.

緩和ケア：理解のポイント

ACP（アドバンス・ケア・プランニング）

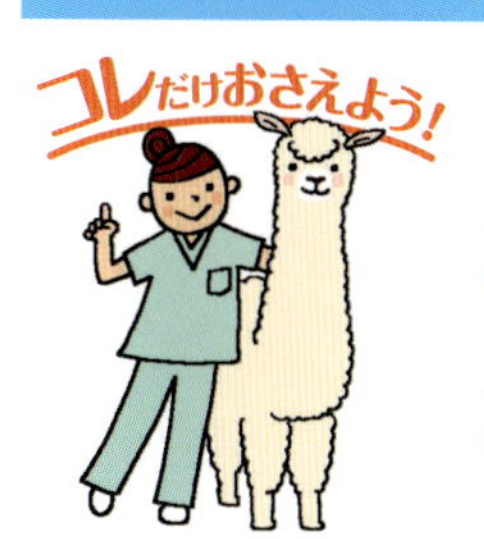

- ACPは、臨死期になってから行うものではなく、死を意識したころからはじまるものである。
- おりに触れ、患者さんと家族の気がかり・要望を確認しておくことが大切である。
- 患者さんと家族の意向は、そのときどきで変わることを念頭においてケアにあたる必要がある。

1 ACP（アドバンス・ケア・プランニング）とは

ACPは「今後の治療・療養について、患者さん・家族と医療者が、患者さん自らの意向に基づき、あらかじめ話し合うプロセス」とされています[1]。

では「今後の治療・療養について考える時期」は、いつなのでしょうか？一般的に「ACPが必要な時期＝エンド・オブ・ライフ・ケアが必要な時期」とされています。

エンド・オブ・ライフ・ケアが必要な時期とは

エンド・オブ・ライフ・ケアは、病気や老いなどにより、人生を終える時期に必要なケアです。その人らしさを尊重し、その人にとって**よい死**が迎えられることを目標として行うものです。単に臨終時期のケアのみを指すものではありません。患者さん・家族、医療者などが、死を意識したころからはじまるケアなのです。

2 ACPの重要性

ACPは、特にがん患者さんに重要といわれています。

なぜなら、非がんの患者さんと違って、がん患者さんは、状態が悪化しはじめてから死に至るまで、急速な経過をたどるからです。そのため、患者さんの望み（自宅で過ごす、ホスピスで過ごすなど）をかなえる準備が整わず、望まない看取りとなりやすいのが特徴です。

だからこそ、早期から患者さんと家族、医療者が、残された生における「望ましいと思う過ごし方」について、話し合うことが重要とされています。

では、ここで「がんの病状の進行」と「ACPの流れ」の関係性をみていくことにしましょう。

ここに注意！

これまでは、患者さんの体力が低下した時期に、今後の過ごし方について話し合っていました。

しかし、この時期には、患者さんの苦痛も強く、意思を十分に反映できないだけでなく、すでに希望をかなえる時期を逸していることが問題でした。

回復不可能なほど体力が低下した状態では、残された時間を有意義に過ごすことは大変難しいのです。

「変化があるとき」が話し合いのチャンス

がんと診断された患者さんは、まず、**治癒**をめざします。治療法と治療する病院（治療の場）を選択し、治療による生活への影響（体力の低下や機能障害、休職など）を乗り越え、がんサバイバーとして、その人らしくがんとともに生きていくために、自分自身の価値観と現状との折り合いをつけながら生活を再構築していきます（図1-A）。

その後、残念ながら再発した場合は、再発治療を受けるために、いくつかの選択肢のなかから、再度、治療法と治療の場を選ぶことになります（図1-B）。ほとんどの場合、再発治療の目的は**延命**です。治療を続けてがんを上手にコントロールしながら、よりよい生活を維持することが目標となります。

しかし、いつかは、病勢が治療効果を上回り、患者さんの体力が治療に耐えられないと判断される時期が訪れます（図1-C）。治療を中止（休止）して、体力の回復を待つこともありますが、がんの場合、病勢によって元の状態に回復できないことが少なくありません。つまり、その時点よりQOLが向上することは非常に困難となり、やがて最期の時期が訪れます。

3 ACPの実際

何について話し合うか

ACPでは、以下の4つを話し合います。

1. **患者さんの現在の気がかりや不安**（例：悪心と倦怠感はいつまで続くのか　など）
2. **患者さんの価値観や目標**（例：子どものお弁当をつくり続けたい　など）
3. **現在の病状や今後の見とおし**（例：今の治療の効果　など）
4. **治療や療養に関する選択肢**（例：仕事との両立ができる治療　など）

いつ話し合うか

では、ACPは、どのタイミングで行えばよいか、また、「あらかじめ話し合う」というのは、どの時点なのか、みていきましょう。

図1の ACP マークは、ACPのタイミングとなる大事なポイントです。患者さんの意識が低下する前、患者さんの状態が悪化する前、患者さんの身体的・精神的状態が「少し先を考えることが可能」と思われる時期が重要とされています。

検査の前後、再発治療の意思決定時、再発治療中で先のことが不安になる時期など、さまざまな時点で、そのときどきの患者さんの気がかりや不安、大切にしたい価値観や目標、今の病状の理解、この先の治療や療養についての考えられる選択肢などについて話し合うことが大切です。

ACP実施時の注意点を以下にまとめます。

1. **話し合った内容、患者さんの気がかりや価値観などは記録に残すこと**
2. **そのときどきの身体的状況や環境の変化などによって、患者さんの意向は変化することを理解し、そのつど意向を確認すること**
3. **ACPは、患者さんが自分自身の人生の主人公であり続けるために行うものであり、医療者の都合で行うものではないこと**

あわせて知りたい！

患者さんの状態が安定している外来受診時に、エンド・オブ・ライフの意向や好みについてディスカッションすることが重要といわれています。

図1 アドバンス・ケア・プランニングの流れ

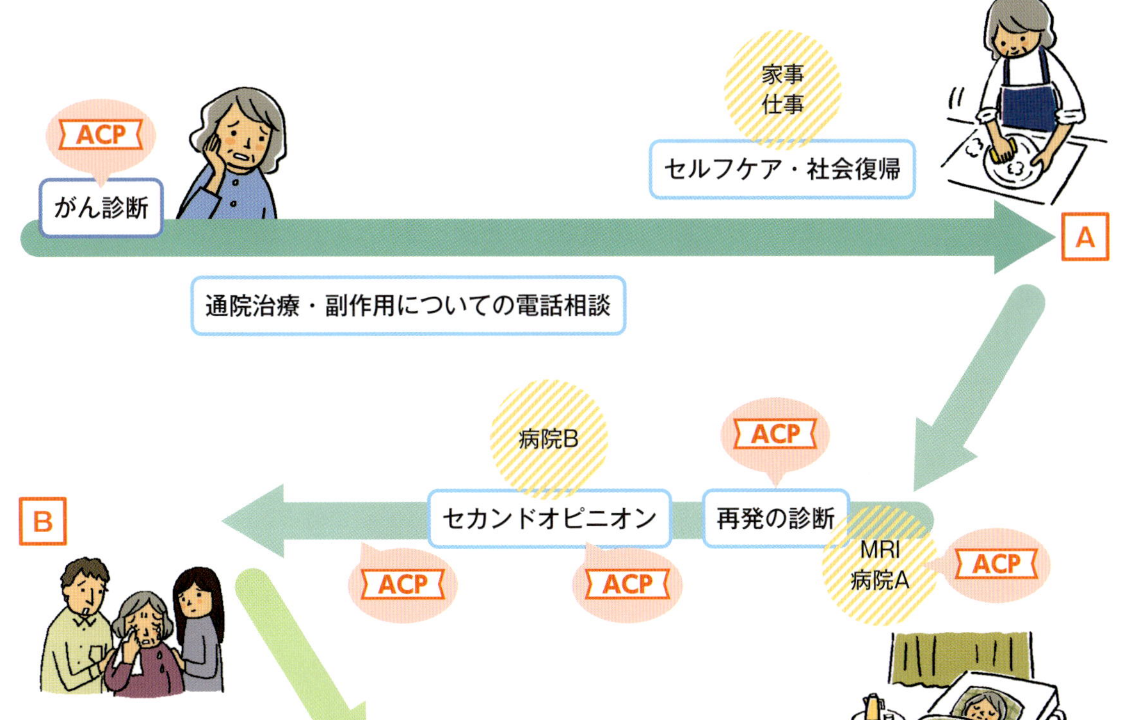

❹患者さんが話し合うことを希望するかどうかを確認してから実施すること

❺時には、患者さんや家族が傷つくことがあるため、ACPの話し合いの後の心のケアにエネルギーを注ぐこと

（小山富美子）

文献

1．日本緩和医療学会教育・研修委員会 編：ELNEC-Jコアカリキュラム．End-of-Life Nursing Education Consortium-Japan.
2．西川満則，長江弘子，横江由理子：本人の意思を尊重する意思決定支援．南山堂，東京，2016：12-17.
3．中山和弘：患者中心の意思決定支援 納得して決めるためのケア．中央法規，東京，2012：35.

Part 1
緩和ケアの基礎知識

緩和ケア：理解のポイント

家族ケア

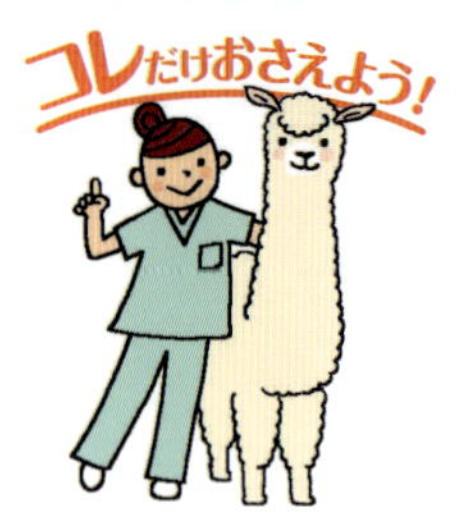

- 家族ケアの対象は「患者さんが家族と認めた人」であり、法的な家族だけではない。
- 患者さんの病気によって、家族も「喪失」を体験するため、「悲嘆」反応が現れる。
- 患者さんの生前から死別後にわたって提供されるグリーフケアも、家族ケアの大事な柱である。

1 家族とは

緩和ケアにおいて、家族は「患者さんが信頼を寄せ、双方が"家族"と認める人」ととらえます。同居・婚姻・血縁の有無は問いません。

家庭は、家族のいる場所です。現在、わが国では一般的に、図1に示す5つの役割・意味をもつと考えられています[1]。

緩和ケアの対象は、患者さんとその**家族**ですp.2。家族は「大切な人が病に罹患し、家庭の役割・意味が変わってしまった」状況に置かれています。患者さんだけでなく家族1人ひとりの「つらさ」をやわらげ、より豊かな人生を送れるように支えていくことが、医療者には求められます。

ここに注意！

近年、多様性（ダイバーシティ）を尊重する考え方が広まっています。

一般的には「結婚している人／血縁のある人」だけを家族ととらえがちですが、それだけではありません。

同性のパートナーをもつ患者さんも、キーパーソンを友人として紹介する患者さんもいます。どのような場合でも、相手を尊重してかかわることが大切です。

患者さんの家族はつらさを抱える

大切な人が重い病を抱えると、家族も影響を受けます。当たり前だった生活が変化し、家族内での役割を変更せざるを得ない状況となるのです。

患者さんや家族が体験する**喪失**に伴う反応を**悲嘆**（**グリーフ**）といいます。悲嘆による反応は人それぞれで、時間とともに変化し揺れ動きます図2。

また、いずれ訪れる**人生の最終段階**では、大切な人との**死別**（**ビリーブメント**）を前に、苦しみながらも現実を受け止め、折り合いをつけつつ対処していくことが求められます。

2 家族ケアとは

大切なのは、医療者は「本来、患者さんや家族がもっている力を引き出し、自分たちの力で対処できるように**支える**」ということです。

患者さんや家族が、適宜、必要なリソース（例：医療者・家族・友人・情報）を活用できているか確認し、多職種で支えていきます。

アドバイス

家族に対しては、ていねいに挨拶やねぎらいの言葉をかけましょう。

特別な言葉をかけなくても、足を止めて視線を合わせることや、そっといたわりのまなざしを向けることが、家族にとっても支えとなり、「自分の存在を認めてもらった」という安心につながります。

患者さんのケアを適切に行う

患者さんへのケアを適切に行うことが基本です。多くの日本人が「身体的・

図1 家庭の役割・意味

休息・やすらぎ

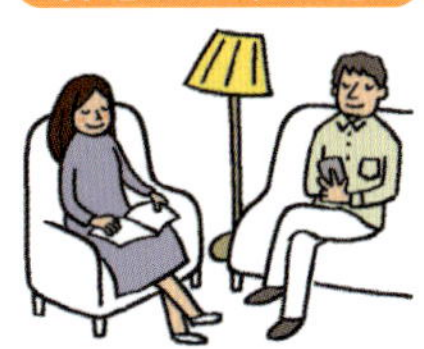

家族団らん

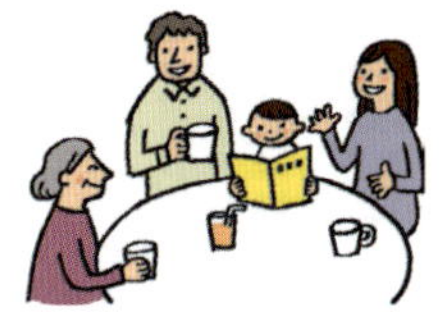

子育て・教育

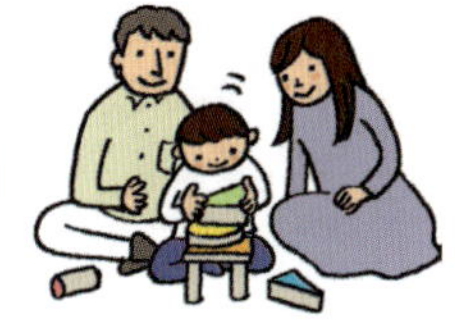

家族の絆・愛情

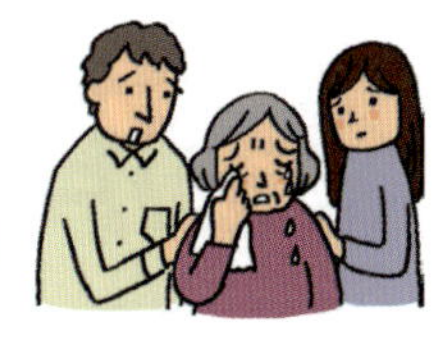

介護

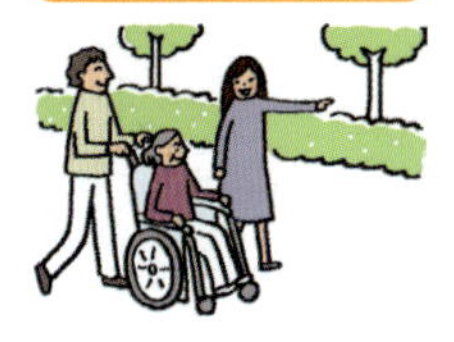

図2 喪失に伴って起こる悲嘆反応

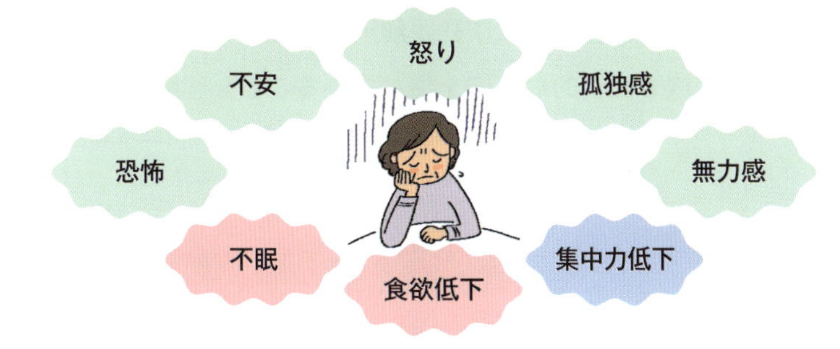

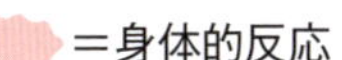

＝身体的反応
（易疲労感なども起こりうる）

＝心理的反応
（抑うつ、罪責感、自尊感情の低下なども起こりうる）

＝行動的反応
（混乱、動揺なども起こりうる）

心理的なつらさがやわらげられていること」を望んでいることが、先行研究によって明らかになっています[2]。

苦痛緩和のためにどのようなケアを行っているかをわかりやすく説明し、患者さんや家族と状況の理解を**共有**することが、一番の家族ケアとなります。

家族とのパートナーシップの構築

今後の緩和ケアについて話し合う際には、まず、医療者としての専門的判断と、患者さんや家族の意向や事情をわかちあいます。そして、「患者さんにとって最善とは何か」をともに考えていく過程が大切です。

家族の**強みと弱み**を知り、あるがままの家族を受け入れましょう。医療者側の過度の期待を押しつけないことが、最大のコツです。

患者さんが「どう生きる」のが幸せか、家族としての考えを教えていただく姿勢でかかわりましょう。

悲嘆ケア（グリーフケア）

患者さんや家族は、「悲しみ」や「怒り」などの感情を抱えています。それらの感情を安心して表出できる環境を保証することが大切です。

患者さんや家族の思いや価値観に耳を傾けつつ、言葉にできない思いなどを直接の対話から見いだし、ありのままを受け止め、共感を示していきます。

現在の悲嘆の状態は**自然な反応**であり、大切であることを伝えていく姿勢で向き合いましょう。

（石渡未来）

アドバイス

整容（整髪、髭剃り、爪切りなど）や、周囲の環境への配慮（洗濯物を整えて袋に入れるなど）は、「大切に看てもらっている」という家族の安心につながります。

こうしたケアの積み重ねのなかで、ポロリと家族の本音が語られます。

アドバイス

喪失を経験している人は、相反する2つの感情（アンビバレント）や思考を抱えています。加えて、医療者への遠慮から、すべての本音を表出しがたい状態にあります。

そのような限界を理解したうえで、少しでも力になりたいという姿勢で寄り添うことが大切です。

文献

1. 内閣府：平成30年度 国民生活に関する世論調査. https://survey.gov-online.go.jp/h30/h30-life/index.html（2018.11.29アクセス）.
2. Miyashita M, Sanjo M, Morita T, et al. Good death in cancer care：A nationwide quantitative study. *Ann Oncol* 2007；18：1090-1097.

Part 1
緩和ケアの基礎知識

緩和ケア：理解のポイント

経済的な問題

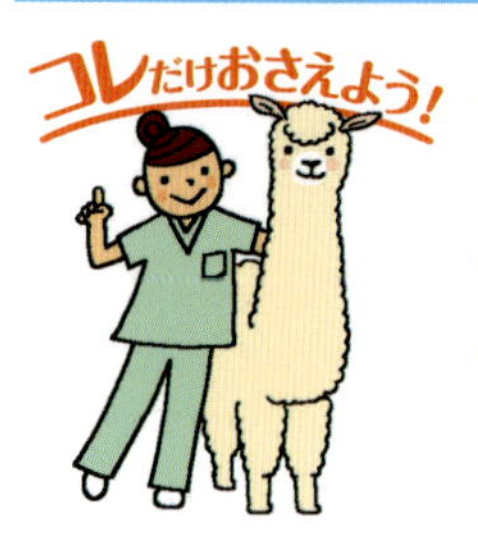

- 経済的な問題は、「収入が低下する」のに「医療費を負担しなければならない」状況によって起こる。
- 社会福祉制度の利用によって、経済的な問題が解消できることも多い。
- 患者さんだけでなく、家族も経済的な不安を感じていることを理解してかかわる。

1 経済的な問題の背景

緩和ケアの対象疾患（特に、がん）と診断されたそのときから、患者さんは、これまでの仕事・生活スタイルを中断して治療を開始することになります。

治療費の問題は、今や、がん患者さんの悩みごとのうち**4番目**に挙げられるほどの大きな課題となっています[1]。

経済的な問題は複雑ですが、背景は以下の５つだと考えられます。

社会的な背景

景気の良し悪しによって会社が「多くの職員を必要としているかどうか」が変わってきます。

また、労働関係の法律が変化すると、復職・解雇などの条件も変わります。特に、**老齢年金**の支給が65歳からとなったため、定年退職後も仕事をせざるを得ない患者さんが増えています。

医療の背景

新薬（がん治療における分子標的治療薬や免疫チェックポイント阻害薬）の登場は、**治療期間の延長**と**治療費の高額化**という新たな問題を引き起こしました。つまり、長期にわたって続く高額な医療費負担が、患者さんの家計を圧迫しているのです。

病状の進行

病状の進行は、患者さんの体力の低下を招きます。復職しても、フルタイムで働けない患者さんや、休みがちな患者さんの場合は、収入が低下します。

さらに、退職すると、収入を失ってしまうことになります。

制度の背景

日本の多くの制度は、申請主義（制度を自ら調べて申請しないと利用できない）という考え方に基づいてつくられています。そのため、本来なら利用

あわせて知りたい!

時期によって、がん患者さんの悩みごとは変わります[1]。

治療開始前
①症状…78.9％
②治療による副作用症状や機能障害…51.8％
③治療の効果…46.4％
④治療費・医療費…37.8％
⑤外見の変化…35.4％

治療中
①治療に伴う症状によるつらさ…50.2％
②外見の変化…32.7％
③治療に伴う症状への対処の仕方…29.2％
④治療費・医療費…26.9％
⑤配偶者への影響や負担…23.1％

アドバイス

非がん疾患（脳血管障害や心疾患など）は、がんと違って、あまり病状が大きく変化しません。そのため、何らかの障害を抱えた状態であっても、収入の状況がめまぐるしく変化することはありません。

経済的な問題を考えるとき、がん患者さんは「1年ごとの短期的な対策」が、非がん疾患の患者さんは「10年後を見すえた中長期的な対策」が重要となります。

できる制度を「利用しそびれている」患者さんが散見されます。

脳腫瘍で麻痺があり、本来なら**障害年金**を受給できることを知らずに生活保護を受けていた患者さんもいます。また、**リビングニーズ特約**（死亡保険金が生前給付される契約）を知らず、緩和ケア病棟の個室を利用できなかった患者さんも少なくありません。

■家族構成の背景

家族構成が変化し、**高齢者だけの世帯**や**独居世帯**が増えてきています[2]。したがって、兄弟や子からの仕送りを求めるのも難しい状況にあります。

また、晩婚化によって、子がいても、逆に学費が必要となるケースも少なくありません。

あわせて知りたい！

現代では、「高齢の親と未婚の子」だけの世帯も増えています。このような世帯の場合、親が亡くなると、独居世帯となります。

2 経済的な問題の構造

経済的な問題は、収入の低下と医療費の負担に伴って、**不足分**が発生することが原因と考えられています図1。

そのため、収入の補填（制度の活用）と支出の抑制（固定費の見直し）が、その課題となります。

3 どのような人が困っているか

■年代

相談が多いのは**40～60歳代**の患者さんです。年齢が上がるにつれて、**男性**の割合が増えてきます。

それぞれの年代で特徴的なのは、子育て・親の介護・仕事などの役割が多いうえ、住宅ローン・教育費・老後の貯蓄など支出も多いということです。

図1 経済的な問題の構造（がん患者さんの場合）

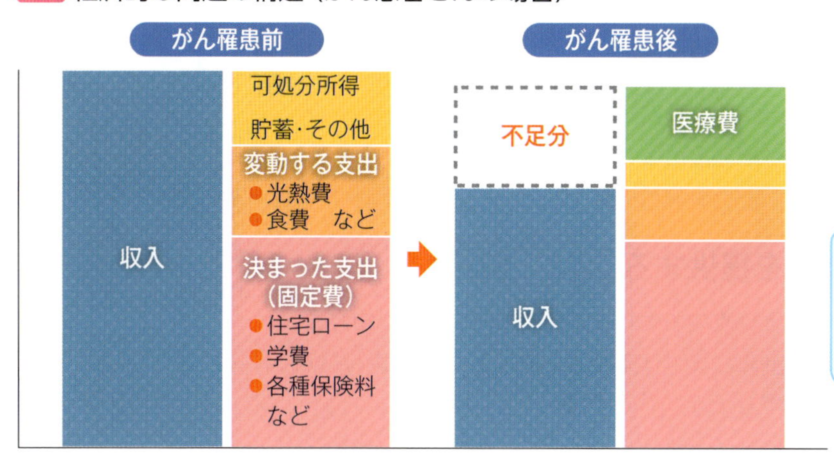

賢見卓也：がんサバイバーの経済的痛みを支える．医学のあゆみ 2015；252（13）：1282-1287．より引用

患者さんが直面する経済的な問題は、病院では見えにくいです。

■職業

会社員（正社員）と比べて個人事業主は、公的な支援制度が少なく、経済的な影響を受けやすいです。

また、派遣社員・契約社員・嘱託職員などは、契約の期間が決まっていることから、がんなどの疾患に罹患したことで契約更新がされず、職を失うリスクを抱えています。

■資産の状況

資産がある患者さんは、経済的な問題に対処できる可能性が広がります。しかし「資産があるから困っていない」とはいえません。流動資産（現金）でないと、自由に使えないからです。

固定資産（山や土地）を所有していても、売却して現金化（流動化）しない限りは、自由に使えません。また、固定資産には「先祖代々の田畑」「夫婦で購入したマイホーム」など、1つひとつに思いが込められていることも少なくないのです。

あわせて知りたい！

流動資産は「1年以内に現金化できるもの」、すなわち、現金です。

一方、固定資産は「1年以内で現金化できないもの」や「現金化を目的としていないもの」で、不動産、生命保険、証券などが、固定資産にあたります。

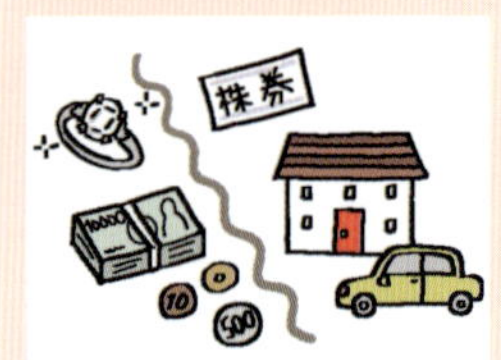

■家族背景

特に経済的な問題を抱えやすいのは、小さな子どもがいる患者さんや、介護が必要な親がいる患者さんです。家事・育児・介護の担い手が減ることに加えて、通院・治療に労力を割く必要があることから、どうしても収入が減少してしまいます。

4 経済的な問題への支援方法

経済的な問題は、制度の活用によって、劇的に改善することがあります。

また、近年では、経済的圧迫感が少ない患者さんは、**痛みの感じ方が軽く**、**QOLも高い**傾向があるという報告[3]もあります。つまり、経済的な問題が解決できれば、患者さんと家族が治療に専念できる環境をつくれるのです。

■経済的な不安の有無を確認する

多くの患者さんは、潜在的に経済的な不安を抱えています。そのため、身体症状だけでなく、仕事の不安、家族と話し合えているかなども確認してください。

アドバイス

家族が、患者さん以上に経済的な不安を感じている場合があります。

患者さんだけでなく家族にも「経済的な不安があるか」を聞いてみるとよいでしょう。

確認のポイント

- 残された時間で患者さん本人にやってほしいこと
- 子の教育費と教育方針
- 遺族となったときの生活費の不安

■制度についての情報を提供する

看護師が制度を知っておくことは重要です。しかし、制度の詳細な内容までを把握しておく必要はありません。まずは概要さえ把握しておけば、躊躇なく**話題に上げる**ことができるでしょう表1。

必要なときには、MSW（医療ソーシャルワーカー）*1と連携しましょう。

*1 MSW（medical social worker）：医療ソーシャルワーカー

制度利用のタイミングを把握する

患者さんの治療状況・体調によって、制度を利用できるタイミングは異なります図2 P.20。

外来・病棟では**治療期**に活用できる制度を、緩和ケア病棟では**終末期**に利用できる制度を把握しておくと便利です。

患者さんと一緒に調べる

さらに詳しく調べたい場合は、**がん制度ドック**（無料のwebサイト）などを患者さんと一緒に使用するとよいでしょう。患者さんが「いま」利用できそうな制度を抽出することができます。

このサイトを利用する際、専門的な知識は必要ありません。むしろ、その回答のプロセスで、患者さんの社会的な状況も把握できるかもしれません。

あわせて知りたい！

がん制度ドックは、無料のwebサイトです。

http://www.ganseido.com/
（2018.11.29アクセス）

経過を確認する

支援を行った後、経済的な不安がどの程度解決できたか、必ず経過を確認しましょう。その間に職場や家族との話し合い、制度の確認などのプロセスがあり、経済的な利益を得ることができたか、納得できたかなどの結果が得られます。

経済的な問題への介入をふまえたうえで、身体的苦痛や精神的苦痛についてもアセスメントしてください。

（賢見卓也）

表1 看護師が知っておきたい利用できる可能性のある制度の概要（がん患者さんの場合）

制度名	タイミング	効果の概要
高額療養費制度 （健康保険）	医療費の自己負担が一定金額を超えたとき ➡超えた金額が還付される	医療費の自己負担を一定金額に抑えることができる
傷病手当金 （健康保険）	連続して4日以上仕事を休むとき ➡無給とならないよう、給与が補償される	休職中でも、1年6か月間は、給与の2/3程度の所得が補償される
障害年金 （国民年金・厚生年金）	がんについてはじめて医師の診療を受けてから1年6か月が経過したとき、通常の50％程度しか仕事・家事ができない場合 ➡受給できる可能性がある	国民年金・厚生年金それぞれの級の区分によって異なる
リビングニーズ特約 （生命保険）	医師から余命6か月以内の診断を受けたとき ➡生命保険を生前給付することができる	生前に死亡保険金の一部または全部（3,000万円が上限）を受け取れる
団体信用生命保険 （住宅ローン）	加入者が死亡した時点 ➡残りの住宅ローンが保険金で全額弁済される	遺族が住宅ローンを負担することなく、購入した自宅に住み続けられる
介護休業給付金 （雇用保険）	家族が患者の介護のために休業したことで、給与が支給されなかったり、減額されたりした場合 ➡受給できる	介護休業中の家族の生活費（休業前の給与の67％程度）が補償される

図2 「困っていること」と「備え」の関連図（がん患者さんの場合）

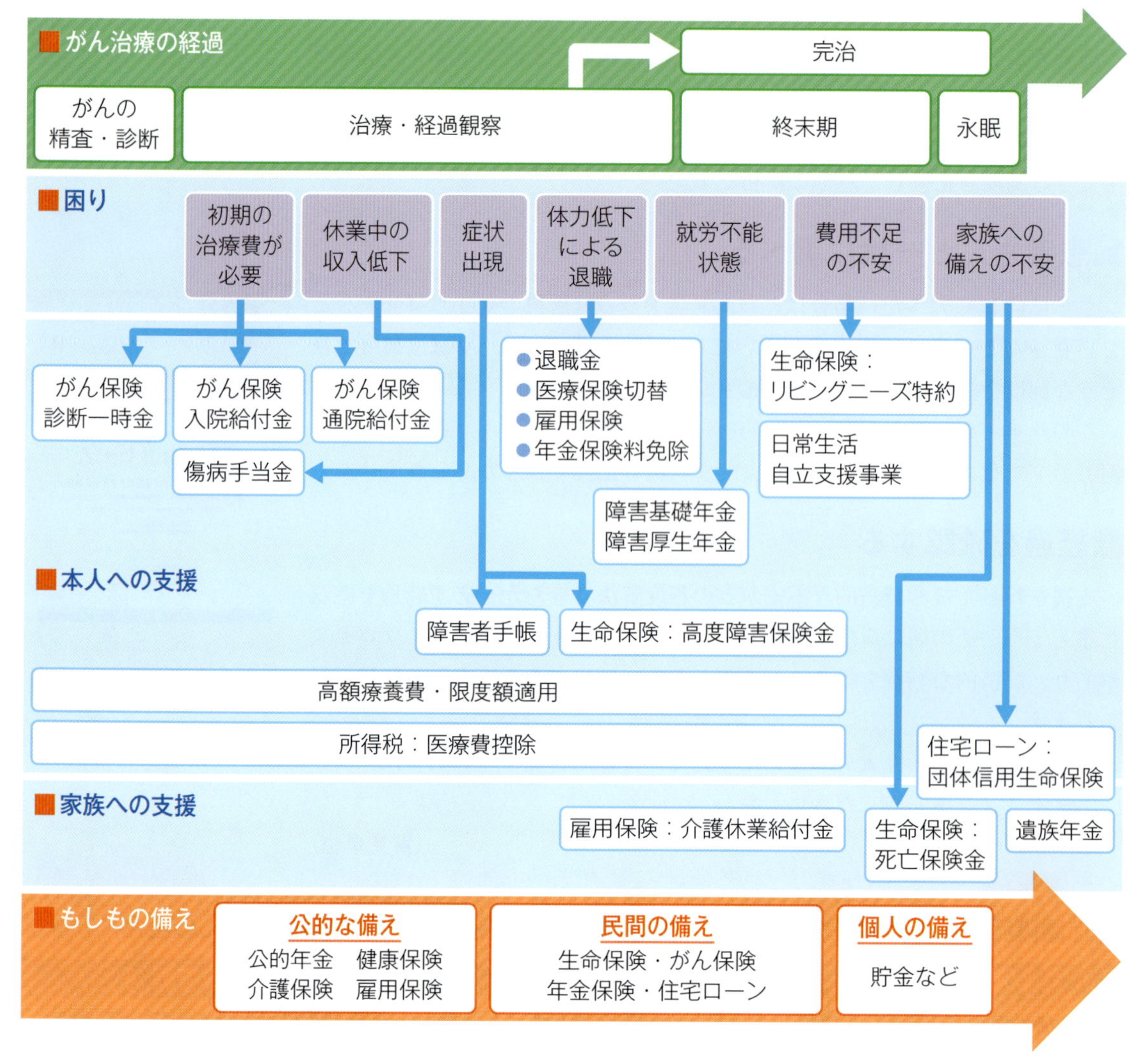

賢見卓也：「リビングニーズ特約」利用からみたがんの諸制度の活用．緩和ケア 2013；23（5）：369-373．より引用

文献

1．「がんの社会学」に関する研究グループ 編：2013年 がんと向き合った4,054人の声（がん体験者の悩みや負担等に関する実態調査 報告書）．https://www.scchr.jp/book/houkokusho/2013taikenkoe.html（2018.11.29アクセス）．
2．総務省統計局：平成27年国勢調査結果．http://www.stat.go.jp/data/kokusei/2015/kekka/kihon3/pdf/gaiyou.pdf（2018.11.29アクセス）．
3．Lathan CS, Cronin A, Tucker-Seeley R, et al. Association of Financial Strain with Symptom Burden and Quality of Life for Patients with Lung or Colorectal Cancer. *J Clin Oncol* 2016；34（15）：1732-1740.

Part 1
緩和ケアの基礎知識

緩和ケア：理解のポイント
コミュニケーション

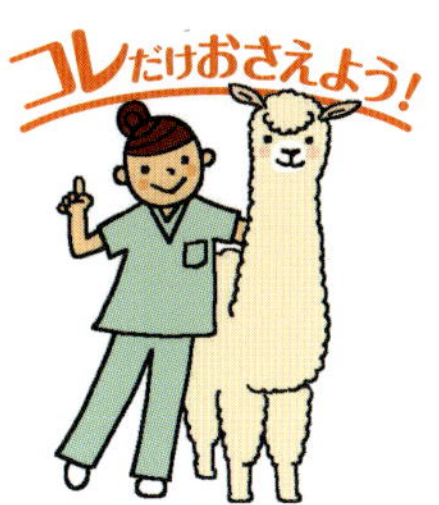

- コミュニケーションスキルを高めると、患者さんへの質の高いケアの提供につながる。
- コミュニケーションの根底にあるものは、傾聴と共感である。
- 患者さんの気持ちを引き出すコミュニケーションスキルとして「NURSE」がある。

1 コミュニケーションとは

人は、**言語**（会話、文字による文章）や、**非言語**（表情、身ぶり、姿勢、声の調子や抑揚など）をとおして他者とコミュニケーションしています。

看護師は、患者さんとその家族だけでなく、医師、薬剤師など、多くの人とコミュニケーションをとるため、コミュニケーションスキルの習得はきわめて重要です。

コミュニケーションスキルが高いと、相手との信頼関係の構築がスムーズになります。相手が患者さんなら、患者さんのもつ力を引き出し、最善のケア（その患者さんにとってもっともよいケア）を選択し、提供につなげることもできるのです。

コミュニケーションの土台

会話によるコミュニケーションの土台は、**傾聴**と**共感**です。

会話は「相手の話を聴き、その内容を正しく理解して対応し、また話を聴く」というプロセスで進みます図1。

考えていることや気持ちを正確に相手に伝え、また、相手からも正確に伝達されないと、上手なコミュニケーションは成立しないのです。

ここに注意！
同じ言葉でも、自分と他者の認識・意味が異なることがあります。相手の言葉の意味を慎重にとらえ、言葉が意味する本当のことを探りながらコミュニケーションしましょう。

図1 会話のプロセス

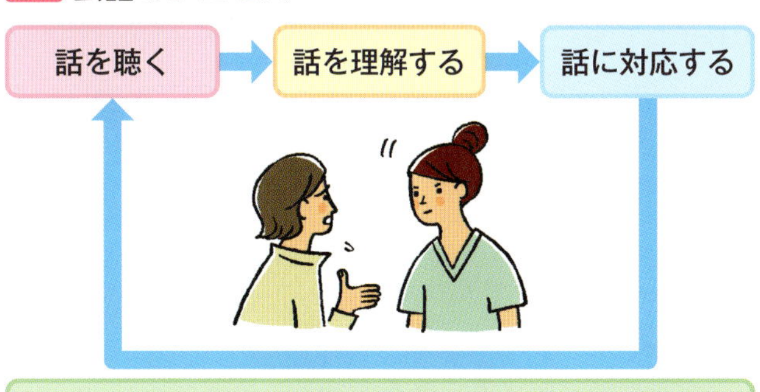

コミュニケーションは経験を積むだけでは向上しません。スキルとして身につけることが大切です。

2 基本的なコミュニケーションスキル

■しっかり「準備」する

身だしなみを整え、礼儀正しい態度で**自己紹介**しましょう。

ゆっくり近づいて話しやすい距離・位置をとり、相手の名前を呼び、自分の体と顔を相手に向けて**目を合わせて**から会話をはじめます。

アドバイス
高齢者は視野が狭くなっているので、相手の視野にきちんと入ってから、話しかけましょう。
目をしっかり合わせてから、やさしくゆっくりと大きな声で、まず、名前を呼びます。

■話しやすい「雰囲気」をつくる

声の調子、表情、姿勢、身ぶり、会話の流れや反応など、相手を理解しながら、話しやすい雰囲気を心がけましょう。相手の目や顔を見て、相手と同じ目線の高さを保ちます。

病気の話題だけでなく、相手自身に**関心をもつ**ことも大切です。

■形だけでない「傾聴と共感」を示す

傾聴は、先入観にとらわれず、相手が見ていること・感じていることを、そのまま「理解しながら話を聴き、敬意をもって関心を寄せる」ことです。そして**共感**は、相手の気持ちを察し、くみ取りながら「相手の立場に立って理解する」ことです。相手の言葉や声の調子、表情をとらえて積極的に話を聴き、理解しましょう。

話を聴いている間は、しっかりとうなずいて、相手に「あなたに関心を寄せ、話の内容を理解しようとしている。大切に聴いている」ことが伝わるようにします。うなずくだけでなく、ときおり、**適切な言葉がけ**を行うと効果的です。

また、相手の話を途中で妨げないように気をつけ、最後まで聴きましょう。相手に「十分に話せた」と感じてもらえるようにすることが大切です。

アドバイス
「そうなんですね」「そう思って（感じて）いるのですね」などとやさしく応じると、"自分に関心をもって話を聴いてくれている""自分のことをわかってくれている"ことが相手に伝わり、心地よく安心して話してくれます。

■「意見の食い違い」「沈黙」を恐れない

相手の意見と自分の意見が食い違うこともあります。そのような場合は、まず、自分の表情が変わらないように気をつけてください。そして、違いを認めつつ、相手の意見をしっかり受け止め、**価値観を認めること**が大切です。

相手が沈黙してしまうこともあります。沈黙には、さまざまな意味があります。相手は、頭のなかで、今までの話を整理したり、考えたりしているのかもしれませんから、落ち着いて相手が話し出すのを待ちましょう。ただし、相手が話したくなさそうなら、**無理せず**会話を終了します。

アドバイス
1人ひとり、できごとの認識や受け止め方は異なります。それは、生き方や経験、価値観が異なるからです。それらを前提にしつつ、相手の語る言葉の本当の意味を理解しましょう。

■「気になること」を問いかけてみる

「今、気になっていることは何ですか？」という患者さんへの**問いかけ**は、会話の糸口として有効です。

患者さんが気にしていることに関心を寄せ、傾聴し、共感を寄せていくと、会話が広がり、患者さんの**価値観**に触れることにつながります。もし「気になること＝困っていること」だったら、傾聴しながら一緒に解決方法を考えてみましょう。

表1「NURSE」の構成

N	Naming（命名）	患者さんから表出された感情に名前をつけ、受け容れていることを表明する
U	Understanding（理解）	患者さんが話す感情的な反応について、医療者がそのことは理解できていると表明する
R	Respecting（承認）	患者さんの感情に尊敬の意を表す
S	Supporting（支持）	患者さんの状況に理解を示し、支援するための意欲とともに、協力して問題に向かおうと思っていることを表明する
E	Exploring（探索）	患者さんに起こっている状況を理解し、それが患者さんにとってどのような意味をもつのかを明確にしていく

〈例〉

(N) これからのことが、気がかりなのですね。
(U) そのような状況だと心配になりますよね。
(R) そのような状況でも、がんばっておられますね。
(S) みんなで一緒に考えていきたいと思います。
(E) 心配なことを、もう少し詳しく教えてもらえますか？

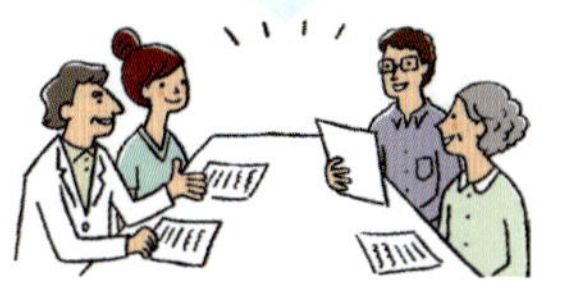

闕本翌子，栗原美穂，市川智里：NURSEとはどのようなコミュニケーションスキルか．日本がん看護学会監修，患者の感情表出を促すNURSEを用いたコミュニケーションスキル．医学書院，東京，2015：4．より引用

3 総合的なコミュニケーションスキル

基本的なコミュニケーションスキルで患者さんと関係性が築けるようになったら、さらにスキルを高め、「患者さんの考えや気持ちをさらに引き出す」コミュニケーションをとりましょう。

患者さんの気持ちに寄り添い、対応するための総合的なコミュニケーションスキルに、米国国立がん研究所が推奨している「NURSE（ナース）」があります **表1**。NURSEを用いて、患者さんとの会話に適切に応答すれば、患者さんの気持ちを引き出していくことができます。

しかし、NURSEを意識しすぎると会話がぎこちなくなるので、気をつけてください。

（春木ひかる）

アドバイス

患者さんとの会話の糸口に困ったら、「関心のありそうな話題」を探します。ベッドサイドの写真や雑誌、家での過ごし方、趣味などについて聴くと、語りはじめることがあります。

文献

1．日本がん看護学会 監修，国立がん研究センター東病院看護部 編：患者の感情表出を促すNURSEを用いたコミュニケーションスキル．医学書院，東京，2015：1-6．
2．森田達也 編：緩和ケアの魔法の言葉．緩和ケア 2016；26（6増）：43-48．
3．Goldsmith J, Ferrell B, Wittenberg-Lyles E, et al. Palliative care communication in oncology nursing. *Clin J Oncol Nurs* 2013；17（2）：163-167．
4．内富庸介，藤森麻衣子：がん医療におけるコミュニケーション・スキル．医学書院，東京，2007．

Part 1
緩和ケアの基礎知識

緩和ケア：理解のポイント
リハビリテーション

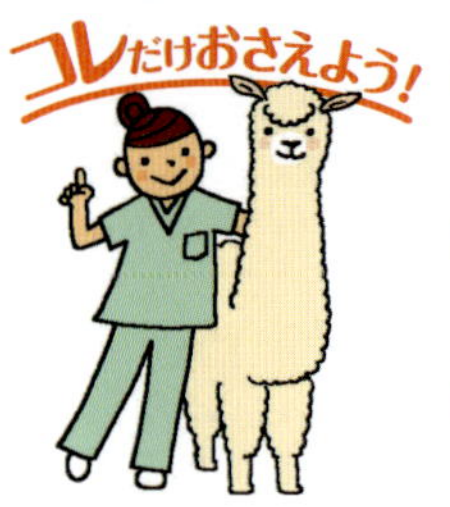

- リハビリテーションは、機能的な制限を排除し、患者さんの社会復帰を支援するものである。
- 看護師は、包括的に患者さんをアセスメントし、患者さんの希望に沿ったQOL改善をめざす。
- 特に、がんの骨転移のある患者さんに対しては、痛みや骨折予防を主眼に置いてアプローチする。

1 緩和ケアにおけるリハビリテーション

■がんリハビリテーションにおける看護師の役割

がんリハビリテーションは、患者さんの生活機能とQOLの改善を目的とする**医療ケア**です。がんとその治療による制限を受けた患者さんの**最大限度まで**、身体的・心理的・社会的・職業的・経済的な回復を促すことを目的として行います[1]。

つまり、がん患者さんのリハビリテーションは、がんの進行と治療の過程で生じた身体的・精神的な**苦痛をケア**しながら、もう一度住み慣れた自宅に戻って**社会復帰**することや、手術のために失った**機能を回復**させることを支援するために実施される、ということです。

がんリハビリテーションは、患者さんの状況により、4段階に分かれます 図1。看護師は、がん治療中の日常生活支援を担う役割を果たすため、段階に応じて多角的な視点で包括的に患者さんをアセスメントし、がんリハビリテーションのコーディネーターとなることで、患者さんの希望や目標の維持・向上、QOL改善を実現できるように支援しなければなりません。

あわせて知りたい！

ADLを低下させる症状（緩和ケア中心段階の例）
- 骨転移に関連した痛み
- 倦怠感
- 浮腫
- 呼吸困難
- 悪液質
- 鎮痛薬使用の影響 など

図1 がんリハビリテーションの4つの段階

がん診断	治療開始	再発・転移	積極的治療を受けられなくなったとき
予防的	**回復的**	**維持的**	**緩和的**
がんと診断されてから早期に開始。機能障害の予防を目的とする	機能障害や筋力・体力低下がある患者さんに対し、最大限の機能回復を図る	がんが増大し、機能障害が進行しつつある患者さんに対して運動能力の維持・改善を試みる	患者さんの要望を尊重しながら、身体的・精神的・社会的にQOLの高い生活が送れるようにする

国立がん研究センターがん対策情報センター 編著：患者必携 がんになったら手にとるガイド 新普及版．学研メディカル秀潤社，東京，2013：178．より引用

特に、**緩和ケア中心の段階**（緩和ケア主体となった時期）の患者さんは、さまざまな症状によってADLが低下します。そのような状況のもとでも、看護師は、がん患者さんや家族の**離床への思い**をくみ取り、リハビリテーションを進め、生きるための希望につなげられるように支援する必要があります。

多職種と連携し、さまざまな工夫によって臨床での困難を解消するなど、多くの役割を看護師は担っているのです。

ここに注意！
自立歩行が難しくなって焦りや混乱が生じるがん患者さんも、1日の大半をベッドで過ごすがん患者さんも、離床への思いをもっていることを忘れてはいけません。

アドバイス
動作前のレスキュー薬使用の例
- 経口速放製剤・座薬：約30分前
- 持続注射薬：直前
- 頬粘膜吸収錠、舌下錠：10〜30分前

3 緩和的がんリハビリテーションの実際

ここでは、臨床でよく出合う「**骨転移**のあるがん患者さん」の日常生活におけるがんリハビリテーションについて解説します。ポイントは、❶**骨折予防**、❷**痛み・骨折リスク軽減**、❸**廃用性筋力低下の防止**の３つです。

なお、骨転移のある患者さんに対しては、リハビリテーションや動作の前に、オピオイド鎮痛薬のレスキュー薬を活用します。

骨折予防

骨転移部には、小さな力でも骨折が生じます。そのため、急な衝撃や捻転で力が加わることを避ける指導が必要となります。

特に骨折が生じやすいのは、**溶骨性反応**を生じるがん（多発性骨髄腫、悪性黒色腫、甲状腺がん、肝がん、食道がん、腎がんなど）の骨転移です図2。

あわせて知りたい！
骨折が生じやすいのは、動作時に荷重がかかる部位です。骨転移部の付近には、関節痛も生じます。

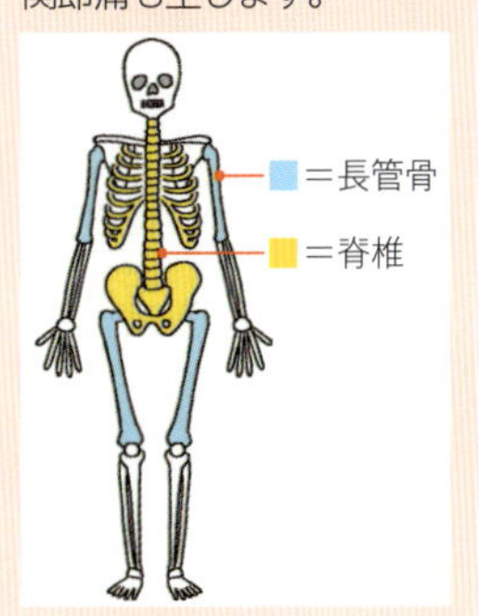

痛み・骨折リスクの軽減

骨転移のあるがん患者さんの場合、痛みや骨折のリスクを軽減することが大切です。

具体的には、**基本動作**・**歩行**・**良肢位**の指導[2]を行います表1 P.26。

図2 原発巣による骨転移の反応

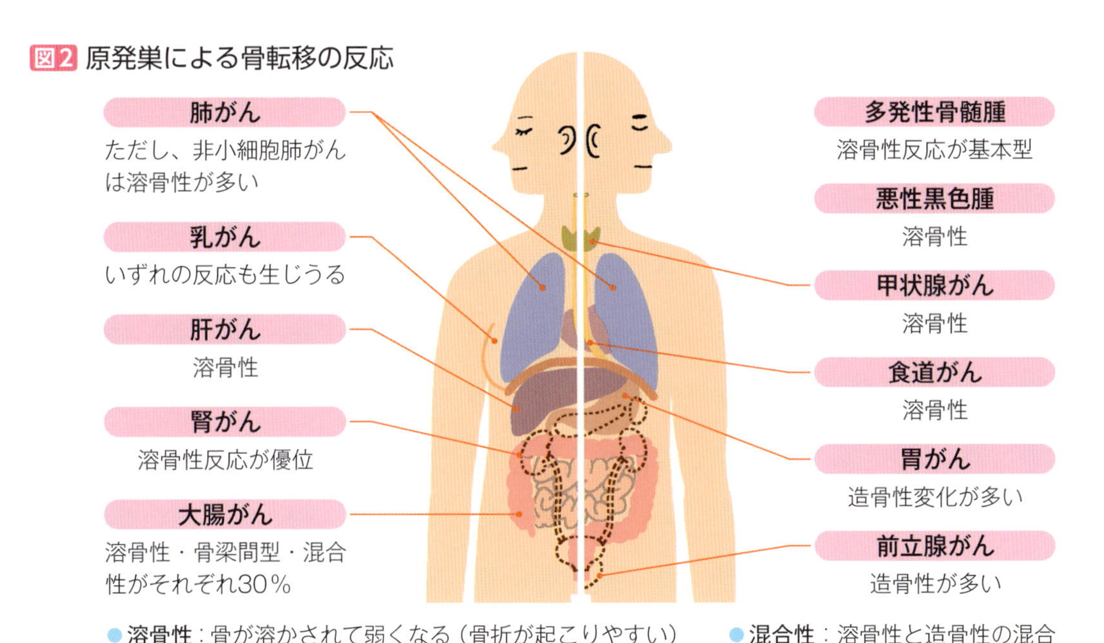

- **溶骨性**：骨が溶かされて弱くなる（骨折が起こりやすい）
- **造骨性**：骨が破壊されて硬くなる
- **混合性**：溶骨性と造骨性の混合
- **骨梁間型**：骨髄転移

表1 骨転移のある患者さんへの指導内容

脊椎転移の場合	●病巣部をひねらない ●寝返りやベッドからの起き上がりでは、体幹をまっすぐに保つ。ベッド上での起き上がりは、ギャッジアップで行う ●立位のときの方向転換は、小刻みに足を動かし体全体の向きを変える	●手すりや座面の高い椅子を使う ●過度の前屈・後屈を避ける ●靴下を履くときや床のものを拾うときは、前屈しない（膝を曲げる、自助具・補助具を用いるなど） ●高すぎる枕は使わない
長管骨・骨盤転移の場合	●病巣部の捻転・回旋が生じる運動を避ける ●上肢：重いものを無理に運ばない（カートの利用、数回に分けて運ぶなど）	●過荷重に注意する ●転移側の下肢に体重をかけない（手すり、車椅子、歩行器、杖などを使う）

表2 骨転移患者のリハビリテーションの目的と内容

症状緩和	●痛みを軽減するような動作の指導 ●物理療法 ●筋力・持久力練習	●装具・歩行補助具選択 ●気晴らしとなるような作業など ●関節可動域訓練	●良肢位
機能維持・向上	●関節可動域訓練	●筋力・持久力練習	●基本動作練習
安定した動作	●動作の評価・練習	●自助具・補助具の選択	●環境設定
ADLの維持・向上	●目標とするADL動作の指導	●自助具・補助具の選択	●環境設定
活動性維持、向上	●ベッド上動作練習（寝返り、起き上がりなど） ●車椅子選択、移乗 ●歩行練習	●外出方法の検討	●座位保持練習 ●屋外歩行練習
IADL向上	●家事動作、自宅で生活するために必要な能力を評価し、必要であれば工夫や動作練習を行う		
心理的アプローチ	●やりたいこと、しておきたいこと（何かをつくる・書く、人に伝える・会う、家族との時間を過ごす、自宅で生活する）を探し、リハビリアプローチが必要であれば行う		

大森まいこ，辻哲也：リハビリテーションの目標設定，リスク管理の実際．大森まいこ，辻哲也，髙木辰哉 編，骨転移の診療とリハビリテーション．医歯薬出版，東京，2014：105．より一部改変のうえ転載

廃用性筋力低下の防止

装具や**歩行補助具**の選択、**環境調整**が重要です[3]。

自分で動きたい患者さんの場合は、環境調整と病的骨折のリスクを避ける対応を行います。患部の捻転や大きな屈曲・伸展を避けるため、ナースコールやリモコン、飲み物、ティッシュペーパーやゴミ箱などは、無理な姿勢をとらなくても手の届く場所に置きましょう。

入浴は、しゃがみ込んだり体幹前傾姿勢をとったりすることを避けるため、シャワーチェアの使用や浴槽内に台を設置します。

また、**排泄**時の衣服の上げ下げは、座った状態で行えるようにしましょう。

表2に、骨転移のあるがん患者さんに行うリハビリテーションの目的と具体的内容を示しますので、参考にしてください。

（林ゑり子）

あわせて知りたい！

装具や歩行補助具は、骨転移部を固定し、痛みの出現を抑える効果があります。

介助時には捻転や回旋させないよう、ギャッチアップや平行移動、タオルなどの利用を検討しましょう。

免荷や固定のための補助具・介護機器は、脊椎コルセット、4点杖、歩行器、手すり、免荷装具、リクライニング車椅子、スタンディングバーなどです。

文献

1．Fialka-Moser V, Crevenna R, Korpan M, et al. Cancer rehabilitation : particularly with aspects on physical impairments. *J Rehabil Med* 2003 : 35（4）: 153-162.
2．大森まいこ，辻哲也：リハビリテーションの目標設定，リスク管理の実際．大森まいこ，辻哲也，髙木辰哉 編，骨転移の診療とリハビリテーション．医歯薬出版，東京，2014：105.

Part 2
場面別・緩和ケア

緩和ケアは、「緩和ケア病棟」で、「緩和ケアの専門家だけ」が提供するものではありません。どのような場所でも、患者さんの状態に合わせて、適切な緩和ケアを提供する必要があるのです。

がん対策推進基本計画でも「診断されたときから、切れ目なく緩和ケアを提供する」ことが推進されています。

ここでは「どのような場所で、どのように緩和ケアを提供していけばよいのか」を具体的にみていきます。

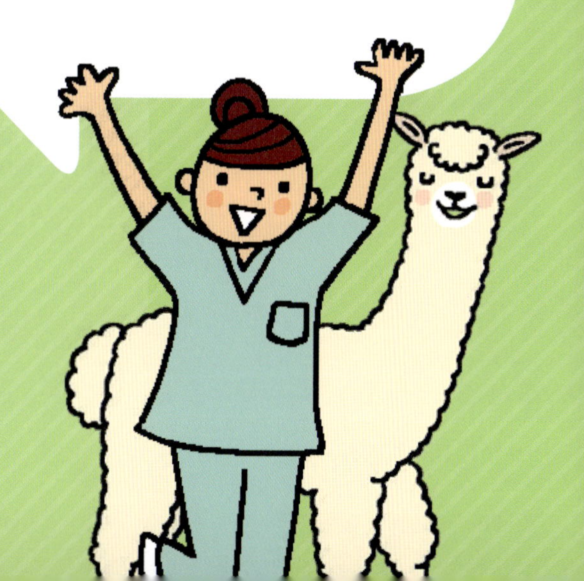

Part 2

場面別・
緩和ケア

入院での緩和ケア

一般病棟の場合

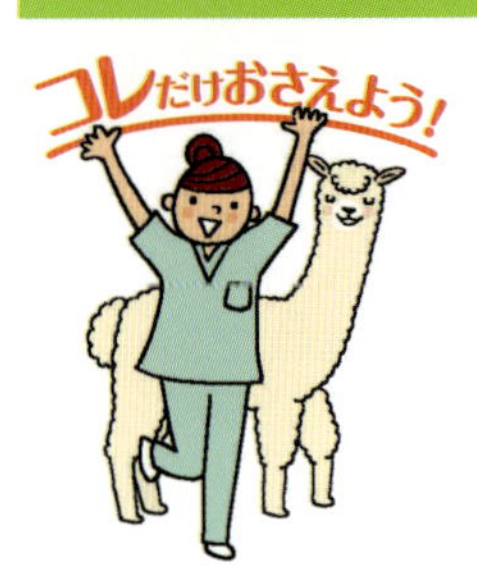

- 一般病棟では、疾患による症状や治療に伴う症状が明確なので、緩和ケア導入に適している。
- 十分な時間がとりづらいが、日常の看護ケアに緩和的アプローチを取り込むとよい。
- 病棟看護師による基本的緩和ケアでは緩和できない苦痛は、すみやかに専門家にコンサルトする。

1 一般病棟での緩和ケアとは

一般病棟には、がんをはじめ、心不全・呼吸器疾患や神経難病など、慢性的な病気の患者さんが入院しています。一般病棟は**治療の場**なので、看護師が患者さんのつらい症状を把握しやすく、緩和ケアをはじめやすい環境といえます。

一般病棟で患者さんを支える看護師は、基本的な緩和ケアに関する実践力をもち、院内の緩和ケアのリソースについて知っておきましょう。

アドバイス

がん患者さんの場合、早期からの緩和ケアが、生命予後の改善につながることが示唆されています。

一方、非がんの患者さんの場合、原疾患に対する治療が、苦痛緩和につながる可能性もあります。

イメージ 一般病棟での緩和ケア

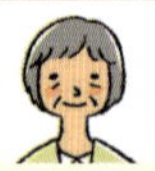

患者さんの状況

専門的治療の実施
- 手術
- がん化学療法
- 放射線療法

療養の場の選択
- 自宅へ退院
- 緩和ケア病棟へ
- 施設などへ

病棟看護師が行うこと

治療に伴う苦痛の緩和
- 症状マネジメント
- 副作用対策
- 日常のケアのなかで、「快」の刺激を提供

緩和ケアチームと連携

家族を含めた話し合い
- 身体と心理・社会面の状況、治療の目標、家族の介護力などの情報収集
- 意思決定支援
- 症状緩和や治療・療養の意思決定支援を促すための情報提供

MSWと連携

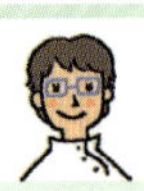

退院支援看護師が行うこと

入院時からの退院支援
- 入院前の生活状況の把握
- 退院時の見とおしを予測
- 退院後の生活イメージを患者さん・家族と話し合う

退院後の治療・ケアを継続できるように調整
- 外来看護師や訪問看護師、退院後リソースとなる多職種との情報共有、退院前カンファレンスの実施
- 在宅移行の場合は自宅環境の整備

2 一般病棟における緩和ケアの特徴

■日常の看護に緩和ケア的アプローチを取り入れる

一般病棟では、**専門的な治療**が提供されるため、看護師は検査や手術・処置などの業務に追われ、あわただしく過ごしています。そのため病棟看護師は、患者さんの気持ちをゆっくり聞いたり、マッサージなどを行ったりできず、「何もしてあげられない」という思いをもつことがあります。

しかし、患者さん･家族と良好なコミュニケーションをとりながら、食事･排泄・清潔ケアなど日常の看護のなかで苦痛を緩和し、心地よいと思える刺激を提供することは可能です 図1。

病院内の緩和ケアのリソースをうまく活用しながら、患者さんの**苦痛症状**を適切にマネジメントしていきましょう。

あわせて知りたい!

どんな病棟でも、病棟看護師は「基本的緩和ケア」を提供すべきです。

基本的緩和ケアだけでは症状がやわらがない場合や「もう少しつらさがとれるといいな」と患者さんがつぶやいた場合は、院内の「緩和ケアのリソース」に相談し、専門的緩和ケアを提供します。

■「退院後」を見すえてかかわる

現在、入院日数が大幅に短縮しています。そのため、病棟看護師は、限られた入院生活のなかで、患者さんの身体状況や治療の目標、家族のセルフケア力などの情報を収集しなければなりません。

そして、退院後も患者さんが継続して緩和ケアを受けられるよう、**外来や地域のリソース**につなぐ必要があります。

3 一般病棟で使える緩和ケアのリソース

■緩和ケアチーム

緩和ケアチームは、患者さんが抱える体と心のつらさの治療を行います。仕事や家族・お金に関する社会的な悩み、生きる意味がみえないなどのつらさに関しても、主治医や病棟看護師と相談しながらケアを提供します。

アドバイス

緩和ケアチームのない病院の場合、近隣病院の緩和ケアチーム、都道府県または地域がん診療連携拠点病院の緩和ケアチームに相談することもできます。

図1 日常の看護における緩和ケア（例）

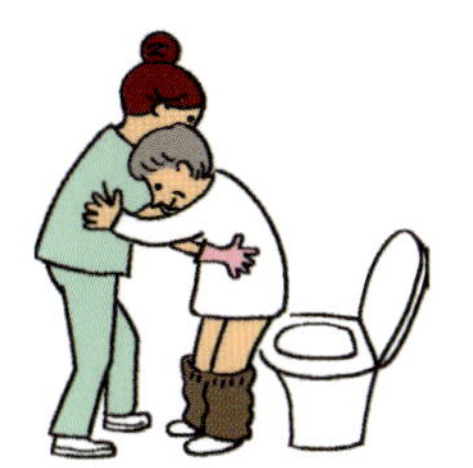

「排泄ケア」の場面
- トイレ移動時に痛みが増強しないように介助する
- いきみやすい姿勢をとる

など

「整容ケア」の場面
- 着替えは手早く行い、痛みや疲れを感じさせないようにする
- 自分らしさを感じられるよう、身だしなみを整える

など

「清潔ケア」の場面
- 快刺激を提供する
- 体力に合わせて、入浴・清拭・足浴などを提供する

など

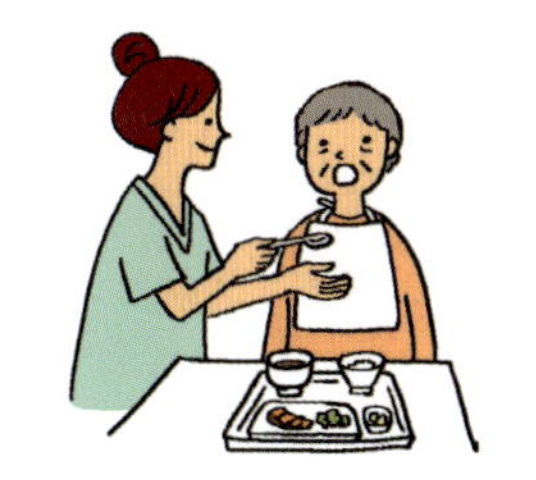

「食事援助」の場面
- 患者さんの好みに合った食事を提供する
- 食べられないことへの思いを聞く

など

緩和ケアチームは、医師、看護師、薬剤師、医療ソーシャルワーカー、心理職、リハビリテーション専門職、管理栄養士など、多職種からなるチームです図2。

■専門看護師・認定看護師

がん治療や慢性疾患の治療を行っていて、緩和ケアを受ける患者さんと家族に対して、よりよい看護を提供するだけでなく、病棟看護師や医師からの相談も受けます。

また、退院後も、緩和ケアが継続的に提供されるよう、院内や地域の医療・介護に関わるスタッフの間の調整も行います。

あわせて知りたい！

一般病棟での緩和ケアの主役は「病棟看護師・主治医」です。緩和ケアチームは、あくまで「病棟看護師を支援する」存在です。

■退院支援看護師

患者さんが緩和ケアを受けながら、望む療養生活を可能にするために自宅環境や地域医療・福祉サービスを調整します。　　（根岸恵）

図2 緩和ケアチームの主な構成員

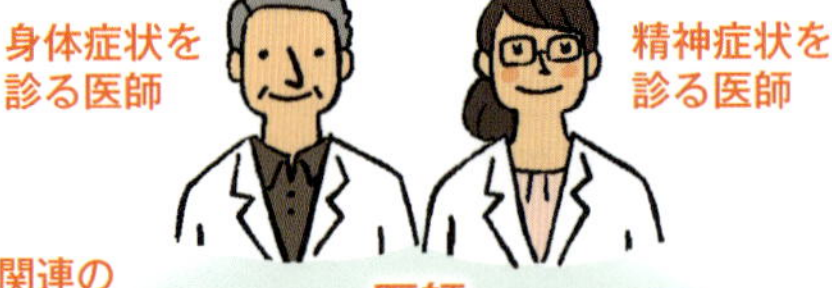

身体症状を診る医師

精神症状を診る医師

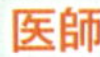

医師

患者さんの身体や心のつらさをやわらげ、患者さんと家族が、より豊かな人生を送れるよう支援する

がん看護専門看護師

がん関連の認定看護師

看護師

患者さんと家族に対し、全人的苦悩の観点からつらい症状をアセスメントし、病棟看護師にアドバイスする。また、治療や療養生活について患者さんと家族の意向を確認し、意思決定を支援する

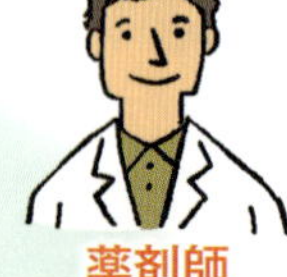

薬剤師

患者さんのつらい症状や治療計画を薬学的視点からアセスメントし、医師や病棟看護師に対して、問題解決につながる薬剤の情報提供をする

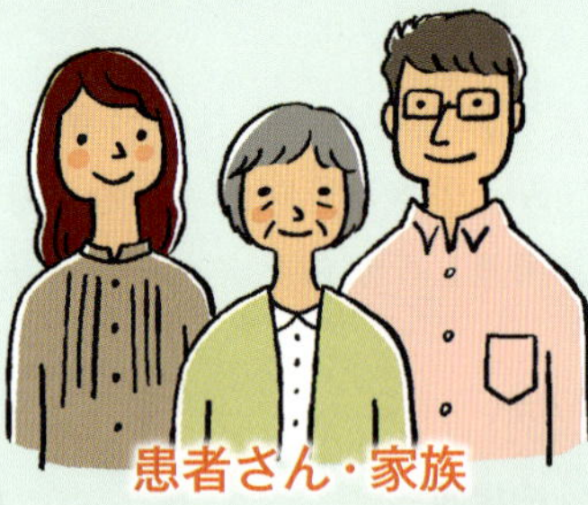

患者さん・家族

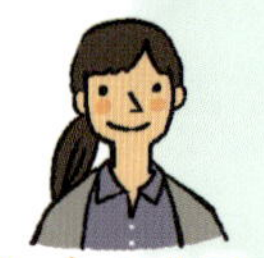

医療ソーシャルワーカー

患者さんと家族の生活や仕事、お金の問題について相談支援を行う

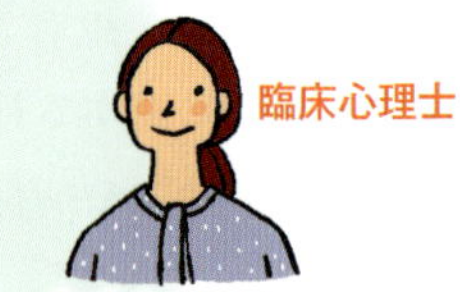

臨床心理士

カウンセラー

疾患に伴う心の問題（不安、うつ状態など）について、専門的に支援する

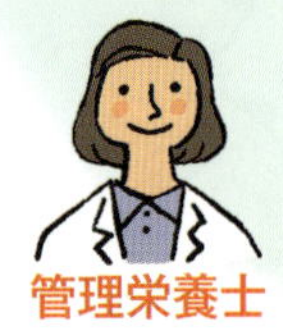

管理栄養士

患者さんの栄養状態を把握し、食事療法を支援する。患者さんが満足する食事を提供することで、QOLの維持と向上を図る

理学療法士
作業療法士

言語聴覚士など

リハビリテーション専門職

ADL障害によるQOLの低下に対応する。また、ADLが改善しなくても、リハビリテーション介入で心のつらさや、生きる意味がみえないつらさの緩和に取り組む

Part 2

場面別・緩和ケア

入院での緩和ケア

緩和ケア病棟の場合

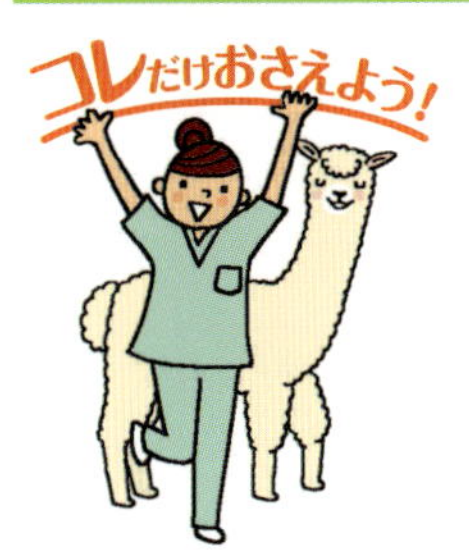

- 緩和ケア病棟は「患者さんと家族のつらさ」をやわらげるための治療・ケアを行う場である。
- 「緩和ケア病棟≠ホスピス」である。
- 専門家だけでなく、ボランティアもチームとしてかかわっていることが多い。

1 緩和ケア病棟での緩和ケアとは

緩和ケア病棟は、主としてがん患者さんが、より専門的な緩和ケアを受けられるよう、**症状緩和**を主体とした入院生活を提供する病棟です。病状の進行によって抗がん治療ができなくなった患者さんや、在宅や一般病棟での療養が困難な症状がある患者さんなどが入院しています。

緩和ケア病棟は、患者さんが**自宅のような状況**で過ごせるよう、療養場所として十分に配慮された環境が整えられています。個室も多く、患者さん専用の台所、面談室、談話室、家族控室などがあり、家族も過ごしやすい環境となっています。

あわせて知りたい!

診療報酬算定のための施設基準は「主として苦痛の緩和を必要とする悪性腫瘍及び後天性免疫不全症候群の患者を入院させ、緩和ケアを行うとともに、外来や在宅への円滑な移行も支援する病棟」[1]とされています。

イメージ 緩和ケア病棟での緩和ケア

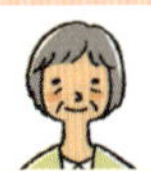

患者さんの状況

苦痛症状がある
- 身体的な苦痛
- 精神的な苦痛
- 社会的な苦痛
- スピリチュアルな苦痛

家族の苦痛もある
- 「自宅にいるような環境」をなるべく実現できるよう配慮する

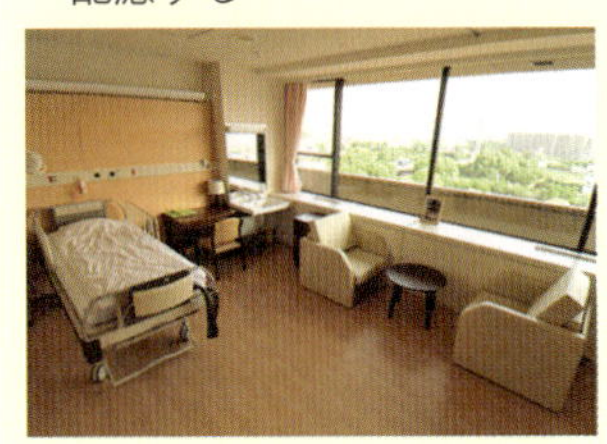

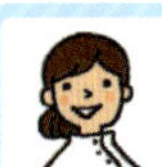

病棟看護師が行うこと

多職種との連携
- 必要な場合は歯科に相談
- 心理職やリハビリテーション専門職とも連携
- 音楽療法、宗教家に相談することも

「癒し」の提供

退院できるかの検討

患者さんが亡くなった場合、遺族ケアを提供

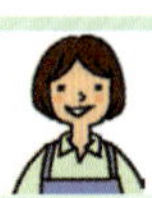

訪問看護師が行うこと

退院後の治療・ケアを継続できるように調整

2 緩和ケア病棟における緩和ケアの特徴

緩和ケア病棟で行う治療・ケアは、以下の４つです。

①がんに関係した身体的症状のコントロール

②がんに関連した精神的症状のコントロール

③患者・家族のケア

④在宅支援・レスパイトケアなど

原則として、積極的治療や手術療法は行いません。

緩和ケア病棟におけるケアは、患者さん・家族のQOLの改善を目的として提供されます[2]。そのため、症状が落ち着けば、自宅への**退院も可能**です。看取りのみ行う欧米型のホスピスとは異なります。

ここに注意！

「緩和ケア病棟は死ぬ直前に行く場所」と誤解している患者さんや家族も少なくありません。

医療者は、緩和ケア病棟≠ホスピスであることを、正しく認識してかかわりましょう。

どのようなケアを行うか

病気や治療による身体的苦痛だけでなく、患者さんの抱える身体的・精神的・社会的・スピリチュアルな苦痛にも対応します**表1**。

そのため、緩和ケア病棟では、医師、看護師、薬剤師、MSW（医療ソーシャルワーカー）＊1、管理栄養士、口腔外科医師、歯科衛生士、リハビリテーション療法士、臨床心理士、音楽療法士などの**専門職**だけでなく、**ボランティア**もチームの一員として活動しています。宗教家（チャプレンや僧侶など）が、心のケアを担当している施設もあります。

また、患者さんや家族への「癒し」の提供として、四季折々のレクリエーションやイベントなども開催されています。

遺族ケア（遺族会の開催、遺族へ近況伺いの手紙を送るなど）を行っている施設もあります。

（岡山幸子）

アドバイス

緩和ケア病棟では、音楽療法をはじめ、アロマセラピーやマッサージ、足浴、アニマルセラピーなど、さまざまな取り組みが行われています。

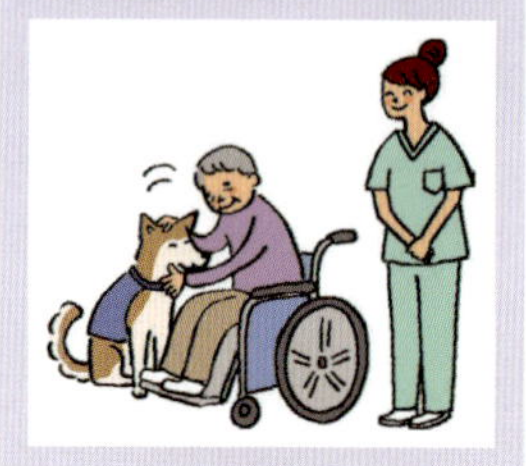

表1 緩和ケア病棟での具体的ケアの例

- まずは「患者さん・家族の抱えている苦痛」を把握する
- 病名・病状の認識、緩和ケア病棟の認識、緩和ケア病棟での療養に期待すること、予後の認識、今後の療養についての希望を把握する。
  - ➡**入院前**：面談時に、患者さんのADL、家族の情報、患者の人となりなどを聞く
  - ➡**入院時**：思いを聴くプロセスを大切にし、話せる環境づくりを心がける。特に、患者さん・家族の病名や病状の認識や、経過の見通しなどを聞く
- 客観的な評価として全人的苦痛を評価する
  - ➡**身体的苦痛**：痛みをはじめとした身体的苦痛、日常生活に支障をきたしていること
  - ➡**精神的苦痛**：不安に思っていること、抑うつ気分やせん妄などの精神症状を観察する
  - ➡**社会的苦痛**：仕事、経済状態、家族関係など、社会生活上の問題点を評価する
  - ➡**スピリチュアルな苦痛**：すべての苦痛が絡みあって表出されることが多いことを認識する
- 症状が緩和できるよう、薬剤コントロールとともに多職種でケアを提供し、日常生活が送れるようにかかわる

文献

1. 厚生労働省：診療報酬の算定方法の一部改正に伴う実施上の留意事項について（保医発0305第1号）．https://www.mhlw.go.jp/file/06-Seisakujouhou-12400000-Hokenkyoku/0000203030.pdf（2018.11.29アクセス）．
2. 日本ホスピス緩和ケア協会 編：緩和ケア病棟運営の手引き 2018年追補版．https://www.hpcj.org/med/tebiki2018.pdf（2018.11.29アクセス）．

＊1 MSW（medical social worker）：医療ソーシャルワーカー

入院以外での緩和ケア

施設の場合

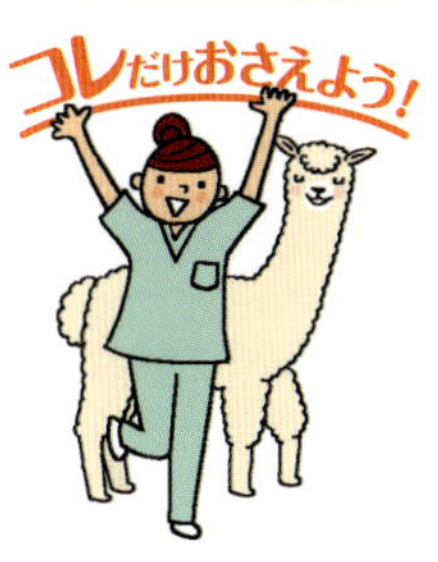

- 施設を選択する場合、患者さんと家族の「療養の場の意思決定」を支援することが大切となる。
- 施設利用を提案する場合は、適切なタイミングを逃さないように実施する。
- 特に、患者さんの希望する延命処置についてはしっかり把握し、施設側と情報を共有しておく。

1 施設での緩和ケアとは

施設は、❶**介護保険3施設**、❷**高齢者向け住まい・施設**、❸**その他**に分類されます。このうち「❸その他」に分類されるのが、小規模多機能型居宅介護や看護小規模多機能型居宅介護です。

小規模多機能型居宅介護は、利用者が可能な限り自立した日常生活を送れるよう、施設への「通い」を中心として、短期間の「宿泊」や利用者の自宅への「訪問」を組み合わせ、家庭的な環境と地域住民との交流のもとで日常生活上の支援や機能訓練を行う介護保険のサービスです。ちなみに**看護小規模多機能型居宅介護**は、訪問看護と小規模多機能型居宅介護を組み合わせて提供するものです。

あわせて知りたい!

看護小規模多機能型居宅介護は「複合型サービス」と呼ばれていたものです。

退院直後の在宅生活へのスムーズな移行、看取り期・病状不安定期の在宅生活の継続、家族のレスパイトケア・相談対応による負担軽減を支援する施設です。

イメージ 施設での緩和ケア

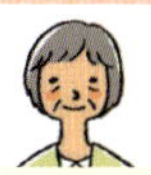 患者さんの状況	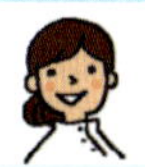 病院の看護師が行うこと	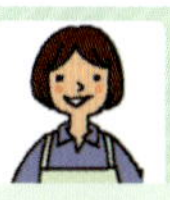 施設の看護師が行うこと
緩和ケアを受ける療養場所を選ぶ p.35 資料	現状説明と療養場所の提案 意思決定支援 退院支援部門との連携	
問い合わせ・見学		問い合わせ内容の確認 介護保険の情報を確認 必要な情報を収集 見学対応 意思決定支援
入居・利用の決定	意思決定支援 看護サマリーの作成 退院前カンファレンス準備 患者さん・家族への指導 必要に応じて薬剤を調整	
契約		入居・利用の準備 退院前カンファレンスに参加 ケアマネジャーとのサービス調整 多職種との調整(医師や薬局など)
入居・利用を開始して緩和ケアを受ける	退院準備(薬剤、書類など) 移動手段の確認と手配	情報収集 アセスメント 看護計画の作成 看護の実施 サービス担当者会議参加

2 施設における緩和ケアの特徴

ここでは、主に**介護保険**を使いながら、緩和ケアを受ける施設ならびに小規模多機能型居宅介護での緩和ケアの流れを解説します。

利用決定まで

施設や小規模多機能型居宅介護で緩和ケアを受ける場合、特に重要なのが**意思決定支援**です。なぜなら、患者さんの個別性（病期、治療の継続、予後、心理社会面、経済面など）に合わせた対応が必要だからです。

患者さんと家族は、多くの選択肢のなかから、退院後の療養場所を選ぶことになります。しかし、療養場所の決定までに、あまり時間がとれない場合も少なくありません。そのため、医療者は、**いつ提案するか**を見すえて日々かかわることが大切です。入院時、介護が必要になったとき、介護保険申請時などが、提案のチャンスです。

療養場所の決定においては「医療的視点からの、その患者さんにとっての最善」と「人生計画、価値観、大事にしたいこと」などを合わせ、いくつかの選択肢のなかから決定していくことになります。

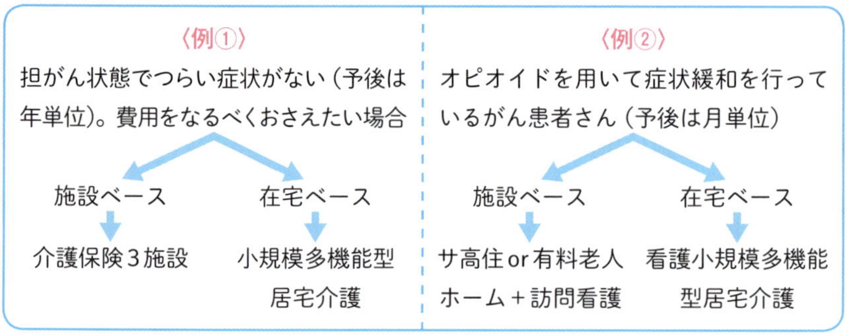

〈例①〉	〈例②〉
担がん状態でつらい症状がない（予後は年単位）。費用をなるべくおさえたい場合	オピオイドを用いて症状緩和を行っているがん患者さん（予後は月単位）
施設ベース → 介護保険3施設	施設ベース → サ高住 or 有料老人ホーム＋訪問看護
在宅ベース → 小規模多機能型居宅介護	在宅ベース → 看護小規模多機能型居宅介護

利用決定後

施設や小規模多機能型居宅介護の利用が決定した場合、最も重要なのが**情報共有**です。なぜなら、これまで受けていた緩和ケアが、退院後も**シームレスに継続**できるようにする必要があるためです。

退院支援の担当者と施設だけの情報共有でなく、連携先のケアスタッフが集合し、**退院前カンファレンス**が行われる場合があります。

緩和ケアを受けているがん患者さんの多くは、オピオイドを使用しています。そのため、退院前に麻薬の管理ができる施設なのか確認するとともに、なるべく**シンプルな薬剤管理**ができるように切り替えることも重要となります。

さらに、その施設がどこまでの医療処置を行えるのか、**急変**に対応できるのか、**看取り**まで対応できるのかを確認する必要があります。同時に、患者さんの急変時の医療の希望（救急車による急性期病院への搬送、延命処置の内容と希望）と、緊急連絡先についても確認しておくことも大事です。患者さんが望まない延命処置が行われることがないように、家族やサービスを提供する関係者と共有しておくことも忘れないようにしましょう。

（小笠原利枝）

ここに注意！

「施設での看護」「介護保険での看護」「医療保険での看護」は、それぞれサービスの実施頻度や記録方法が異なることに注意が必要です。

アドバイス

最近、「外来」だけで、今後の療養場所に関する意思決定支援を行う機会も増えています。

病院によっては、入院・外来問わず、スクリーニングシートを活用し、早期に退院支援部門のスタッフと連携していくような仕組みをとっています。

アドバイス

「シンプルな薬剤管理」の例

- オピオイドの持続皮下注射は、貼付薬・座薬に変更する
- 嚥下状態をみながら、内服薬を整理する（不要な薬剤は中止する、口腔内崩壊錠に変更するなど）

資料 「施設」の概要

介護保険3施設	
特別養護老人ホーム（特養） ➡要介護高齢者のための生活施設	●**根拠法**：介護保険法（第8条第26項） ●**定義**：65歳以上の者であって、身体上または精神上著しい障害があるために常時の介護を必要とし、かつ、居宅においてこれを受けることが困難な者を入所させ、養護することを目的とする施設
介護老人保健施設（老健） ➡要介護高齢者にリハビリテーションなどを提供し、在宅復帰をめざす施設	●**根拠法**：介護保険法（第8条第27項） ●**定義**：要介護者に対し、施設サービス計画に基づいて、看護、医学的管理の下における介護および機能訓練その他必要な医療ならびに日常生活上の世話を行うことを目的とする施設
介護療養型医療施設 ➡医療の必要な要介護高齢者の長期療養施設	●**根拠法**：旧 介護保険法（第8条第26項） ●**定義**：療養病床などを有する病院または診療所であって、当該療養病床などに入院する要介護者に対し、施設サービス計画に基づいて、療養上の管理、看護、医学的管理の下における介護その他の世話および機能訓練その他必要な医療を行うことを目的とする施設
高齢者向け住まい・施設	
サービス付き高齢者住宅（サ高住） ➡高齢者のための住居	●**根拠法**：高齢者住まい法（第5条） ●**定義**：状況把握サービス、生活相談サービスなどの福祉サービスを提供する住宅
有料老人ホーム（住宅型、介護付き、健康型） ➡高齢者のための住宅	●**根拠法**：老人福祉法（第29条） ●**定義**：「入浴・排泄または食事の介護」「食事の提供」「洗濯、掃除などの家事」「健康管理」のいずれかをする事業を行う施設
養護老人ホーム ➡環境的、経済的に困窮した高齢者の入居施設	●**根拠法**：老人福祉法（第20条の4） ●**定義**：入居者を養護し、その者が自立した生活を営み、社会的活動に参加するために必要な指導および訓練その他の援助を行うことを目的とする施設
軽費老人ホーム ➡低所得高齢者のための住宅	●**根拠法**：社会福祉法（第65条）、老人福祉法（第20条の6） ●**定義**：無料または低額な料金で、食事の提供その他日常生活上必要な便宜を供与することを目的とする施設
認知症高齢者グループホーム ➡認知症高齢者のための共同生活住居	●**根拠法**：老人福祉法（第5条の2 第6項） ●**定義**：入浴、排泄、食事などの介護その他の日常生活上の世話および機能訓練を行う共同生活の住居
その他	
シニア向け分譲マンション	●高齢者が生活しやすいように配慮されたバリアフリー完備の分譲マンション ●基本的に自立して生活が送れる高齢者が対象（介護サービスがない）
介護医療院	●医療の必要な要介護高齢者の長期療養・生活施設
小規模多機能型居宅介護 **看護小規模多機能型居宅介護**	●いわゆる複合型サービス P.33

【選定のポイント】
- 入居・利用条件（対象者：自立、要支援、要介護、病名など）
- 費用（公的施設か民間運営か、一時金と月払いの金額）
- 受けられるサービス内容（介護サービスが必要か、医療ケアが必要か、看取りを行っているか、入居して身体状態が変わっても長く住み続けられるか、介護度が重くなった場合に住み替えが必要か）
- 特徴（食事の内容、部屋の広さ、施設の運営方針、医療体制、強みにしているところ）
- 周辺環境（家族が面会に通いやすいかどうか、公共交通機関からのアクセスなど）
- 部屋の空きと申し込みから待期期間

Part 2
場面別・緩和ケア

入院以外での緩和ケア

外来通院の場合

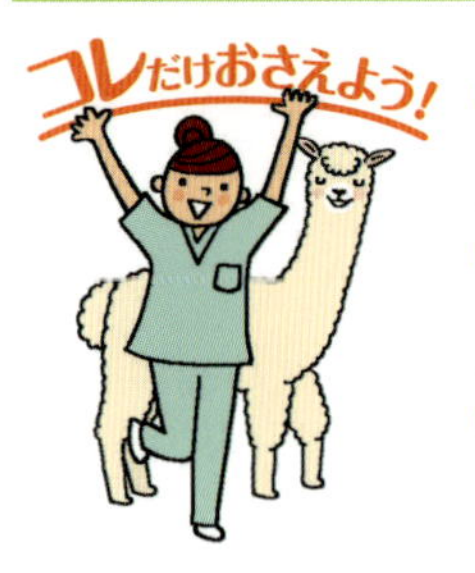

- 通院の場からACPおよび今後の療養の場のことを話し合うことが大切である。
- 医療における「地域包括ケアシステム」と「通院」との連携を考える必要がある。
- 今後の見とおしの相談は、患者さん・家族の心理状態や体調が整っているときに実施すべきである。

1 外来通院での緩和ケアとは

外来通院とは、**在宅療養**をベースに、外来で治療・緩和ケア診療を行う体制のことです。最近は、訪問看護、地域包括支援センター、居宅介護事業所やケアマネジャーの支援を受けながら、外来通院を選択する患者さんも増加しています。

外来通院のメリットは、慣れ親しんだ自宅で快適・自由に過ごせること、療養費も抑えられること（医療機関への受診料、処方薬のみの負担）です。

しかし、医療者が常にそばにいないため、病への不安や、症状への強い不安を抱えがちになります。また、自力での移動が困難になったり、身の回りのことができなくなってきたときは、介護者による援助が必要になります。

あわせて知りたい!

慢性的な悪心は、外来通院中の進行がん患者さんの25%にみられる（原因は不明）といわれています[1]。

イメージ 外来通院での緩和ケア

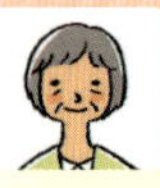
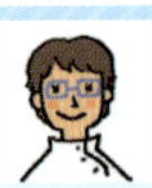
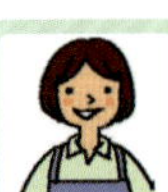

患者さんの状況	外来看護師が行うこと	訪問看護師が行うこと
外来治療しながら在宅療養を強化する ●介護保険の申請 ●訪問看護の導入　など	**「がん看護相談」と連携** **訪問看護の導入** 患者さんと家族の不安軽減に努める	
在宅緩和ケアに切り替える	**意思決定の支援** **地域包括ケアとの連携** 病状の進行や、家族の疲労度などを注意深く観察	**医療機関との情報共有** **患者さんと家族の信頼を得る** ●緊急時の訪問 ●家族への介護支援・相談
患者さんの不安や、家族の疲労が強ければ、入院を検討		

表1 外来通院の患者さんと家族の相談内容（例）

がん症状や病状への不安	●ADL低下時の対応 ●起き上がり ●通院時、入浴時の移動 ●便秘時の対応 ●療養の環境　など
鎮痛薬のセルフケア	●徐放製剤とレスキュー薬対応（オピオイドの教育） ●貼付剤について（家族や介護者への教育）　など
その他	●薬剤の内服が困難 ●食欲不振 ●浮腫　など

治療を受けた病院への外来通院だと、抗がん治療を行った担当医や看護師に、最期まで世話になれるので安心です

Part 2 入院以外での緩和ケア

2 外来通院における緩和ケアの特徴

外来通院による緩和ケアでは、今後の見とおし（在宅緩和ケアに切り替えるか、緩和ケア病棟に入院するか）を考慮しつつ、ACP（アドバンス・ケア・プランニング）*1を意識してかかわることが大切です。

■外来通院しながら在宅療養を強化する（訪問看護・介護保険サービスの利用）

療養型の病院、緩和ケア病棟を併設していない施設、症状の増悪、通院や在宅看取りが困難な時期まで、同じ病院で外来通院を続けたい場合、患者さんと家族が感じるがんの**症状**や**病状への不安**について、どう対応するかがポイントとなります**表1**。

自宅療養を安心して継続するためには「すぐに相談できる相手がいる」ことが大切です。

がんによる症状や病状への不安が生じたときや、在宅療養中の急な症状の増悪や緊急事態に対応できるよう、**訪問看護を導入**したり、病院、地域の**がん看護相談部門**と連携したりすると、患者さん・家族が安心して在宅療養を継続できます。

また、鎮痛薬のセルフケアに関係して、患者さんだけでなく家族や介護者にも、**オピオイドの使い方**を指導することも必要となります。退院前カンファレンスで、地域の医療・福祉・介護の関係各所との連携などを話し合いながら進めていくことが必要となります。

アドバイス

患者さんが「自宅で過ごしてみようか…」と思ったとき、訪問看護師と直接打ち合わせできると、より安心です。訪問看護師が「ちょっとした困りごとにもすぐ対応します」と言うと、患者さんの表情は、大きく変わります。

また、患者さんは、訪問看護と病院が連携している様子をみないと「訪問看護は頼れる」と認識しません。訪問看護と病院の連携、通院中の外来看護の強化、治療時の支援が、訪問看護導入のカギです。

なお、地域包括ケアは、通院でも、在宅でも活用できます。

■在宅緩和ケア体制に切り替える（訪問診療・訪問看護・介護保険サービスの利用）

進行がん患者さんの在宅療養で考慮すべきなのは以下の4つです。

❶病状の進行に伴い、在宅での**医療が必要**になる
❷がんによる**症状が出現**する
❸入院する前と比べて徐々に**ADLが低下**し生活様式が変わる
❹**介護が必要**である　など

あわせて知りたい！

住み慣れた居宅は、患者さんと主介護者のペースで過ごせる場所です。

- 日常生活の音は、意外と気にならない
- 飲酒などもできる
- 幼児（孫など）の面会も気がねなくできる　など

上記❶～❹の状況のなかで、患者さんや家族に「在宅療養・在宅看取りも可能であり、療養の場に関する選択肢があること」を伝えます。そして、どこで療養したいか、患者さんと家族が自ら選択し、意思決定できるようにかかわることが必要です。

在宅緩和ケアを選択する場合、これまで担当していた医師や看護師から、在宅療養を支援するスタッフに切り替わりますが、在宅療養は**自宅ならではの自由**があります。地域包括ケアシステム図1を活用しながら、医療機関と連携することが大切です。

地域包括ケアシステムを活用する場合は、**連携を推進する人**（各事業所をつなぐ人）の役割が非常に重要になってきます。地域単位で、電話やFAX、カンファレンス、場合によってはE-mailなどでつなげる努力が必要です。

ここに注意！

地域包括ケアで必要な連携
- 一般病棟と緩和ケア病棟
- 外来と病棟
- 訪問看護と病棟・外来
- 診療所と病院
- 病院と病院
- 病院と居宅介護支援者
- 病院と介護施設／在宅系介護サービス
- 訪問薬剤師

緩和ケア病棟への入院を検討する

がんの進行が早い外来通院中の患者さんの場合、病状が少しずつ進み、徐々に、痛み・食欲低下、ADLの低下などが出現してきます。つまり、患者さんは、自身の最期や「逝き方」を考えることになるのです。その結果、介護者の精神的疲労が強くなり、自宅での療養に自信がなくなってくることもあります。

そのような場合、**終末期の病状**や**ACP**を見越して、相談できる環境を整えることになります。多くの場合、緩和ケア病棟への入院を検討することになります。

今後の過ごし方を相談するとき、多くの患者さん・家族は「以前より、家族間で話し合っている。蘇生術をしてまでも延命して生きたいと思わない」と話します。このような場合は、意思決定もスムーズです。しかし、誰か1人でも「もう少しがん治療をがんばりたい」「まだまだ、先々のこと」と抗がん治療を強く希望する人がいると、話し合いに難渋することもあります。複数の選択肢があっても、最終的には1つに決めなければならないため、皆で

アドバイス

介護力や病状への不安が強い患者さんや家族に「緩和ケア病棟で、ゆっくり考えること」を勧めることもあります。

その場合、患者さん・家族との対話を深めながら、入院手順を進めるなかで、ACPに関する内容と向き合い、緩和ケア病棟で過ごすという意思決定をしていきます。

図1 がん医療における地域包括ケアシステム

地域包括ケアシステムは、
おおむね30分以内に
必要なサービスが提供される
日常生活圏域
（具体的には中学校区）を単位とする

医療	通院・入院
住まい	
介護	通所・入所
生活支援 介護予防	地域包括支援センター、ケアマネジャー

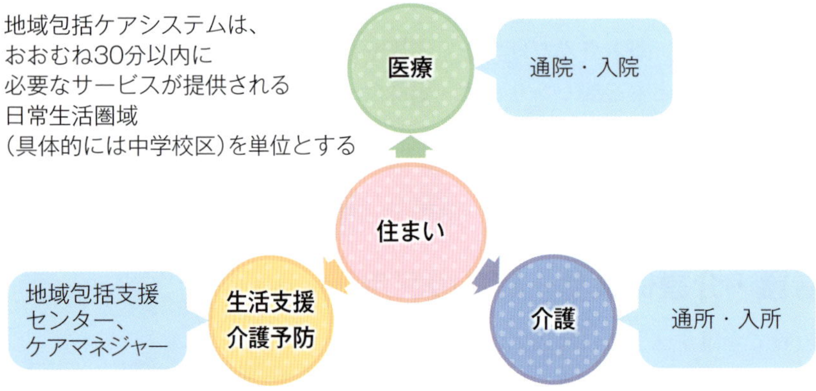

- がん患者さんの場合、がんの診断やその後の治療によって、病院機関とのかかわりが継続しているケースも多い
- ただし、がんの進行がゆるやかな場合、病院機関への受診は、数か月に1回程度しかない場合もある

話し合って納得できるように話し合いの場を提供するなどの支援が必要となります。

進行がんの患者さんにとって、「将来＝最悪の状態」ですから、今後のことを考える時間は、非常に苦しいはずです。

不安を抱えながら何とか機能を維持している患者さんが「自由に歩けないかもしれないが、がんばるので支えてほしい」という場面もあります。また、体が自由に動かなくなってきて「これからのことが心配で仕方ない」患者さんに、どのような様式で療養するか決めてもらわなければならない場面もあります。

厳しい現実と向き合うことが要求されるこのような場面では、常に、以下の2点に配慮しながら対応することが求められます。

❶話し合いに耐えられる心理状態（心がまえ、向き合う状態）か

❷話し合いに耐えられる体調・判断能力（思考過程）があるか

あわせて知りたい!

終末期の意思決定が複雑化するのは以下の場面です。

- がん治療の中止・中断
- 療養の場所の移行
- 水分や栄養補給
- ADLの制限
- 外出・外泊
- 生命予後告知
- 苦痛緩和のための鎮静
- DNAR*2

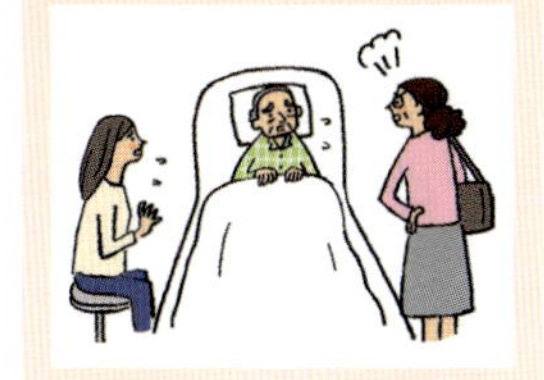

3 ACPを意識したかかわり

近年、エンディングノートがメディアに取り上げられることが増えてきました。緩和ケアという言葉も普及してきています。映画やテレビ番組、書物、芸能人の体験談に「最期」「看取り」という言葉が出てくることもあり、自身の最期を考えたり、「逝き方」を計画したりする機会も増えてきています。

しかし、実際の臨床現場では、深刻な状況であっても「先々のことだから」「今はまだ」「少し休息したらまた元気に回復する」と状況を否認してしまい、なかなか現実と向き合うことが難しい患者さんも多く、今後の過ごし方を考えることを先延ばしにしてしまうことも少なくありません。また、家族は、苦しそうにしている患者さんを看ながら、今後の変化に不安を抱えています。

看護師は、担当医の診察時の説明に同席し、がんによる身体的症状・精神症状への支援を行うだけでなく、意思決定の判断が可能な患者さん・家族に対して「今の体調も気になりますが、あなたがどのような未来を考え、これからの人生をどのように過ごしていくか、一緒に考えさせてほしい」と一歩深く踏み込む勇気も必要なのかもしれません。

（林ゑり子）

アドバイス

患者さんの希望に強固に反対する親族に対しては、医師による医学的な説明の場を設定します。

否認が強い患者さんに対しては、少しずつ信頼関係を築きながら「なぜ否認しているのか」を理解するようにつとめます。医療者間で相談し、直面化のタイミングを検討してもよいでしょう。

文献

1. Rhondali W, Yennurajalingam S, Chisholm G, et al. Predictors of response to palliative care intervention for chronic nausea in advanced cancer outpatients. Supportive. *Care in Cancer* 2013；21（9）：2427-2435.
2. 森田達也，木澤義之，梅田恵 他編：3ステップ実践緩和ケア．青海社，東京，2018.
3. 林ゑり子：社会的苦痛の要因への対応④療養の場．看護技術 2014；60（8）：44-46.
4. 林ゑり子：より良い意思決定のための手法・リソース．看護技術 2014；60（8）：51-54.
5. 日本緩和医療学会 在宅緩和ケアガイドブック編集小委員会 編：在宅緩和ケアガイドブックPEACE 2009年度版（非売品）．青海社，東京，2010.
6. 木澤義之：「もしも…」のことをあらかじめ話しておいたらどうなるか？．緩和ケア 2012；22（5）：399-402.
7. 林ゑり子：がん患者のケアをきちんとつなぐための退院前カンファレンスのポイント．がん看護 2015；20（7）：704-709.

＊1 ACP（advance care planning）：アドバンス・ケア・プランニング
＊2 DNAR（do not attempt resuscitation）：心停止時に心肺蘇生を実施しないこと

Part 2
場面別・緩和ケア

入院以外での緩和ケア
在宅の場合

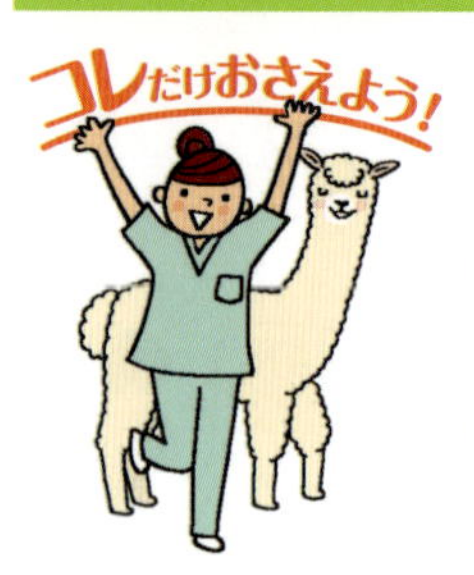

- 訪問診療・訪問看護による在宅緩和ケアは、医療職・介護職による多職種チームで提供される。
- 入院中と異なり、急な状態変化があっても医療者がすぐに駆けつけられるとは限らないため、予測し対応を準備しておくことが重要である。
- 患者さんや家族の心身の苦痛を緩和し、少しでも心地よさを感じてもらえるケアを提供する。

1 在宅での緩和ケアとは

在宅緩和ケアは、いわゆる「**終末期**になったから家で過ごしたい」というケースだけではありません。**外来通院**で、がん治療や経過観察、症状緩和を行っている患者さんも対象となります。早期から緩和ケアを行うことで、治療中の体調管理や意思決定を支援することができます。

在宅でも、症状緩和のための貼付薬・坐薬・注射薬など、さまざまな薬剤を使用できます。輸液管理や在宅酸素、呼吸器管理もできます。また、福祉用具(車椅子や介護ベッド、エアマットレスなど)をレンタルし、訪問介護(ヘルパー)や訪問入浴などの介護保険サービスを活用すると、自宅でも必要な治療やケアを受け、安心して過ごしやすい療養環境を整えることができます。

あわせて知りたい!

在宅緩和ケアは、自宅や介護施設など、患者さんや家族の「住み慣れた生活の場」で緩和ケアを提供することです。

医療保険や介護保険を利用し、在宅医や訪問看護師を中心としたチームが、介護職や病院とも連携し、地域で安心して療養できるよう、また、看取りも含めて支援します。

イメージ 在宅での緩和ケア

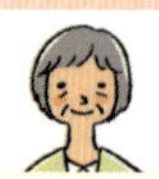

患者さんの状況

外来治療しながら在宅療養を強化する
- 退院前から、在宅療養を視野に入れて情報収集をしておく
- 介護保険の手続きは、必要なタイミングをみて早めに行う

住み慣れた場所で緩和ケアを受ける

訪問看護師が行うこと

医療機関との情報共有
- 主治医からの事前指示の確認
- 各種リソースとの連携・調整
- 患者さん・家族のニーズや揺れる気持ちに添って調整を図る
- 要望があれば、看取りにも対応

患者さんと家族の信頼を得る
- 病状管理・生活支援のバランスをとる
- 24時間対応の施設だと、患者さん・家族の安心につながる

在宅緩和ケアは何がよいのか

在宅療養であれば、患者さんは、**自分のペース**で過ごせます。好きな時間に寝起きし、好きなものを食べ、テレビや趣味などを今までどおり楽しめます。面会には行きづらかった**家族と一緒**に過ごすことも、大切な**ペットと一緒**に暮らすことも可能です。

可能な範囲で家事や仕事をしたり、「行ってらっしゃい」「おかえりなさい」と家族へ声をかけたり、家族の一員としての自分の**役割を継続**することも可能です。

住み慣れた環境や生活は、痛みやつらさの「感じやすさ」を緩和し、患者さんのQOLを維持・向上させます。在宅は「より緩和ケアを提供しやすい場」なのです。

「在宅が無理」な状況はない

独居や医療処置の多い患者さんでも、認知症のある患者さんでも、在宅療養は可能です。地域のリソースを活用すれば、処置やケアをていねいに実施できます。独居でも、認知症でも、最期まで自宅で穏やかに過ごせた患者さんは、少なくありません。

どのような患者さんでも「家に帰りたい」という希望があれば、医療者が「在宅は無理」と決めつけてはいけません。患者さんの希望を支え、どうしたら家で安心して暮らせるか、地域の人たちと一緒に考え、ケアにつなげましょう。

アドバイス

入院中の何げない会話を大切にしましょう。「家ではどのように過ごしていたか」「どんな楽しみがあるか」、仕事や家族のことなど「生活者」としての患者さんの情報を聞いておくと、退院調整のときに、とても役に立ちます。

2 在宅緩和ケアを支えるシステム

チーム

在宅緩和ケアには、地域の多職種が、**チーム**でかかわります図1 p.42。医療職（在宅医、訪問看護師、薬剤師、理学療法士、作業療法士、栄養士など）だけでなく、介護職（ケアマネジャー、ヘルパー、福祉用具専門相談員など）も、チームを支える大切なメンバーです。

病診連携や**診診連携**として、紹介先の病院以外に、緩和ケア病棟や地域の歯科・整形外科・皮膚科・眼科・耳鼻科などがかかわることもあります。

制度

在宅緩和ケアの場合、**医療保険**と**介護保険**、身体障害者手帳などの**社会福祉制度**を利用することができます。

介護保険サービスを受けられるのは65歳以上（第１号被保険者）からですが、末期がんや特定疾患などと診断された場合は、40歳以上（第２号被保険者）でもサービスを受けられます。

ここに注意！

介護保険を受けるための「介護度」は、認定調査と主治医意見書を基にした介護認定審査会を経て決まります。そのため、地域によっては１か月以上かかるところもあります。

認定調査が終わっていれば、暫定的に必要なサービスを受けることが可能です。そのため、タイミングをみて、早めに手続きを行いましょう。

3 医療チームの役割

■訪問診療

訪問診療は、**在宅医**が、患者さんの暮らしの場（自宅や施設など）に定期的に訪問するシステムです。訪問日以外や休日・夜間に急な体調変化やトラブルがあった場合の臨時対応も行います。

在宅緩和ケアは、基本的に、地域の在宅療養支援診療所や在宅専門クリニックなどの在宅医が担当します。ただし、訪問診療の体制がある病院の場合や、地域の医療機関での対応が難しい場合は、病院の医師が訪問診療を行うこともあります。

対応できる処置の内容（医療用麻薬の処方、輸液管理、腹水穿刺など）は、施設によって異なるため、その患者さんの病状・ニーズに対応できる施設を選択することが大切です。

がん患者さんの在宅緩和ケアは、24時間対応の施設が理想です。

■訪問看護

訪問看護は、**看護職**が患者さんの暮らしの場に訪問し、疾患や障害に応じた看護を提供するシステムです。看取りのサポートも行います。

訪問看護は、主治医の指示書をもとに、医療保険または介護保険、あるいは実費で提供されます。医療処置やケアを提供するとともに、病院や地域の医療職・介護職と連携し、患者さんや家族が安心して療養できるよう支援します。

あわせて知りたい！

在宅療養支援診療所は、看護師や他の職種、周辺の病院と連携し、定期的な訪問診療を行います。24時間365日連絡が取れ、臨時の往診や在宅での看取りも行います。

訪問診療を始める際、事前に面談が必要な場合があります。

訪問診療は通常週１回～月２回ですが、必要に応じて日程を調整します。

ここに注意！

訪問看護は「予後６か月未満」と診断されると、介護保険より医療保険での利用が優先されます。

例えば、介護保険の自己負担額は１割、医療費は３割負担の場合、訪問看護で同じ時間・同じケアを提供しても、支払う金額が３倍になってしまうことに、注意が必要です。

図1 在宅緩和ケアを支えるチーム

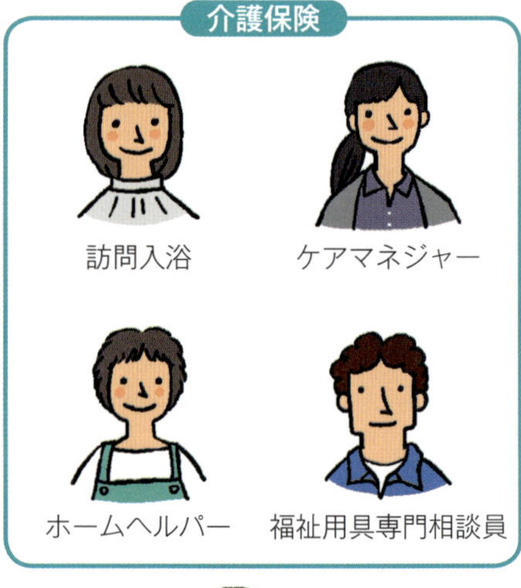

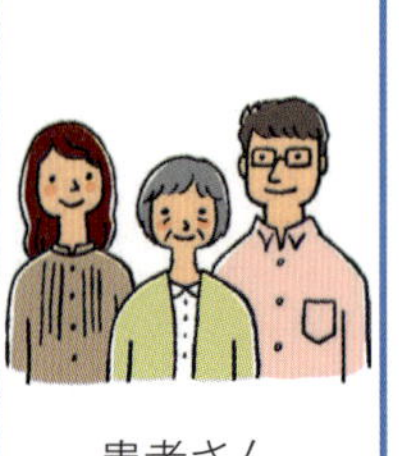

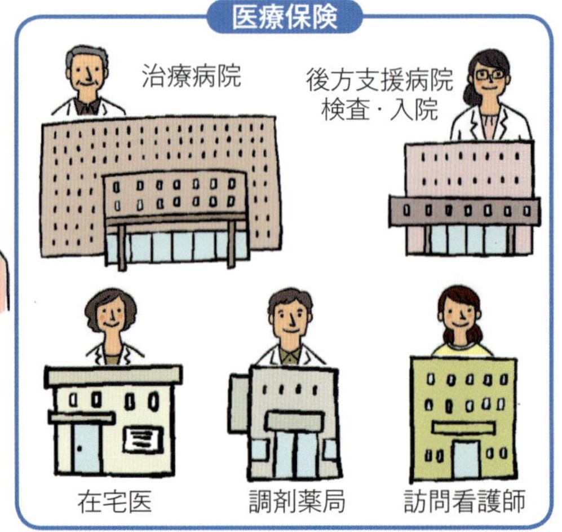

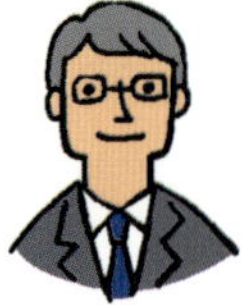

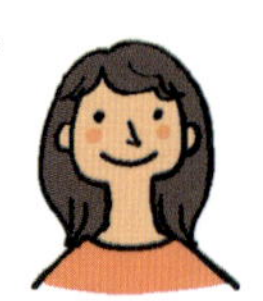

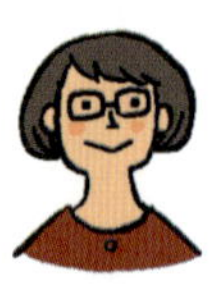

訪問看護では、健康状態の観察、症状マネジメントや検査・治療のサポート、日常生活の援助やリハビリテーション、精神・心理的な支援、療養環境改善のための調整、家族や介護者の相談や支援、さまざまな在宅ケアサービス（社会資源）の調整、看取りへの支援などを行います。

多くの場合、定期的に看護師が1人で訪問に行き、ケアを行います。24時間体制の訪問看護ステーションは、夜間や休日に連絡があった場合、宅直の看護師が対応します。

さまざまな課題をもつ患者さんや家族の療養生活をサポートするためには、病状管理と生活支援のバランスをとる訪問看護の役割はとても重要です。

表1に、在宅緩和ケアにおける訪問看護の3つのポイントを示します。在宅緩和ケアでは、医療者が常にそばにいないことが多く、連絡があってもすぐに訪問できない場合もあります。そのことを念頭に置いて「情報をすばやくキャッチし、変化を予測してかかわり、多職種につなげる」ことが大切なのです。

あわせて知りたい！

24時間対応で訪問看護がかかわることは、患者さんや家族の安心感につながります。

在宅主治医がいない外来通院中の患者さんでも、担当医に訪問看護指示書を出してもらえると、訪問看護を導入することができます。

表1 在宅緩和ケアでの訪問看護の役割

キャッチする	患者・家族のニーズ、希望	●患者さんのQOLを理解し、療養生活のなかで具体的に支援する ●訪問時のかかわりや生活の様子などをとおして、患者さんが「どのように過ごしたいのか」「何を大切にしたいのか」などをキャッチする ●「病院に見捨てられた」と考えている患者さん・家族には、いったん気持ちを十分に受け止め、今後しっかり支援していくことを伝える
	地域のリソース	●地域の多職種の人的なリソース（ケアマネジャーやヘルパー、福祉用具専門相談員、ボランティアなど）を把握し、療養支援に活かす ●在宅医療を支える制度やサービス、行政の支援体制などの情報を把握し、療養支援に活かす
予測する	患者さんの病状変化、予後	●病状変化や発熱、急な痛みなどが出現する可能性のある症状について予測し、主治医から、事前に対応方法の指示を確認しておく ●予後を予測し、訪問回数の調整を行う。また、タイミングをみて家族に看取りに向けた説明を行う
	患者さん・家族の気持ちの揺れや希望する療養の場の変化	●病状やADLの変化とともに、患者さんや家族の意思は揺れることを理解してかかわる ・最期まで家にいたいと思っていても、途中で「大丈夫だろうか」と不安になるケースもある ・ゆくゆくは緩和ケア病棟への入院を希望していても「やっぱりこのまま家にいたい」と言うケースもある ●病状の変化とともに希望や意向が変化することを想定し、気持ちの揺れや迷いに寄り添いながら、どのような選択をしても地域で連携し、病院でも在宅でも必要なケアが提供できるような支援体制を整えておく
つなぐ	キャッチした希望やニーズを、地域のリソースにつなげる	●多職種間でよりよい連携を図り、患者さんのケアに活かせるよう橋渡しをする 〈例〉・訪問時に協働してかかわる ・カンファレンスなどで互いに顔を合わせて話し合う ・電話やFAX、E-mailなどでのタイムリーな情報交換・情報共有

4 在宅での緩和ケアの特徴

在宅緩和ケアでは、苦痛軽減のケアだけでなく、たとえ一瞬でも、心地よさや安心・安楽が感じられるケアを積極的に行うことが大切です。

療養生活のなかで「気持ちいい」「ホッとした」「大事にしてもらえた」と感じることは、さらに苦痛をやわらげます。日常のケアやコミュニケーションをていねいに行い、少し工夫するだけで、患者さんの笑顔を引き出すことができます。

（宇野さつき）

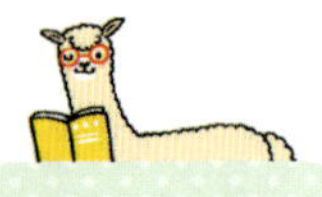

COLUMN 骨転移があったら入院すべき？

腰椎や大腿部への骨転移があり、荷重をかけられない患者さんであっても、外来通院や在宅療養は可能です。

医師に免荷や荷重の程度を確認したうえで、介護保険サービスで、ピックアップ歩行器やサークル歩行器、車椅子、手すりなどをレンタルして、自宅での生活を継続し、外来化学療法を継続している患者さんもいます。

荷重をかけない方法について、医師やリハビリテーションスタッフ、ケアマネジャー、訪問看護、場合によっては訪問リハビリテーションと相談し、対応することができれば、在宅療養でもまったく問題ありません。

（林ゑり子）

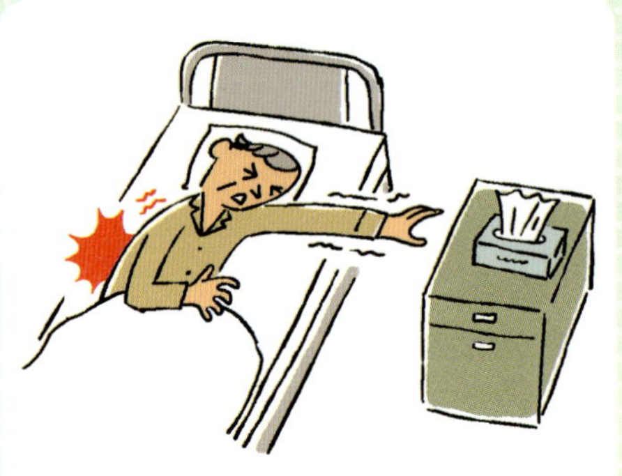

在宅で、特に注意したいのが「少し離れた場所のものを取ろうとして怪我をする」危険性です。特に、骨転移のあるがん患者さんは、骨折しやすく、非常に危険ですから、十分な注意が必要です。

Part 3

症状別・緩和ケアの実践

緩和ケアは、患者さんのつらさをやわらげるケアです。つまり、患者さんがつらいと思っている症状を緩和することが、とても大切になります。

疾患や病期によって、患者さんに現れる症状はさまざまです。しかし、突き詰めていくと、問題となる症状は共通していることに気づきます。

ここでは「患者さんのつらい症状を、どのように緩和していけばよいのか」を具体的にみていきましょう。

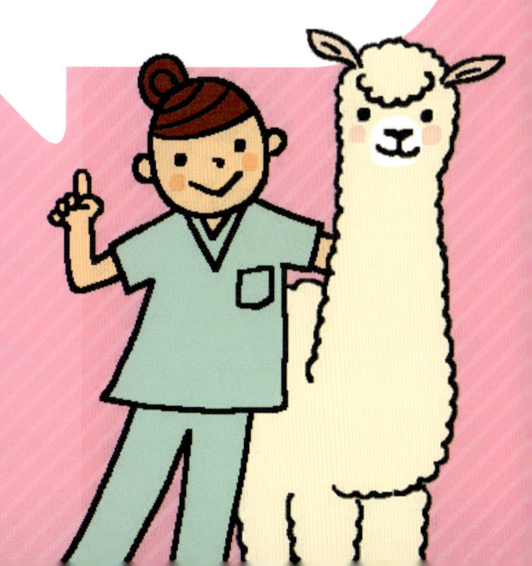

Part 3
症状別・緩和ケアの実践

緩和ケアで注目すべき症状

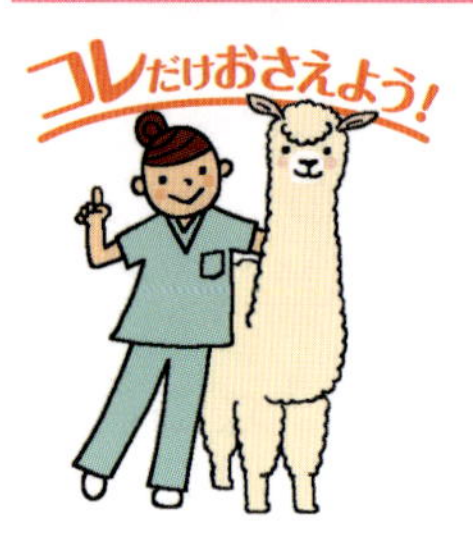

- 緩和ケアの第一歩は「身体的な苦痛」を取り除くことである。
- 身体的苦痛は、患者さんの精神に大きな影響を及ぼす。
- 精神的苦痛やスピリチュアルな苦痛は、身体的苦痛が除去（軽減）されないと、決してなくならない。

1 身体的な苦痛の緩和が最優先

「寄り添う」だけでは身体的苦痛はとれない

緩和ケアで最も大切なのは、患者さんの**苦痛を可能な限り取り除く**ことです。なかでも、身体的症状の緩和は重要です。

疾患によって、起こりうる症状は異なりますが、原則は同じです。

身体的な苦痛が緩和されれば、抑うつも減る

身体的症状による苦痛を緩和しなければ、精神的症状や、社会的な問題、スピリチュアルな問題に介入することはできません。最悪の場合、病と向き合う力を失い、適切な治療を受けることすら難しくなってしまいます 図1。

つまり、早期から緩和ケアを導入し、適切な症状マネジメントが行われていれば、患者さんのQOLの低下を最小限にとどめることができる、というこ

アドバイス

認知症の患者さんは、特に、痛みのマネジメントが不十分とされています。言語的アプローチが難しくても、表情や仕草からアセスメントすることが大切です。

図1 症状の「悪循環」

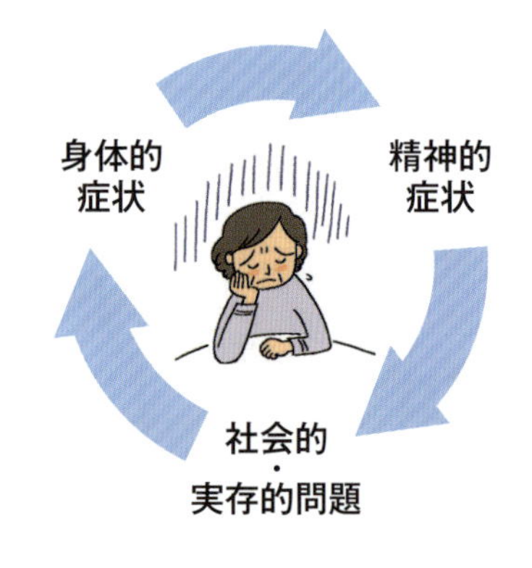

図2 早期緩和ケアと生存率

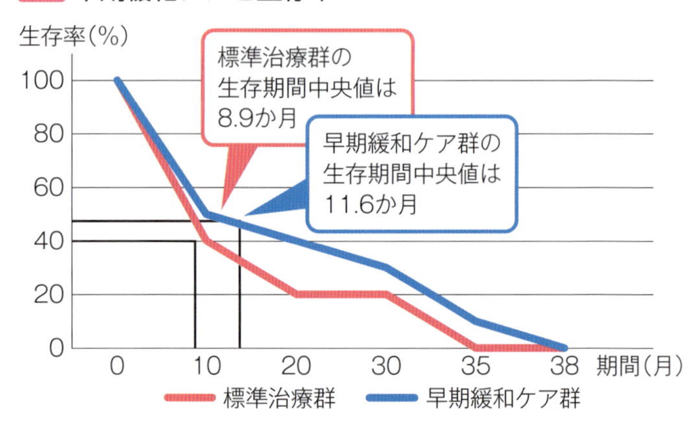

Temel JS, Greer JA, Muzikansky A, et al. Early palliative care for patients with metastatic non-small-cell lung cancer. *N Engl J Med* 2010 ; 323 (8) : 733-742.

とです。治療の完遂も可能となります。それだけでなく、**早期からの専門的緩和ケア**が、患者さんの生存期間の延長につながるともいわれています図2。

2 最も問題となるのが「痛み」

緩和ケアは、終末期がん患者さんのケアとして発展してきたため、非がんの緩和ケアについては、まだ、研究途上にあります。そのため、本書でも、がん患者さんの症状を中心に解説します。

次頁p.48から、まず、患者さんのQOLを最も大きく阻害する症状である**痛み**について、ていねいに解説します。加えて、終末期に近づくにつれて出現し、ケアに難渋することの多い身体的症状（**呼吸器症状**、**消化器症状**、**全身・局所**の症状）、患者さんだけでなく周囲にも影響が生じる**におい**について、みていきましょう。

また、緩和ケアでは避けて通ることのできない精神的症状についても詳しく解説します。

（林ゑり子）

アドバイス

非がん疾患の場合、がんほど多彩な症状は現れません。疾患特有の症状に注意し、可能な限り悪化させないこと（=原疾患の治療）が、緩和ケアとなりますPart4 p.141。

イメージ がん患者さんにみられる代表的な症状

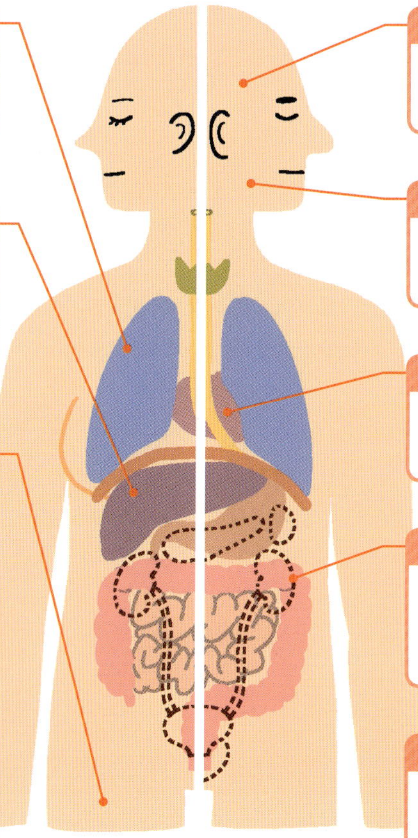

「呼吸器」の症状
呼吸困難、過呼吸、喘鳴、咳嗽、胸水、喀血

「消化器」の症状
食欲不振、悪心・嘔吐、吐下血、下痢、便秘、腹部膨満、腹痛、吃逆、便意切迫、悪液質

「背部・四肢」の症状
腰背部痛、関節痛、運動麻痺、しびれ、骨折

「全身・局所」の症状
発熱、倦怠感、寝汗、体重減少、貧血、痛み、皮疹、色素沈着、脱毛、手足症候群、爪囲炎、皮膚炎、黄疸、浮腫、血管痛、創部痛、褥瘡

「頭部・中枢神経」の症状
頭痛、めまい、見当識障害、言語障害、けいれん

「顔～頸部」の症状
嗄声、鼻閉感、味覚障害、口内炎、口渇、咽頭痛、嚥下障害

「循環器」の症状
胸痛、動悸、不整脈、低血圧、高血圧

「腎泌尿器／生殖器」の症状
頻尿、尿閉、排尿痛、血尿など／月経停止、卵巣欠落症状、性欲低下、勃起障害、射精痛など

「精神」の症状
不安、抑うつ、せん妄、パニック、不眠、眠気、悲嘆、自殺念慮

赤字は、本書で取り上げた、緩和ケアで注目すべき症状

Part 3
症状別・
緩和ケアの実践

身体的症状① 痛み

痛みのメカニズム

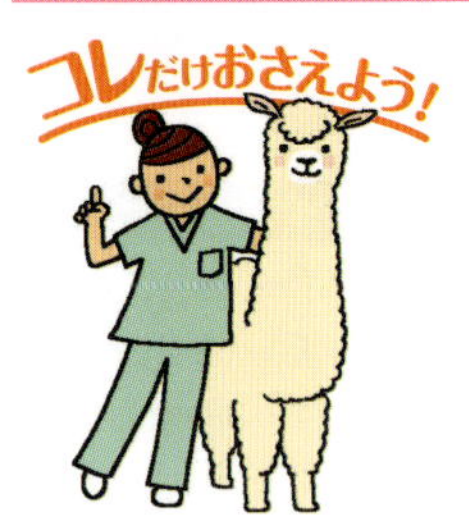

- がん患者さんの痛みは「急性痛」と「慢性痛」の両者が混在しているのが特徴である。
- 痛みの原因は「侵害受容性疼痛」と「神経障害性疼痛」の２つに大きく分けられる。
- 痛みは、身体的・精神的・社会的・スピリチュアルな要素が関連し合って生じている。

1 痛みとは

本来、痛みは、人（生物）に備わっている「体が傷つくことへの警告」です。そのため私たちは、痛みを感じたら「オーバーワークと判断して休む」「病気を疑って受診する」などの行動をとります。

通常、痛みは、原因がなくなれば消失します。しかし、**がん**や**慢性疾患**のように、痛みの原因除去が困難な患者さんの場合、痛みは永遠に続きます。

痛みの定義

痛みは「実際に何らかの組織損傷が起こったとき、あるいは組織損傷が起こりそうなとき、あるいはそのような損傷の際に表現される不快な感覚体験であり、情動体験である」と定義されています[1]。

痛みは、**主観的な症状**で、体験している人にしかわかりません。患者さんが「痛い」と言うなら「痛みがある」のです。患者さんが訴える痛みを事実としてとらえていくことが大切です。

痛みの頻度

がん患者さんの多くが、痛みを体験しています表1。根治治療後の患者さんでは約３割、治療中の患者さんでは５割以上、終末期の患者さんでは６割以上が痛みを感じるといわれています[2]。

あわせて知りたい！

人前で転び、膝を打ち、擦り傷ができたとします。

擦り傷＝組織損傷により「痛いと感じる」ことが、**感覚体験**です。

そのときの痛みが、動けないほど強かったとき、「こんなに痛いのは、骨折だろうか？」と不安になることや、「人前なのに、痛くて動けない……」と恥ずかしさや怒りが生じることが、**情動体験**です。

表1 がん疼痛の出現頻度

患者さんの状態	1996～2005年9月	2005年9月～2015年
根治治療後	33％	39％
抗がん治療中	59％	55％
進行・転移・終末期	64％	66％

van den Beuken-van Everdingen MH, Hochstenbach LM, Joosten EA, et.al. Update on prevalence of pain in patients with cancer：systematic review and meta-analysis. *J Pain Symptom Manage* 2016；51（6）：1070-1090. e9.

痛みの出かた

痛みは「出かた」によって、急性痛と慢性痛に分かれ、対応も異なります。

急性痛は、明らかな原因があって生じる痛みです。一方、慢性痛は、痛みの原因（炎症や組織損傷）が消失しているにもかかわらず、脳内で痛みの誤情報が生じて現れるといわれています。痛みが長期化することから、侵害受容性疼痛、神経障害性疼痛、心理・社会的疼痛が混在した痛みとされています。

がん患者さんの痛みは、原因が明らかで時間が経つと自然に終息する**急性痛**と、長時間持続する**慢性痛**が混在しているのが特徴です 表2。

アドバイス
非がんの患者さんの痛みは、多くの場合、慢性痛です。

原因による痛みの分類 図1

痛みは、原因によって、侵害受容性疼痛（体性痛と内臓痛）、神経障害性

表2 急性痛と慢性痛

急性痛 原因が明らかで、時間が経つと自然に終息する	生理学的反応	●血圧・脈拍・呼吸数が増加する	●瞳孔散大、発汗がみられる
	行動学的反応	●痛みに意識が集中している ●泣いたりうめいたりする ●痛みのある部分をさする	●痛みを訴える ●筋緊張がみられる ●眉を寄せ、顔をしかめる
慢性痛 長時間持続する	生理学的反応	●血圧・脈拍・呼吸数は正常である	
	行動学的反応	●聞かれないと痛みを訴えない ●痛み以外に注意を向ける ●無表情もしくは正常な表情	●静かに睡眠・休息をとる ●不活発・不動の状態

図1 「原因」による痛みの分類

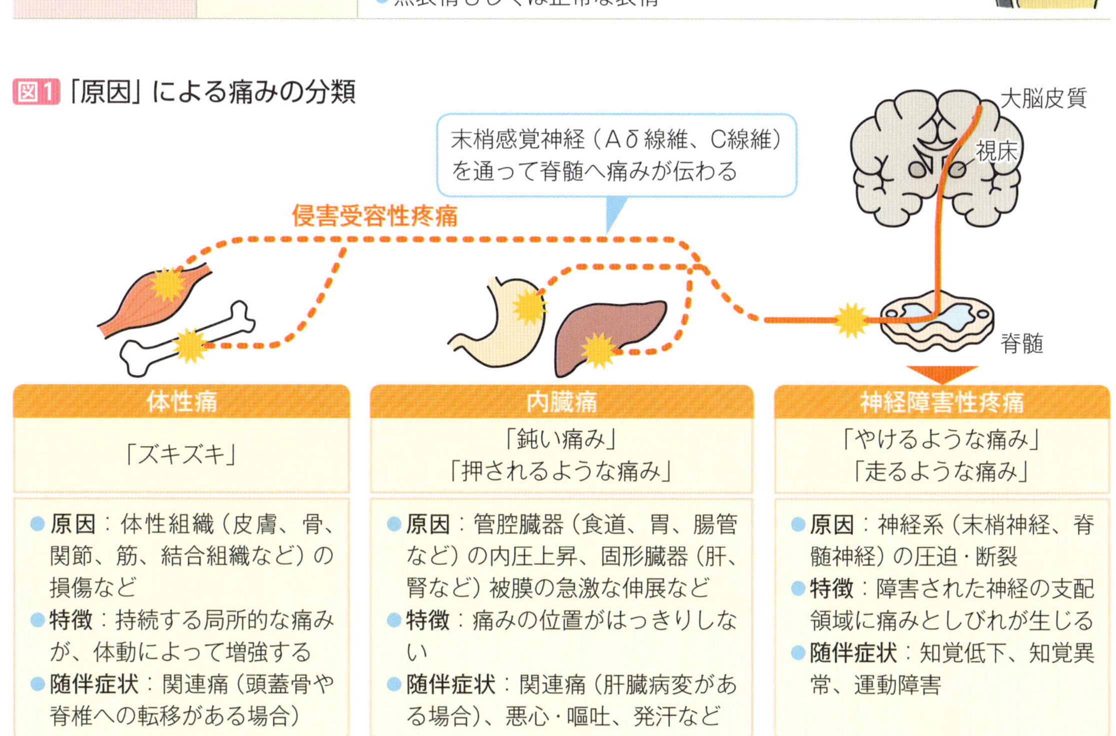

疼痛の2つに大別されます。

侵害受容性疼痛は、痛み刺激が、侵害受容器➡一次ニューロン（末梢感覚神経）➡二次ニューロン（脊髄視床路）➡三次ニューロン（視床）➡大脳知覚領域の順に伝わることで、認識されます。

神経障害性疼痛の発生には、異所性神経活動、感作、脱抑制が関与しています図2。

> **あわせて知りたい！**
>
> 末梢感覚神経には、2種類あります。
>
> Aδ（エーデルタ）線維は、伝達速度が速く、「ここが痛い！」とわかる、局所が明瞭な痛みを伝えます。
>
> C線維は、伝達速度が遅く、「この辺が重苦しい…」という局所が不明瞭な痛みを伝えます。

2 トータルペインの理解

がん患者さんの痛みは、**全人的苦痛**（**トータルペイン**）としてとらえます。

身体的な側面だけでなく、精神的・社会的・スピリチュアルな側面が互いに関連し合っていることを理解しましょうp.5。

例えば、身体的な痛みに加えて倦怠感が持続し、食欲が低下している女性患者さんの例を考えてみましょう。

まず、「食べられないなら、このまま死んでしまうのではないか」という不安や恐怖が生じます。

また、痛みもあるこのような状態では「これ以上、仕事を続けていくのは難しいかもしれない」という社会的地位の喪失、母や妻としての役割を果たせなくて「家族に申し訳ない」という役割の喪失が生じます。

すると、喪失感から自己の存在の意味を問うようになって苦悩が増し、その結果、徐々に抑うつになり、さらに痛みを強く感じるようになる、といったような状況が生じるのです。

*

痛みは、身体的・精神的・社会的・スピリチュアルな側面が影響し合う全人的苦痛であるという理解は、痛みは不快な感覚体験と情動体験であるということにも共通します。

> **あわせて知りたい！**
>
> 身体的な苦痛は、痛み以外の症状、治療の副作用、不眠、慢性疲労感などです。
>
> 精神的な苦痛は、診断の遅れや効果のない治療への怒り、ボディイメージの変化、痛みと死に対する恐怖、絶望感などです。
>
> 社会的な苦痛は、家族と家計の心配、職場での信用と収入の喪失、社会的地位や家庭での役割の喪失、疎外感、孤独感などです。
>
> スピリチュアルな苦痛は、「なぜ私なのか」「人生の意味と目的は…」「どうすれば過去の過ちが許されるのか」などです。

図2 神経障害性疼痛に関与する因子

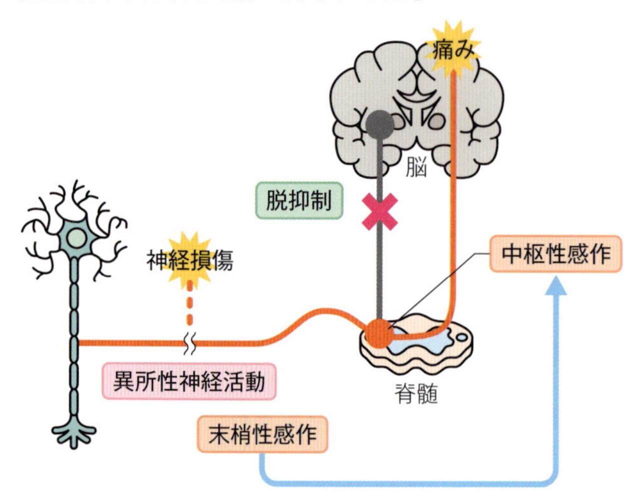

異所性神経活動
- 痛み刺激がなくても持続的な痛みや発作性の痛みが生じること

感作
- 痛み刺激の持続によって神経過敏が生じ、小さな刺激が強い痛みとして伝わること
- 末梢性感作➡中枢性感作となり、強い痛みが広範囲に生じるようになる

脱抑制
- 強い痛みが続くと、下行性抑制系（痛み刺激の伝達を抑えようとする神経系）の機能が低下し、痛みの伝達を抑えるシステムがはたらかなくなる

痛みを緩和していくためには、体の痛みの緩和だけではなく、全人的苦痛の視点から体の痛みに影響している要因に対してもケアしていくことが求められます。

（髙橋紀子）

文献
1. 日本緩和医療学会 緩和医療ガイドライン作成委員会 編：がん疼痛の薬物療法に関するガイドライン2014年版．金原出版，東京，2014：18-28，29-35，37-83，212-219.
2. van den Beuken-van Everdingen MH, Hochstenbach LM, Joosten EA, et.al. Update on prevalence of pain in patients with cancer：systematic review and meta-analysis. *J Pain Symptom Manage* 2016；51（6）：1070-90. e9.
3. 「慢性の痛み診療・教育の基盤となるシステム構築に関する研究」研究班 監修，慢性疼痛ガイドライン作成ワーキンググループ 編：慢性疼痛治療ガイドライン．新興交易医書出版部，東京，2018.

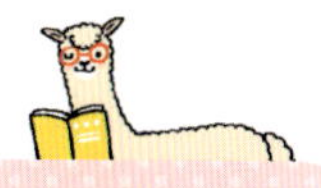

COLUMN 「がん対策」が重点的に行われているのは、なぜ？

日本人の死因は、1980年代より、がんが第1位となっています。高齢化が進むとともに、がんに罹患する人も増えることから、現在では、2人に1人ががんになり、男性は4人に1人、女性は6人に1人ががんで亡くなるとさえいわれています。そのような時代背景に後押しされる形で、2007年に「がん対策基本法」と、それに基づく「がん対策推進基本計画」が策定されました。

現在、わが国において、がんで亡くなる人数が最も多いのは、男性が肺がん、女性が大腸がんです。罹患者数からみると、胃がんは上位であるものの、近年では減少しています。

（林ゑり子）

■罹患率・死亡率

順位	男性		女性	
	罹患	死亡	罹患	死亡
1	胃（16%）	肺（25%）	乳房（20%）	大腸（16%）
2	肺（15%）	胃（14%）	大腸（15%）	肺（14%）
3	前立腺（15%）	大腸（13%）	胃（10%）	膵臓（11%）
4	大腸（15%）	肝臓（8%）	肺（10%）	胃（11%）
5	肝臓（5%）	膵臓（8%）	子宮（6%）	乳房（9%）

文献
1. がん研究振興財団 編：がんの統計 '17. https://ganjoho.jp/data/reg_stat/statistics/brochure/2017/cancer_statistics_2017_fig_J.pdf.（2018.11.29アクセス）.

Part 3
症状別・緩和ケアの実践

身体的症状① 痛み
痛みのアセスメント

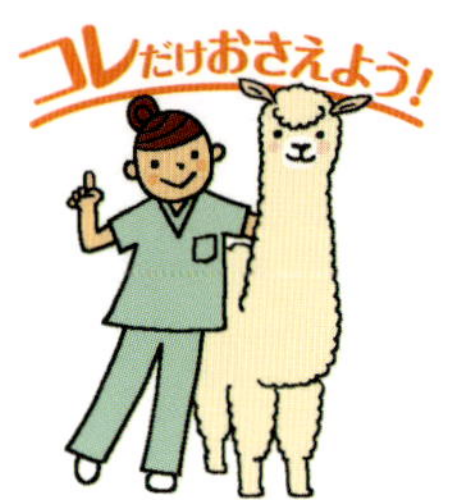

- 痛みの原因を評価するためには、フィジカルアセスメントが重要となる。
- がん患者さんの痛みが、すべて「がんによるもの」とは限らない。
- 痛みの評価シートを用いて包括的にアセスメントすることが、効果的な治療・ケアにつながる。

1 痛みの原因の評価

痛みは、体験している患者さんにしかわからない**主観的な症状**です。

患者さんの痛みの表現を大切にしながら、痛みの**原因**を評価し、痛みについて**包括的なアセスメント**を行い、適切な治療やケアにつなげていくことが重要です[1]。

がん患者さんの痛み

がん患者さんの痛みが、すべて「がんによるもの」とは限りません表1。肩関節の拘縮によって肩の痛みが出ている患者さんや、姿勢や職業の影響で手のしびれ・痛みが出ている患者さんもいます。

痛みの原因は、身体所見や画像所見、血液検査などから総合的に評価する必要があります図1。

なお、脊椎転移などによって脊髄神経が損傷されると、その神経が支配する皮膚領域に知覚異常を認めることがあります。痛みの原因を見きわめるため、**デルマトーム**を知っておきましょう図2。

アドバイス

内臓痛は、自律神経症状を伴うことがあります。異常がある臓器から伝達される脊髄レベルの皮膚の支配領域に発汗や鳥肌を認めることがあるのです。

内臓痛の関連痛では圧痛が、骨転移痛では叩打痛が生じたりします。

痛みの原因を評価する際は「視る」「触れる」といったフィジカルアセスメントが必要です。

表1 がん患者さんにみられる代表的な痛み

がんによる痛み	内臓痛	●消化管の通過障害、肝臓などの被膜の伸展による痛み　など
	体性痛	●骨転移・皮膚転移の痛み　など
	神経障害性疼痛	●脊椎転移が、脊髄や神経叢に浸潤したことによる痛み　など
がん治療による痛み	内臓痛	●化学療法の副作用に伴う下痢や便秘に伴う痛み
	体性痛	●術後創の痛み、放射線による皮膚や粘膜の痛み
	神経障害性疼痛	●末梢神経障害（化学療法の副作用）による痛み
がん・がん治療と直接関係のない痛み	●もともと患者さんがもっていた疾患の痛み（脊柱管狭窄症や五十肩など） ●新しく合併した疾患による痛み（帯状疱疹後神経障害など） ●がんにより二次的に生じた痛み（廃用症候群による筋肉痛、褥瘡の痛みなど）	

図1 痛みの原因評価のための指標

画像所見
- 単純X線写真
- CT
- MRI
- 骨シンチグラフィ

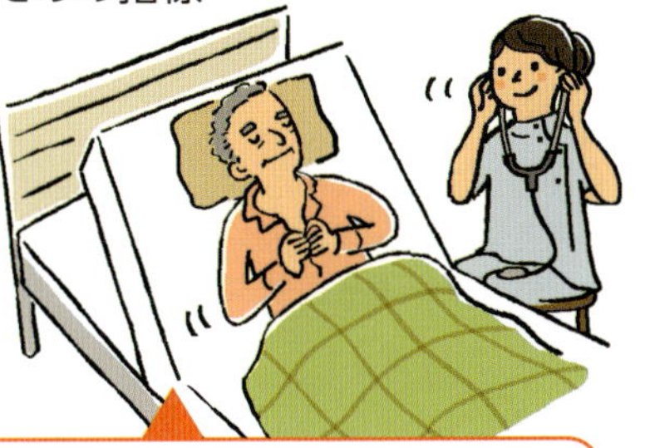

身体所見（視診、触診）
- 表情、行動、姿勢
- 皮膚病変、皮膚の状態、皮膚の異常感覚
- 筋けいれん、筋萎縮、筋力の低下、腱反射
- 体重減少、全身衰弱
- 圧痛、叩打痛

血液検査
- 炎症反応（白血球、CRPなど）
- 電解質異常
- 栄養指標（TPやALBなど）
- 腫瘍マーカー
- 全身や臓器の状態（貧血、肝機能、腎機能など）

図2 デルマトーム（脊髄神経の支配領域）

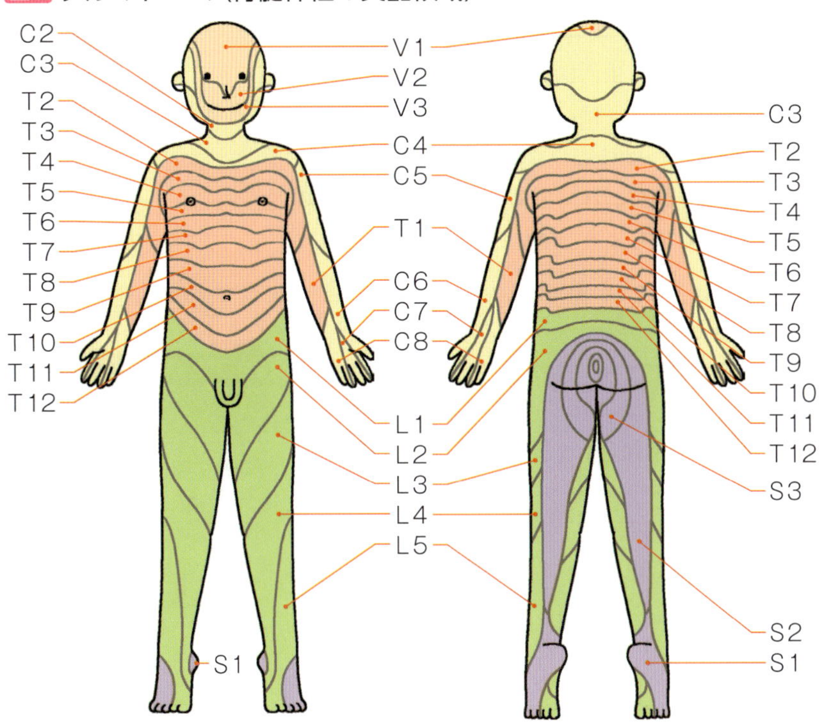

あわせて知りたい！

体性痛は、鋭い痛みやうずくような痛みで、「ズキズキする」「ヒリヒリする」「ジンジンする」などと表現されます。

内臓痛は、鈍い痛みや重い痛みで、「ズーンとする」「ギューッと押される」などと表現されます。

神経障害性疼痛は、しびれるような痛みで、「ビリビリと電気が走る」「灼けるような」「しめつけられるような」「突っ張るような」「針で刺されるような」と表現されます。

非がんの患者さんの痛み

非がんの患者さんの痛み（慢性疼痛）は、がん性疼痛と同じ対応では不適切なこともあります。そのため、現病歴や家族歴、仕事などもていねいに聴取し、画像診断をもとに痛みの原因・病態を明らかにすることが重要です。

慢性疼痛のある患者さんは、抑うつに陥りやすいため、「意欲・気力の低下」「気持ちの落ち込み」など、**抑うつのスクリーニング**も行うとよいでしょう。

ここに注意！

以下の4つには、特に注意が必要です。

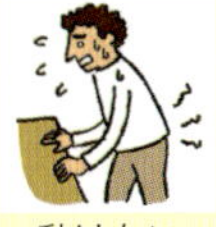
動けない

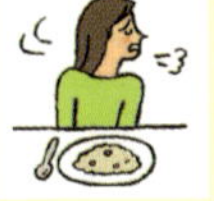
食欲不振

不安・イライラ

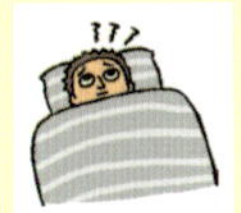
不眠

2 痛みについての包括的アセスメント

痛みのアセスメントを行うとき、確認すべき具体的な内容は、表2 P.54 に

表2 痛みのアセスメントで確認すべき内容

❶日常生活への影響	❻痛みの性状
❷痛みのパターン	❼増悪因子と軽快因子
❸痛みの強さ	❽現在行っている治療の反応
❹痛みの部位	❾レスキュー薬の効果と副作用
❺痛みの経過	❿痛み・痛みの治療に関する心理社会的な評価

示す10項目です。痛み評価シート p.57 などを活用し包括的にアセスメントしていきます。

日常生活への影響

問いかけ方の例

- 痛みで眠れない、食べられないなど、困っていることはありませんか？

痛みは、患者さんの**睡眠**・**食欲**など、日常生活に影響を与えます。痛みによって妨げられている日常生活を確認することは、疼痛治療の目標設定のめやすとなるだけでなく、QOLや満足度の評価にもつながります。

特に、睡眠への影響は重要です。「睡眠がとれているか」は、疼痛治療の第1目標になるので、必ず聞くようにしましょう。

ここに注意！

認知症や知的障害などにより、言語で痛みを表出できない患者さんは、意外と多いです。中等度程度の認知症（長谷川式簡易知能評価スケールで15/30点程度）では、一般的な評価尺度が使用できますが、言語コミュニケーションが困難な患者さんもいます。そのような場合には、その患者さんの表情・うめき声・拒否の程度などを普段の状態と比較し、評価していくべきと思います。

痛みのパターン

問いかけ方の例

- 痛みは1日中、ずっとありますか？
- ときどき、ぐっと痛くなることはありますか？

痛みのパターンは、1日の大半を占める**持続痛**と、一時的に痛みが出現する**突出痛**に分けられます。

疼痛治療の方針は、痛みのパターンに応じて変わってきます。持続痛の場合は徐放性鎮痛薬の定期投与量の増量、突出痛の場合はレスキュー薬の使用などが行われます。

アドバイス

痛みのパターンを知ることは、生活の変更や工夫にも役立ちます。

痛みが出現しやすい時間帯を避けて日常生活動作を行うなどの工夫は、非常に重要です。

痛みの強さ

問いかけ方の例

- 全く痛みがないのを“0”、最悪の痛みを“10”とすると、今の痛みはどれくらいの数字になりますか？
- （フェイススケールを見せながら）今の痛みを表情で表すとすれば、どれに当てはまりますか？

「そのときの痛みの強さ」だけでなく、「一番強いときの痛みの強さ」「一番弱いときの痛みの強さ」、そして、「1日の痛みの強さの平均」を確認します。

痛みの強さをアセスメントする際は、患者さんの主観的な痛みを医療者で共有できるよう、**痛みの評価スケール**を使用します 図3。

ここに注意！

スケールは、使いこなせてこそ意味があります。その患者さんが表現しやすいものを選択し、使用の目的や方法を説明することが大切です。

スケールの使用が難しい患者さんの場合は、表情、声、話し方、姿勢、日常生活の様子や行動、人とのかかわりの変化、精神状態などを観察し、評価します。

図3 痛みの評価スケール

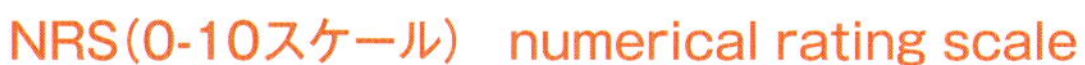

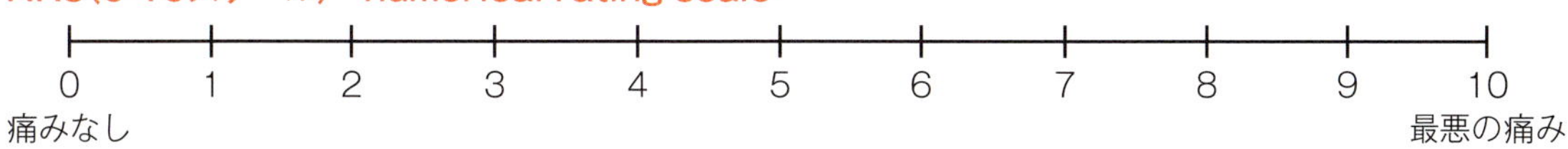

VAS(10cm)　visual analogue scale

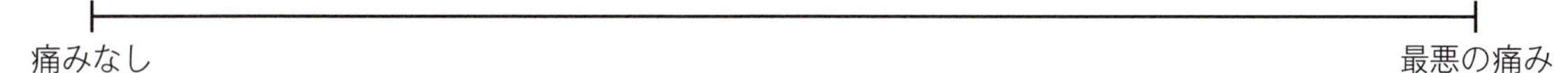

簡易表現スケール　categorical scale

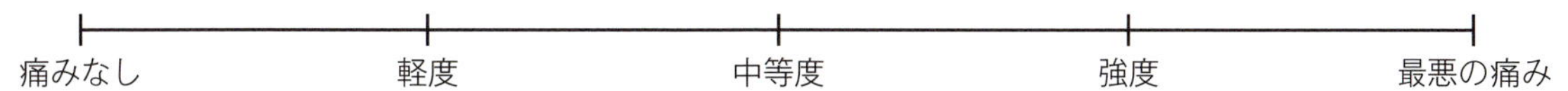

フェイススケール

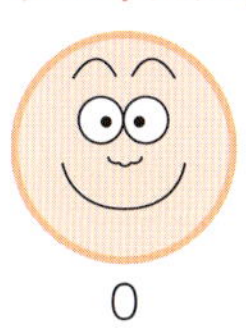

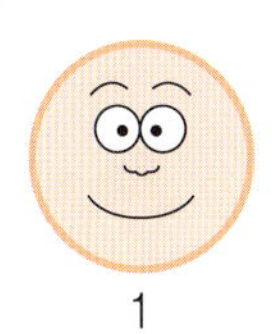

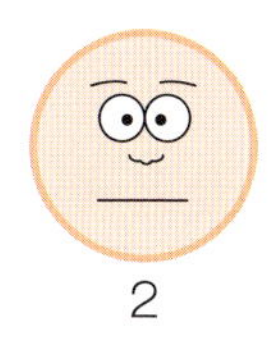

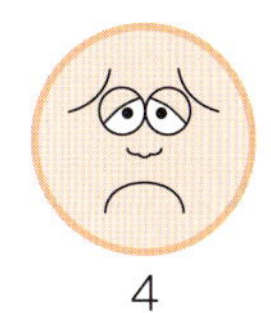

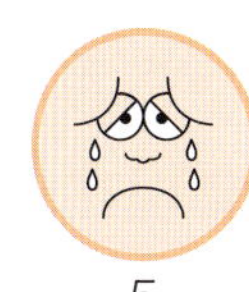

痛みの部位

問いかけ方の例

- 今、どこが痛いですか？
- 痛いところをすべて教えてください

痛みが「1か所だけ」に出現しているとは限りません。たいていの患者さんは、**複数個所**に痛みを感じています。痛みを感じている個所をすべて確認することが必要です。

痛みの経過

問いかけ方の例

- 痛みだしたのは、いつごろからですか？

いつごろから痛みがあったのかを確認すると、**緊急対応が必要な痛み**かどうかを判断できます。

痛みの性状

問いかけ方の例

- どんな感じで痛みますか？
- ズキズキする、ギューッとする、重苦しい、しびれるなど、当てはまるものはありますか？

痛みの性状は、痛みの種類によって違うため、痛みの部位と合わせてアセスメントすると、**痛みの原因**を推測でき、使用する鎮痛薬を考えていく際のめやすの1つとなります。

アドバイス

「体のあちこちが痛い」と訴える患者さんもいます。これは、精神的ストレスの影響（イライラなど）がある場合や、うまく痛みを伝えらない場合によく聞かれます。

精神面の影響も考えながら「一番痛いところはどこか」順番をつけて聞くこと、「ここは痛いですか？」と体に触れながら聞くことも大切です。

ここに注意！

骨折、消化管の穿孔や出血、感染症などが原因で生じた痛みは、緊急対応が必要です。

特に、**神経障害性疼痛**は、オピオイド鎮痛薬が効きにくい痛みといわれ、鎮痛補助薬を要する場合があります。

増悪因子・軽快因子

問いかけ方の例

- どんなときに痛みが強くなりますか？
- 痛みが楽になるよう、工夫していることはありますか？

痛みの感じ方を増強させる因子（増悪因子）と、軽減させる因子（軽快因子）があります。これらの因子を知ることは、痛みを軽減するためのケアを考えていくヒントになります。

しかし、これらの因子は**個人差**があるため、患者さん個々にアセスメントしていくことが大切です。

あわせて知りたい！

増悪因子となるのは、不快感、不眠・疲労、不安感、怒り、悲しみ・うつ状態、倦怠感、内向的心理状態、孤独感、社会的地位の喪失などです。

軽減因子となるのは、他の症状の緩和、睡眠・休息、人々の共感と理解、人とのふれあい、気晴らしになる行為、不安の減退、気分の高揚などです。

現在の治療の反応／レスキュー薬の効果と副作用

問いかけ方の例

- 痛み止めの薬は続けて使用できていますか？　効果はありますか？　便秘や吐き気はありませんか？　痛み止めを使うことに、不安や心配はありますか？
- 痛いときに使用する痛み止めは使用できていますか？　効果はありますか？　痛いときに使用する痛み止めの使用後、眠気を感じることはありますか？

鎮痛薬をきちんと使用できているか、鎮痛効果は得られているか、鎮痛薬の副作用があるかなどを確認していきます。効果が得られていないなら鎮痛薬の増量や種類変更の検討が必要ですし、副作用が出現しているのであればその対策が必要です。

主に**便秘**、**悪心**・**嘔吐**、**眠気**に注意して観察していきます。

ここに注意！

患者さんの自己管理能力が低下している場合、「鎮痛薬の飲み忘れ」の可能性もあります。

「鎮痛薬が効かない」と言う患者さんの場合、「自己中断」の可能性も考慮しなければなりません。

患者さんによっては「痛みを訴えない」ため、鎮痛薬の投与量が不十分となっている場合もあります。

患者さんが「痛みはがまんせざるを得ない」とあきらめないよう、服薬指導につなげていくことが大切です。

痛みや痛みの治療に関する心理・社会的な評価

問いかけ方の例

- 痛み以外で気がかりなことはありますか？
- 家族のこと、仕事のこと、治療のことなど、心配なことはありますか？

痛みは**全人的苦痛**であることを理解し、精神的、社会的、スピリチュアルな苦痛が「体の痛み」をどれだけ修飾しているか評価します。

鎮痛薬に対する誤った理解や不安は、痛み治療の妨げになります。

病気の受け止め方や痛みの認知の状況、患者さんの価値観によって、痛み治療の内容は変わります。患者さんの痛みが効果的に軽減できるよう治療やケアにつなげていくことが必要です。

（髙橋紀子）

アドバイス

患者さんの痛みの意味には「罰」「挑戦」「解放」「方略」などがあります。

意味や重要性、価値観を理解することは、患者さんのスピリチュアルペインの理解につながります。

文献

1. 日本緩和医療学会 緩和医療ガイドライン作成委員会 編：がん疼痛の薬物療法に関するガイドライン2014年版．金原出版，東京，2014：18-28，29-35，37-83，212-219．
2. 「慢性の痛み診療・教育の基盤となるシステム構築に関する研究」研究班 監修，慢性疼痛ガイドライン作成ワーキンググループ 編：慢性疼痛治療ガイドライン．新興交易医書出版部，東京，2018．

資料　痛み評価シートの例

氏名＿＿＿＿＿＿＿＿　ID＿＿＿＿＿＿＿＿

記入日　　年　月　日　　記入者（　　　　　　）

● 日常生活への影響

0：症状なし	1：現在の治療に満足している	2：時に悪い日もあり、日常生活に支障をきたす	3：しばしばひどい痛みがあり、日常生活に著しく支障をきたす	4：ひどい痛みが常にある

● 痛みのパターン

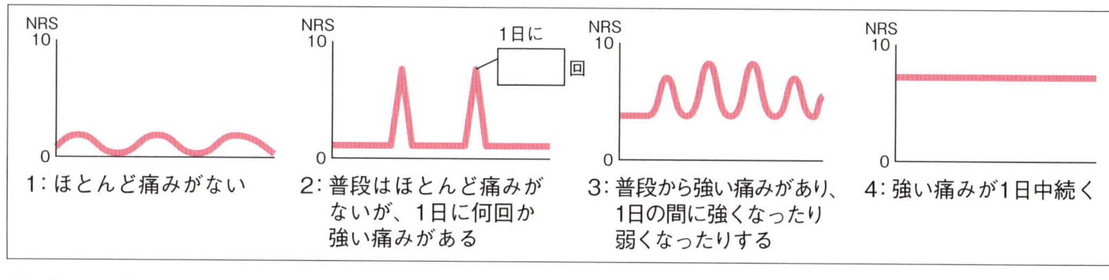

● 痛みの強さ

全くなかった ←→ これ以上考えられないほどひどかった

痛み（一番強いとき）	0	1	2	3	4	5	6	7	8	9	10
痛み（一番弱いとき）	0	1	2	3	4	5	6	7	8	9	10
痛み（1日の平均）	0	1	2	3	4	5	6	7	8	9	10

● 痛みの部位

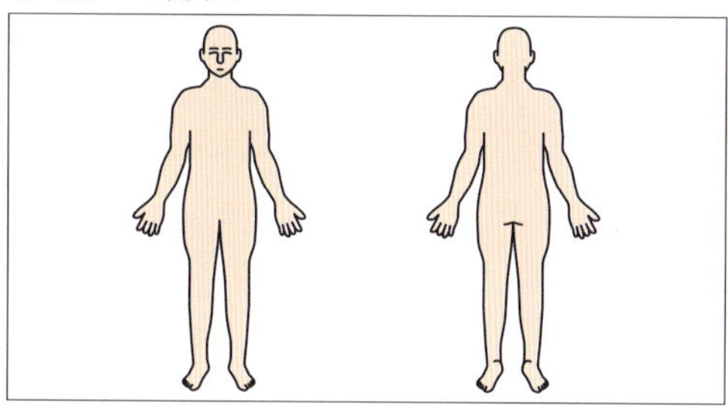

● 痛みの症状

- 鈍い
- 重苦しい
- 鋭い
- うずくような
- 灼けるような
- ビーンと走るような
- 刺されたような or 刺すような

● 痛みの症状

1. 夜間
2. 体動
3. 食事（前・後）
4. 排尿・排便
5. 不安・抑うつ
6. その他
（　　　　　）

● 軽快因子

1. 安静
2. 保温
3. 冷却
4. マッサージ
5. その他
（　　　　　）

● 治療の反応

●定期薬剤

1.　なし
　　あり――　2. オピオイド　（　　　　　）
　　　　　　　3. 非オピオイド（　　　　　）
　　　　　　　4. 鎮痛補助薬　（　　　　　）

○副作用

・眠気　1. なし
　　　　2. あり（不快ではない）
　　　　3. あり（不快である）

・見当識障害　1. なし　2. あり

・便秘　1. なし　2. あり（硬・普通・柔）

・嘔気　1. なし
　　　　2. あり（経口摂取可能）
　　　　3. あり（経口摂取不可能）

●レスキュー・ドーズ

使用薬剤と量（　　　　　　　）

○使用回数と効果（　　　　）回/日

使用前NRS（　　　）→ 使用後（　　　）

1. 完全によくなった　2. だいたいよくなった
3. 少しよくなった　4. 変わらない

○副作用

・眠気　1. なし
　　　　2. あり（不快ではない）
　　　　3. あり（不快である）

・嘔気　1. なし
　　　　2. あり（経口摂取可能）
　　　　3. あり（経口摂取不可能）

日本緩和医療学会：がん疼痛の薬物療法に関するガイドライン2014年版．金原出版，東京，2014：36．より転載

Part 3
症状別・緩和ケアの実践

身体的症状① 痛み

疼痛治療① 薬物療法

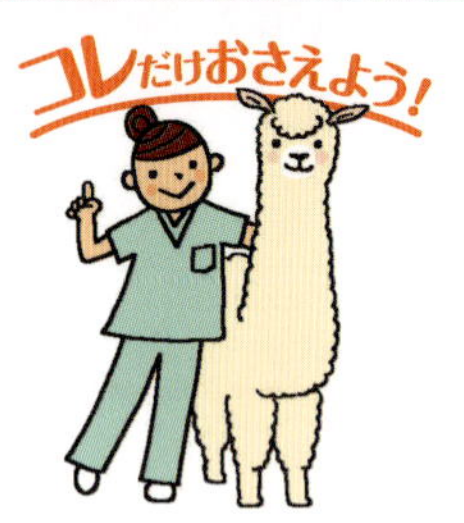

- 痛みに対する薬物療法は「WHO方式がん疼痛治療法」に基づいて行われる。
- 痛みのアセスメントに基づき、非オピオイド鎮痛薬・オピオイド鎮痛薬・鎮痛補助薬を組み合わせて使用する。
- 患者さん・家族が「自分が痛みをマネジメントする」と感じられるように教育を行う。

1 がんの場合

全世界のがん患者さんを痛みから解放するため、1986年にWHOは、がん疼痛治療法の基本となる治療法（**WHO方式がん疼痛治療法**）を公表しました。この治療法により約70～80％以上のがん患者さんの痛みが緩和されています[1]。ポイントは、以下の2点です。

段階的な目標の設定

痛みのマネジメントにおいては、**現実的な目標**の設定が重要です。目標は、3段階に分け、1つずつ達成していくことをめざします 図1。

最終的にめざすのは、第3目標の達成、すなわち「通常の日常生活が送れるようになること」です。

ここに注意！

ここで示した「疼痛治療の目標」は、あくまで標準的な目標です。

その患者さんの個別性を考慮し、現実的な目標を設定していきましょう。

痛みの強さに合った鎮痛薬の使用

鎮痛薬の使用にあたっては、**鎮痛薬使用の５原則**を常に意識することが重要となります 表1。

痛みの強さに応じて「どのように鎮痛薬を選択するか」を示したものが、**３段階除痛ラダー**です 図2。

図1 疼痛治療の目標（例）

第1目標
痛みに妨げられない夜間の睡眠

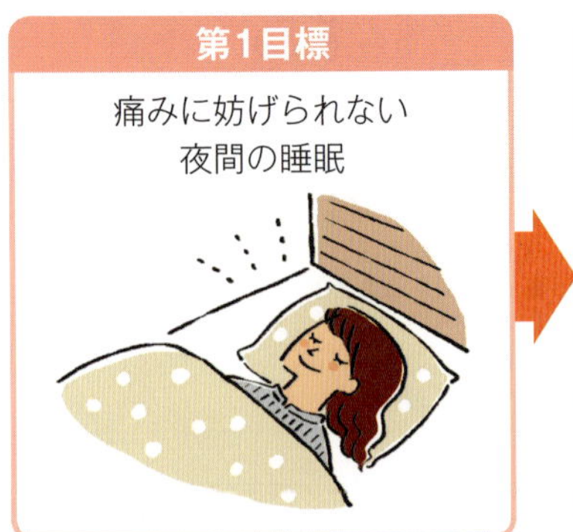

第2目標
安静時の痛みの消失

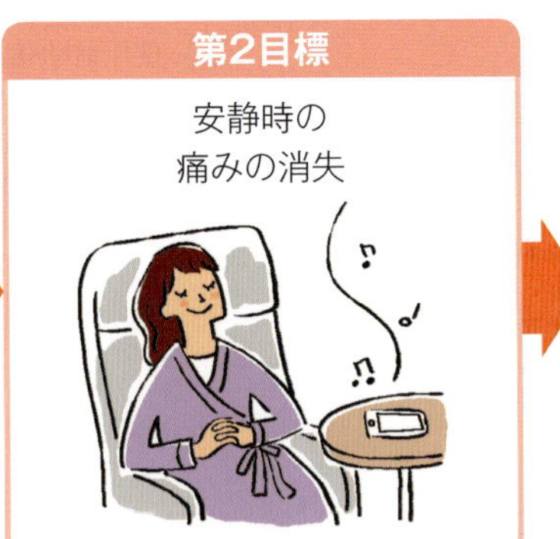

第3目標
体動時の痛みの消失

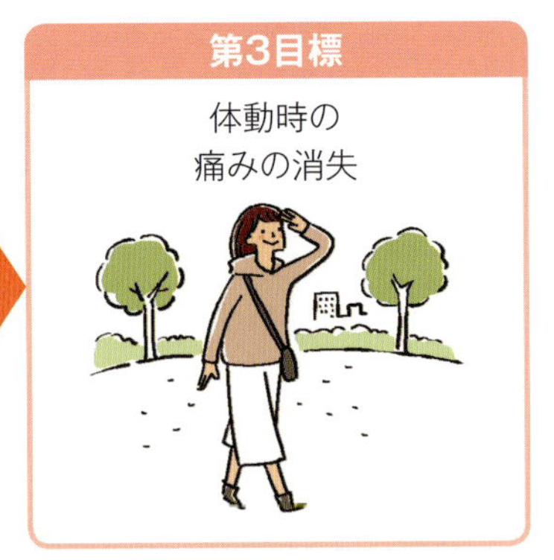

図2 3段階除痛ラダー

Ⅳ？
メサドン？
どんな状況でも第1段階から開始しなければならないわけではありません。
Ⅲ 中等度～高度の痛み
強オピオイド鎮痛薬
・モルヒネ
・オキシコドン
・フェンタニル
・タペンタドール
・ヒドロモルフォン
・メサドン？
Ⅱ 軽度～中等度の痛み
弱オピオイド鎮痛薬
・コデイン
・オキシコドン(5mg)
・トラマドール
Ⅰ 軽度の痛み
・NSAIDs
or/and
・アセトアミノフェン
±NSAIDs
or/and
±アセトアミノフェン
Ⅱ・Ⅲ段階でも副作用に注意して継続するのが望ましい
必要に応じて ±鎮痛補助薬

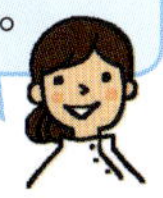

表1 鎮痛薬使用の5原則

経口的に (by the mouth)	●経口摂取が可能な場合は、経口投与を基本とする ●使用が簡単で用量調節がしやすく、安定した血中濃度を維持できるためである
時刻を決めて規則正しく (by the clock)	●持続痛（1日のうち12時間以上痛みが続くもの）に対しては、時間を決めて定期的に徐放性オピオイド鎮痛薬を使用する ●突出痛（突然痛みが出現するもの）に対しては、頓用としてレスキュー薬を使用する
除痛ラダーに沿って効力の順に (by the ladder)	●3段階除痛ラダーに沿って鎮痛薬を選択し、効果が得られない場合は、次の段階の鎮痛薬へ変更する ●オピオイド鎮痛薬を使用していても、痛みの原因に応じて非オピオイド鎮痛薬や鎮痛補助薬を併用する
患者さんごとの個別的な量で (by the individual)	●痛みの感じ方や強さ、鎮痛薬の効果には個人差がある ●その人の、その痛みを緩和できる鎮痛薬の量になるよう調整していく
そのうえで細かい配慮を (with action to detail)	●鎮痛薬の使用を継続していくためにも、副作用対策、鎮痛薬の使用方法の説明、オピオイド鎮痛薬の誤解を解くための説明などを行っていく ●痛みはトータルペインの視点でアセスメントし、薬物療法以外のケアも取り入れる

ただし、オピオイド鎮痛薬未使用の患者さんが、明らかに強い痛みを訴えている場合は、第3段階の強オピオイド鎮痛薬で治療を開始します。

2 非がん疾患の場合

非がん患者さんの痛み（慢性疼痛）に対しては、アセトアミノフェンやNSAIDs、弱オピオイド鎮痛薬であるトラマドールを中心に使用しますが、痛みの原因によっては、鎮痛補助薬を用いることもあります。

なお、強オピオイド鎮痛薬の多くは保険適応外です。そのため、現状では、フェンタニル製剤と一部のモルヒネ製剤しか使用できません。

3 鎮痛薬の種類と特徴

がんの痛み治療では、非オピオイド鎮痛薬、オピオイド鎮痛薬、鎮痛補助薬を、WHO方式がん疼痛治療法や痛みの原因に応じて使用していきます。

非オピオイド鎮痛薬 表2

NSAIDs（エヌセーズ）（非ステロイド性消炎鎮痛薬）*1には、抗炎症作用、解熱・鎮痛作用があります。NSAIDsは、痛み刺激の原因となる炎症を抑えます。

アセトアミノフェンには、強力な解熱作用と穏やかな鎮痛作用があります。抗炎症作用はないものの、副作用が少ないため、使いやすいのが利点です。

ここに注意！

NSAIDsの副作用には、消化性潰瘍があります。

既往歴の聴取、胃潰瘍予防薬の併用の確認、胃部不快感、胸やけ、黒色便の有無などの観察が大切です。

オピオイド鎮痛薬 表3

オピオイド鎮痛薬は、主に中枢神経系（脊髄や脳など）に存在するオピオイド受容体と結合し、痛みの伝達をブロックすることで鎮痛効果を発揮します。

オピオイド鎮痛薬には、持続痛に用いる**徐放性製剤**（長時間作用型）と、突出痛に用いる**速効性・速放性製剤**があります。

特に注意が必要な副作用は、便秘と悪心・嘔吐です図3p.62。

あわせて知りたい！

オピオイド鎮痛薬の副作用として、眠気も起こります。投与初期や増量時、2割程度の患者さんに出現します。

表2 非オピオイド鎮痛薬の種類と特徴

NSAIDs	アセトアミノフェン
●**主な薬剤名**：ロキソプロフェン（ロキソニン®）、ジクロフェナク（ボルタレン®）など ●**主な作用**：鎮痛効果、抗炎症作用、解熱作用 ●**特に有効な痛み**：骨転移痛、炎症を伴う痛み ●**副作用**：胃腸障害（消化性潰瘍など）、腎機能障害、肝機能障害、血小板・心血管系障害	●**主な商品名**：カロナール®など ●**主な作用**：鎮痛作用、解熱作用 ●**特に有効な痛み**：― ●**副作用**：基本的に起こりにくいが、長期投与で肝障害が生じることがある

非オピオイド鎮痛薬の作用機序

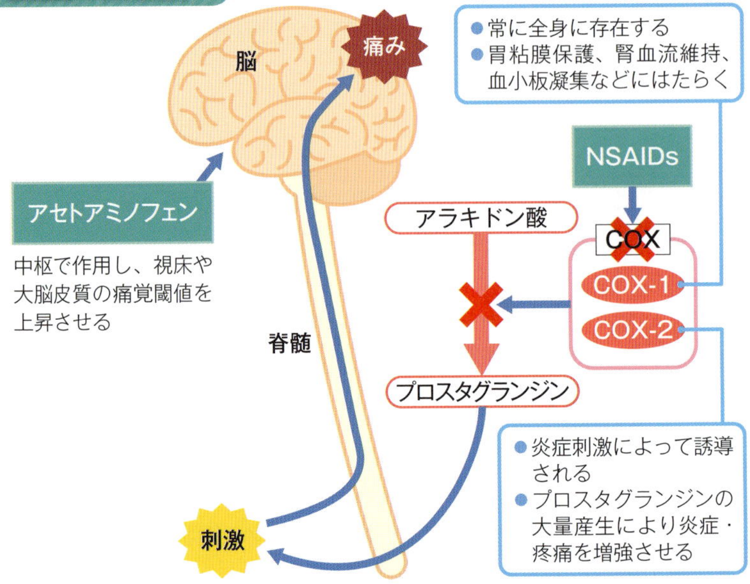

表3 オピオイド鎮痛薬の種類と特徴

弱オピオイド鎮痛薬	コデイン	経口	徐放性製剤：リン酸コデイン
	トラマドール	経口	速放性製剤：トラマール®OD 24時間製剤：ワントラム®
強オピオイド鎮痛薬	モルヒネ	注射	トラマール®
		経口	速放性製剤：オプソ®、モルヒネ塩酸塩 12時間製剤：MSコンチン®、モルペス®、MSツワイスロン® 24時間製剤：カディアン®、パシーフ®
		坐薬	アンペック®
		注射	アンペック®、モルヒネ塩酸塩
	オキシコドン	経口	速放性製剤：オキノーム® 12時間製剤：オキシコンチン®
		注射	オキファスト®
	フェンタニル	貼付薬	72時間製剤：デュロテップ®MTパッチ 24時間製剤：フェントス®テープ、ワンデュロ®パッチ
		経口	口腔粘膜吸収薬：イーフェン®バッカル、アブストラル®舌下
		注射	フェンタニル
	タペンタドール	経口	12時間製剤：タペンタ®
	ヒドロモルフォン	経口	速放性製剤：ナルラピド® 徐放性製剤：ナルサス®
		注射	ナルベイン®

オピオイド鎮痛薬の作用機序

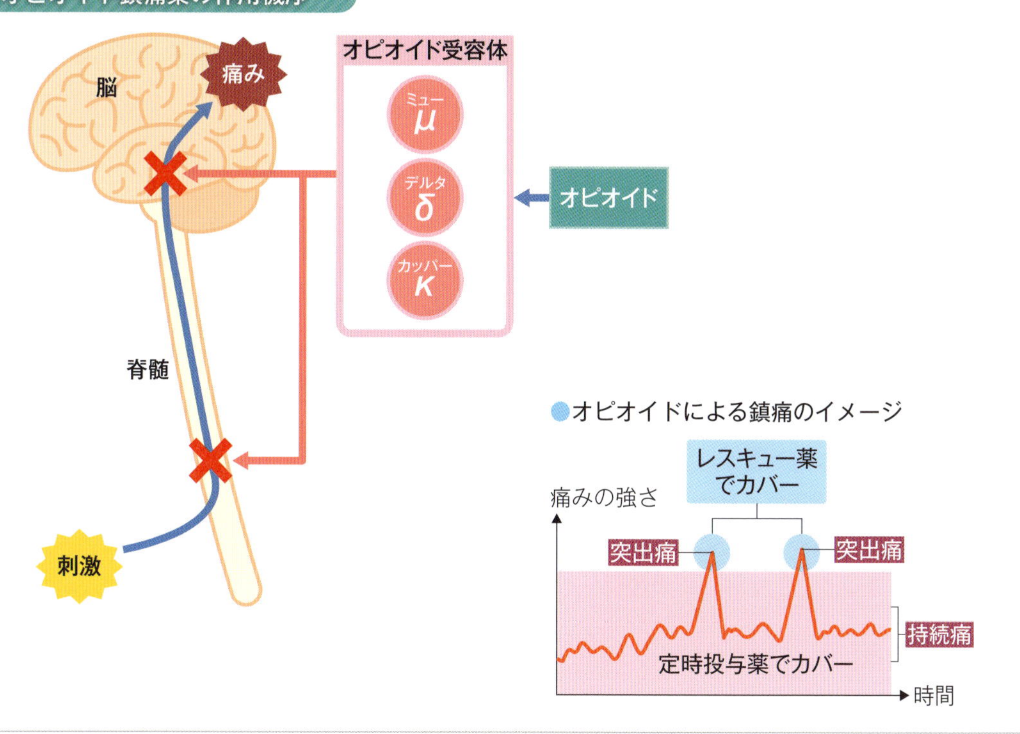

＊1 NSAIDs（non-steroidal anti-inflammatory drugs）：非ステロイド性消炎鎮痛薬

図3 便秘と悪心・嘔吐の機序と対策

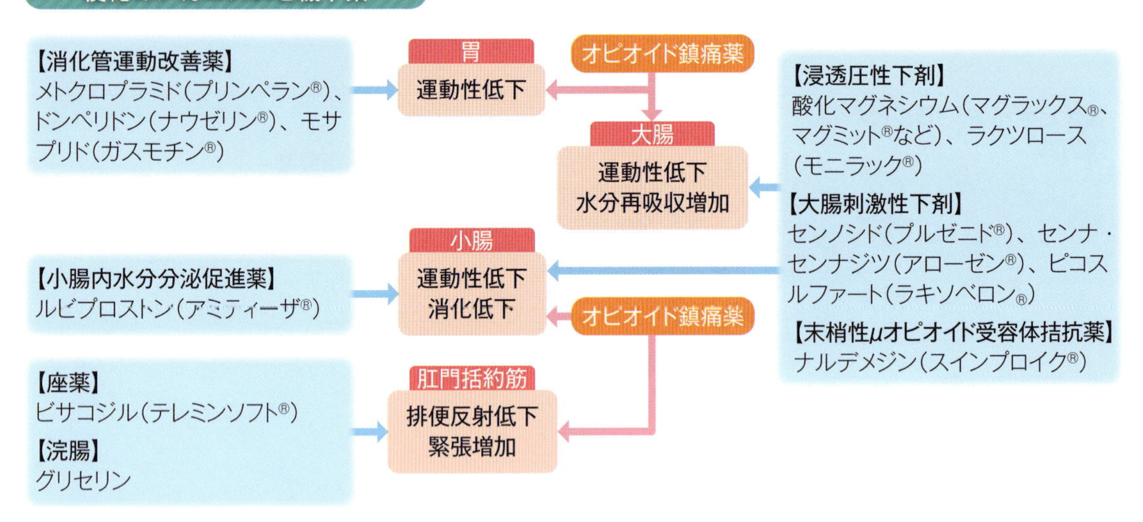

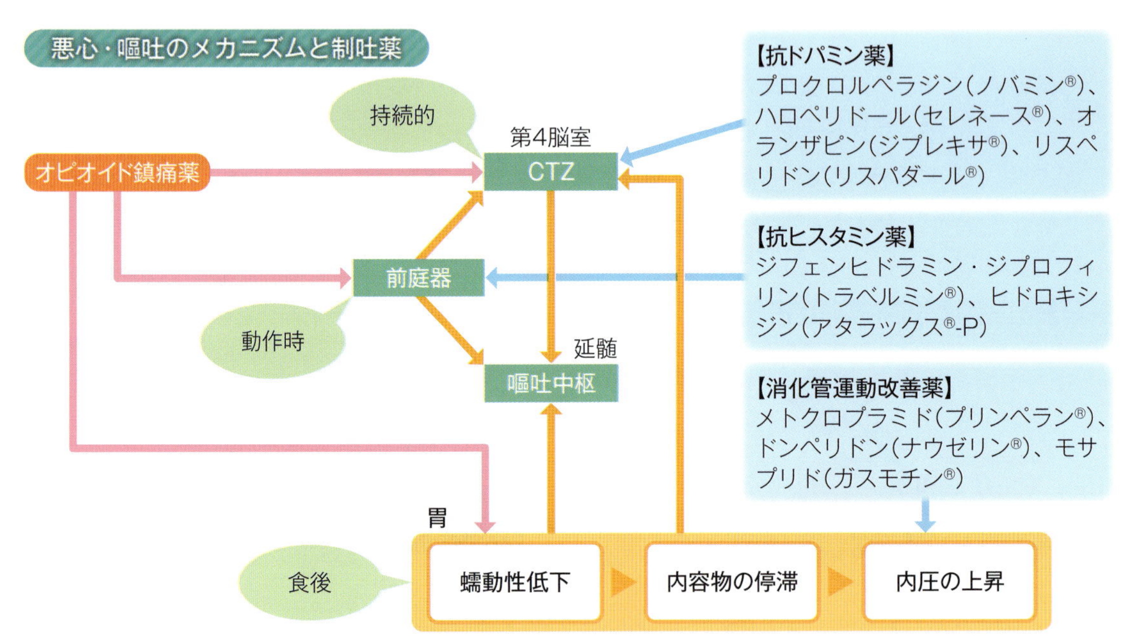

便秘は、ほぼすべての患者さんに出現し、耐性がつくこともないため、排便コントロールが非常に重要となります。**悪心**・**嘔吐**は、投与初期に、約半数以上の患者さんにみられます。

副作用によって十分量のオピオイド鎮痛薬を投与できないときや、十分量を投与しても鎮痛効果が不十分な場合、オピオイド鎮痛薬の種類の変更（**オピオイドスイッチング**）を検討します**図4**。

アドバイス

神経障害性疼痛は、NSAIDsやオピオイド鎮痛薬が効きにくく、鎮痛補助薬を併用することで痛みの緩和が期待できます。

痛みの性質を確認し、神経障害性疼痛の存在を見抜いていきましょう。

鎮痛補助薬

鎮痛補助薬は、その名のとおり「痛みの緩和を補助する薬剤」です。

本来は鎮痛以外の目的で使用する薬剤ですが、鎮痛薬と併用することで鎮痛効果を高めます**表4**。

図4 オピオイドスイッチング（換算表）

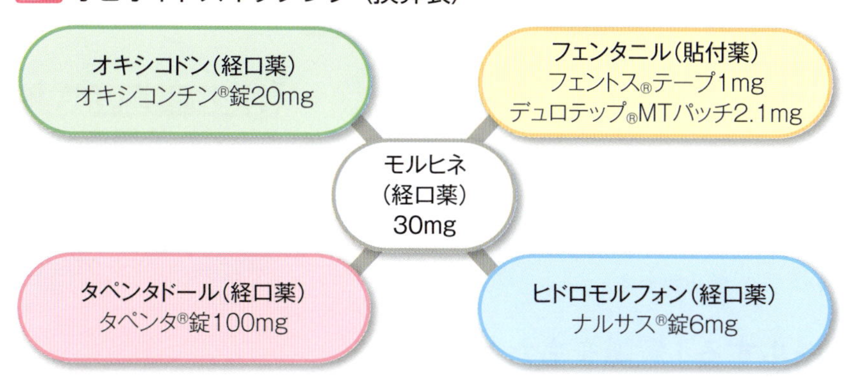

表4 鎮痛補助薬

抗うつ薬	●デュロキセチン（サインバルタ®） ●アミトリプチリン（トリプタノール）	●ノルトリプチリン（ノリトレン®） ●アモキサピン（アモキサン®）
抗けいれん薬	●プレガバリン（リリカ®） ●クロナゼパム（ランドセン®）	●ガバペンチン（ガバペン®） ●バルプロ酸（デパケン®）
抗不整脈薬	●リドカイン（キシロカイン®）	●メキシレチン（メキシチール®）
筋弛緩薬	●バクロフェン（リオレサール®）	
麻酔薬	●ケタミン（ケタラール®）	
ステロイド	●デキサメタゾン（デカドロン）	●ベタメタゾン（リンデロン®）

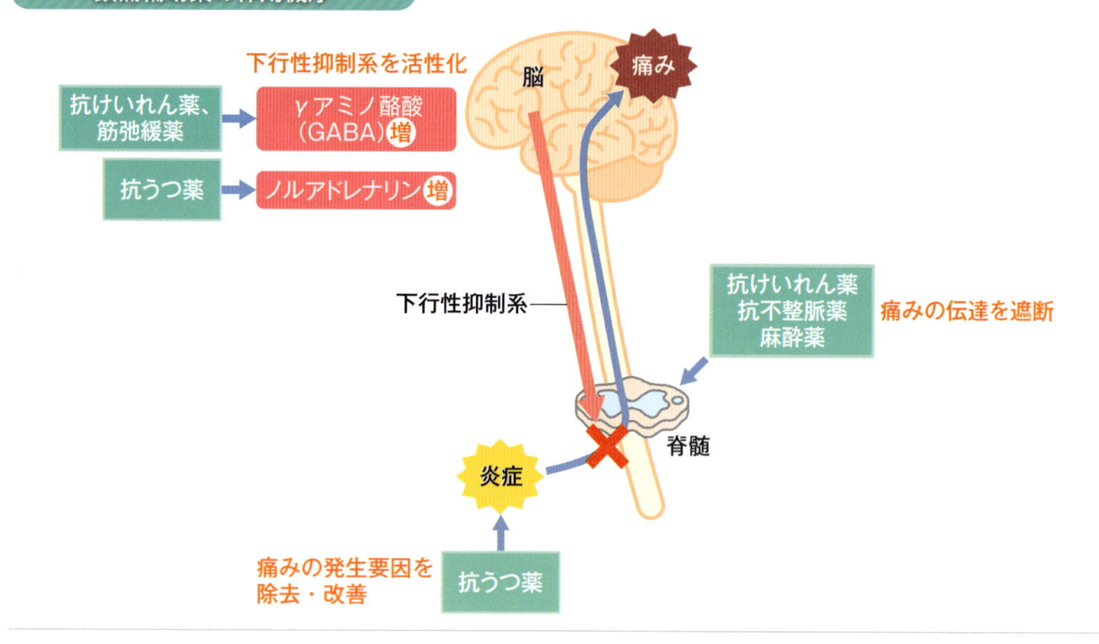

4 患者さん・家族への教育

オピオイド鎮痛薬に関する誤解を解く

たいていの患者さんと家族は、痛み治療で使用するオピオイド鎮痛薬に対する不安・誤解をもっています。

患者さんと家族が、少しでも安心してオピオイド鎮痛薬を使用していけるよう、**正しい知識**を伝えていくことが必要です。

あわせて知りたい！

オピオイド鎮痛薬に関するよくある誤解を、以下に示します。

- 麻薬は末期に使う薬
- 麻薬は寿命を縮める
- 中毒になる、頭がおかしくなる
- はじめたらやめられない
- 使い続けると効かなくなる　など

「自分がコントロールする」意識をもたせる

患者さんと家族に対し、痛みマネジメントの**教育**を行うことが、痛み軽減に有効であることが証明されています[1]。患者さん・家族が、「これならやっていける」という自信や、「痛みは自分がコントロールしている」という感覚がもてるようにしていくことが大切です表5。

パンフレットを用いての説明、セルフマネジメントに向けて**痛み日誌**図5の記入など、工夫しましょう。

（髙橋紀子）

表5 患者さん・家族への教育内容

痛みとオピオイド鎮痛薬に対する正しい知識	誤った認識がないか確認する ●精神依存になる ●徐々に効かなくなる ●副作用が強い ●痛みは病気進行を意味する ●注射が怖い ●痛みの治療をしても緩和することができない ●痛みを訴えない患者は「よい患者」であり、よい患者でいたい ●医療者は痛みの話を好まない
痛みの治療計画と鎮痛薬の具体的な使用方法	●痛みの原因 ●痛み治療の目的 ●痛みの治療計画 ・どのような治療をするのか、治療方法 ●鎮痛薬の具体的な使用方法 ・定期的に使用する鎮痛薬の服用方法 ・レスキュー薬の使用 ・副作用症状（便秘、悪心・嘔吐、眠気）とその対策
医療者に痛みを伝えること	●痛みを医療者に伝えることの必要性 ●痛みを医療者に伝える方法 ・ペインスケールの使用法 ●痛みで困ったときの連絡先
痛みのケアと生活の工夫	●患者さん・家族が行っている痛み軽減に効果のあるセルフケアを確認し、継続できるよう肯定する ●痛みの軽減に効果のあるケアについて伝え、日常生活に取り入れるよう伝える
セルフマネジメント	●自分で痛みの観察をして、セルフマネジメントを促す

日本緩和医療学会：がん疼痛の薬物療法に関するガイドライン2014年版．金原出版，東京，2014：218．より一部改変のうえ転載

文献

1．日本緩和医療学会 緩和医療ガイドライン作成委員会 編：がん疼痛の薬物療法に関するガイドライン2014年版．金原出版，東京，2014：18-28，29-35，37-83，212-219．

2．「慢性の痛み診療・教育の基盤となるシステム構築に関する研究」研究班 監修，慢性疼痛ガイドライン作成ワーキンググループ 編：慢性疼痛治療ガイドライン．新興交易医書出版部，東京，2018．

図5 痛み日誌（記入例）

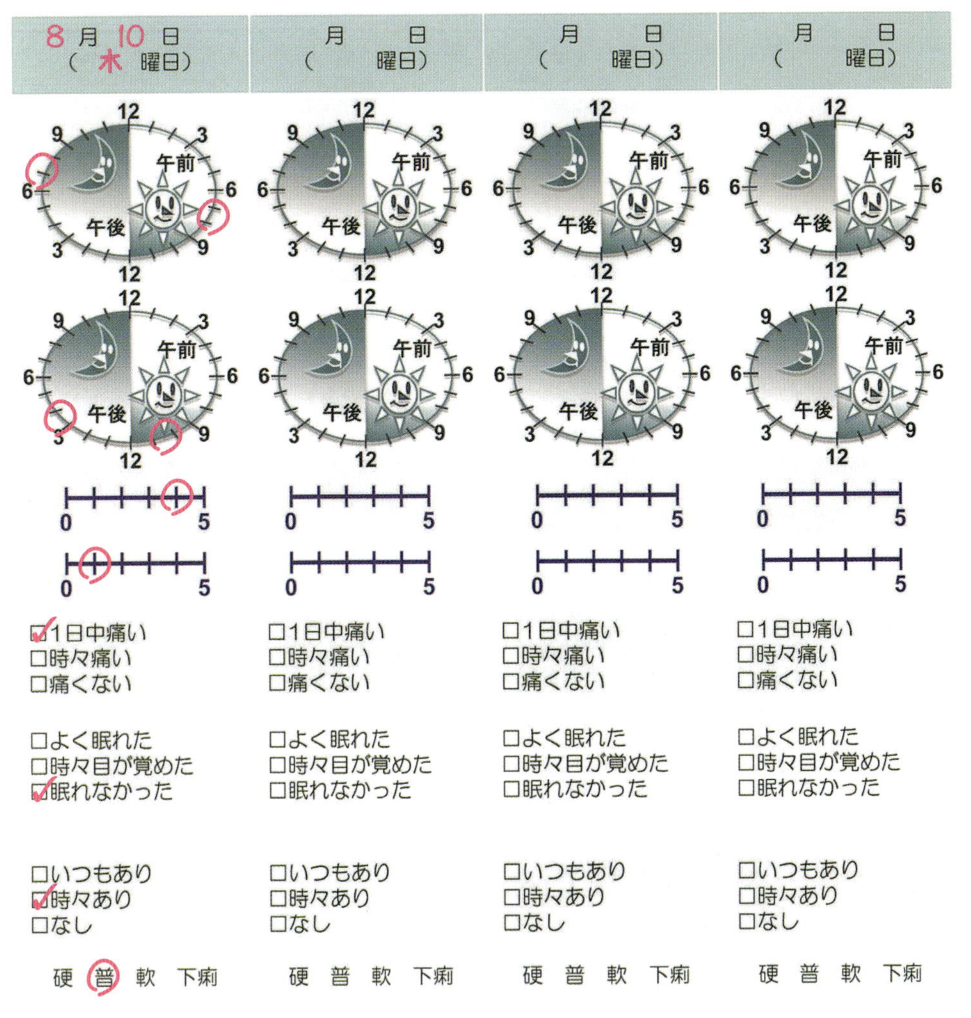
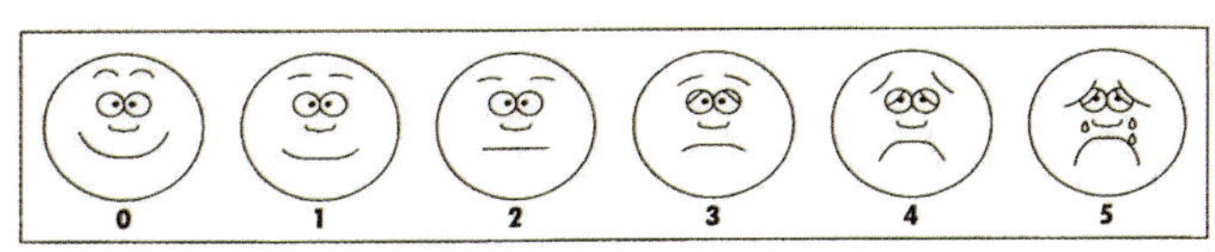

©仙台医療センター

Part 3

症状別・
緩和ケアの実践

身体的症状❶ 痛み

疼痛治療② 非薬物療法

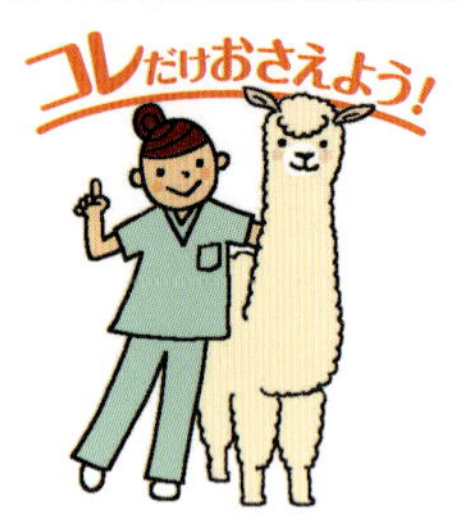

- 痛みの閾値を高めるケアは、薬物療法と併用して行うことが大切である。
- 患者さんを「1人の人間」としてとらえ、自分らしく、快適に生活できる環境を整える必要がある。
- マッサージやタッチング、罨法などは、患者さんの好みに応じて取り入れる。

1 薬物療法と非薬物療法の併用が原則

痛みの緩和の基本となるのは、鎮痛薬による薬物療法です。しかし、トータルペインに対応するためには、**痛みの閾値を高めるケア**、すなわち非薬物療法も取り入れていく必要があります 図1。

看護ケアが、直接的に痛みを緩和するというエビデンスは弱いものの、痛みの閾値を高めるケアとしては、とても有効です。

図1 痛みの閾値を高めるケア

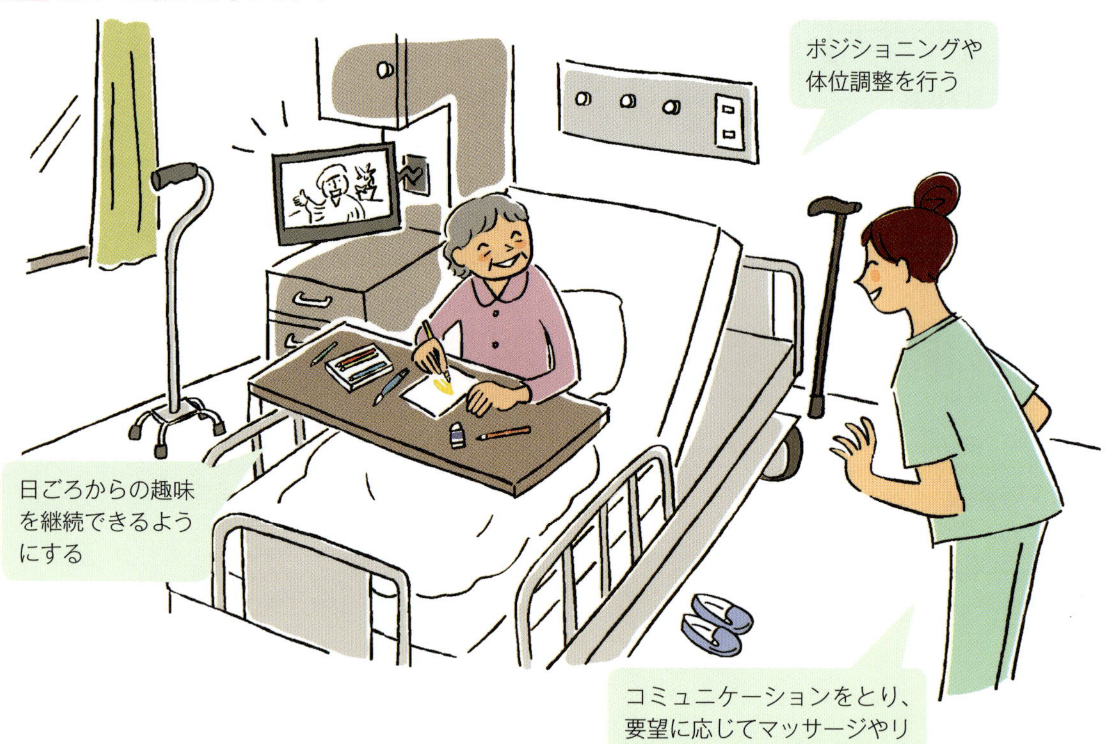

2 がんの場合

その人らしさを尊重する

病気になると、どうしても「患者としての生活」を余儀なくされます。病気であっても「これまで生きてきた歴史をもつ**1人の人**」として接し、患者さんが自分らしく過ごせるようにしましょう。

その人らしさをとらえるためには、その患者さんの生活背景や価値観を知ることが必要です。その患者さんの全体像をとらえ、**個別性**のある看護ケアを提供することが大切です。

アドバイス
その患者さんは「どんな人か」「何をしてきた人か」「何を大切にして好むのか」などを知ることが大切です。

日常を取り入れた環境調整

入院している場合、病室は、その患者さんの日常生活の場です。そのため、患者さんにとって使い慣れたもの・愛着のあるものを使用してもらいましょう。また、入院中でも続けられる日ごろからの習慣（趣味など）があれば、続けられるようにします。

生活しやすさを維持し、患者さんが「ホッとできる」「安心できる」環境が整うと、**生活への満足度**も高まります。

ここに注意！
患者さんが、非現実的なこと（痛みをとるために手術をしてほしがるなど）を要望することもあります。そのような場合、要望を「無理」と切り捨ててはいけません。要望の裏に隠れた患者さんの思いや特別な意味をとらえて、現実的に話し合っていくことが大切です。

コミュニケーション（話を聴く姿勢）

患者さんにとって、痛みがあること自体が苦痛であり、不安となります。そのため、痛みのとらえ方、治療やケア、今後の見とおしなど、痛みに対する患者さんの考えや思いを引き出し、**対話**を重ねていくことが、ケアにつながります。医療者の「話を聴く」「一緒に考えていく」姿勢が患者さんに届くことによって、患者さんは理解してもらえたという安心と、1人ではないという心強さを得ることができます。

このような情緒的な支援は「一度行えばよい」というものではありません。患者さんとの信頼関係を維持するためにも、継続していくことが大切です。

アドバイス
「人と話していると痛みを忘れられる」という患者さんもいます。情報を得るためのコミュニケーションだけでなく、日常の話題などで気分転換を図ることも大切です。

タッチング、マッサージ

背部や肩・手などへの優しい**タッチング**は、「人の温もり」を患者さんに感じてもらうことで、患者さんの不安や悲しみを癒やし、安心が得られるケアです。手掌全体を使って、背中を左右交互にさする（1回1～2秒程度）、背中に手をあてる、肩をポンポンと叩く（1回2秒程度）などを、5～10分程度行います図2 P.68。

マッサージは、関節可動域の改善、筋緊張の緩和、血行やリンパの流れの改善、リラクセーション効果があるケアです。不安や抑うつへの効果も期待できます。患者さんが心地よいと感じる程度（もしくは、少し弱め）の強さで、手を体に添えながら動かすマッサージが効果的です。一定時間を確保してマッサージを行うことは、患者さんに寄り添い、コミュニケーションを図る機会でもあります。

ここに注意！
触れられることを嫌がる患者さんもいるので、必ず希望を確認してから実施します。

タッチングなどを行うとき、患者さんとの距離が近すぎると、家族の誤解を招くため注意します。

また、マッサージを導入する際は、看護チームとして継続できるか相談しましょう。「実施してくれる人、してくれない人がいる」と患者さんに思われないよう、注意が必要です。

図2 タッチングの例

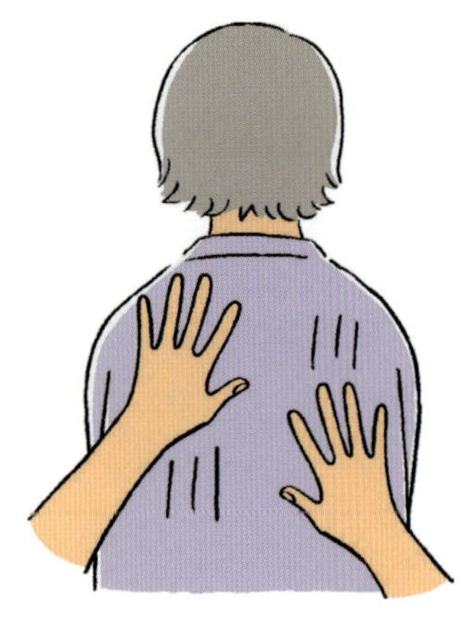
背中を左右交互にさする

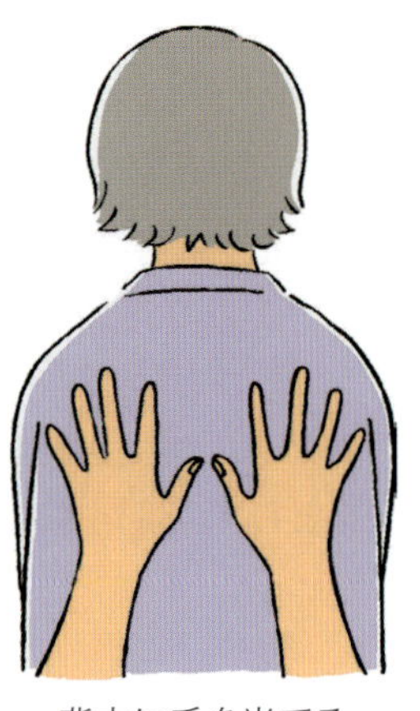
背中に手を当てる

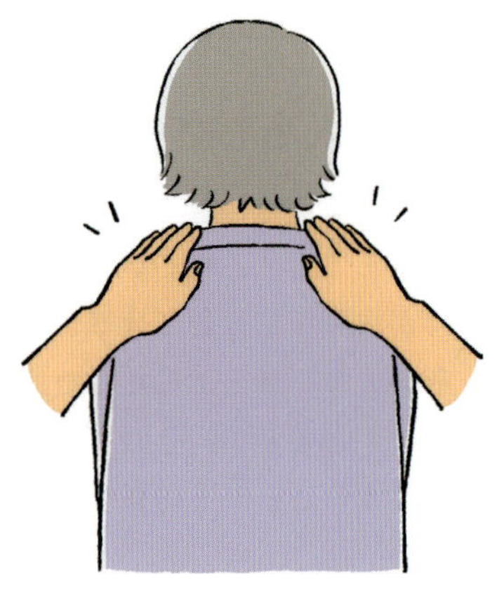
肩をポンポンと叩く

温める・冷やす

ホットパックや電気毛布、入浴するなど**体を温める**ケアは、皮膚の血行改善、血行改善に伴う発痛物質の排泄、筋緊張や関節拘縮の軽減などにより、痛み緩和の効果が期待できます。

一方、コールドパックや氷枕などで**体を冷やす**ケアは、血管を収縮させ代謝、酸素消費、腫脹、発痛物質、乳酸の減少、炎症を抑えるなどにより痛み緩和の効果が期待できます。

患者さんの病態を考慮しつつ、患者さんと相談し、ケアを選択していきます。

ポジショニング

ポジショニングは「痛みの原因をつくらない」ことを目的とするため、**予防的ケア**ともいえます。

快適で安定したポジショニングは、褥瘡の予防、筋緊張の緩和と関節の拘縮予防、安楽とリラックスの効果があります。

患者さんの痛みの部位に負荷がかからないよう、クッションなどを用いて調整します図3。患者さんの体が安定し、患者さんが「楽である」と思える姿勢や体位に調整していくことが大切です。

また、理学療法士とともに、患者さんの痛みを増強させない姿勢や歩行、移動の方法、補助具の使用を検討してもよいでしょう。

脊椎への**骨転移**が原因で痛みがある患者さんの場合、カラーやリブバンド、コルセットの使用について検討することも必要です。

あわせて知りたい!

廃用症候群の予防目的で行うリハビリテーションは、患者さんの自律存在を肯定する意味で、「痛みのケア」および「スピリチュアルケア」としての効果が期待できます。

リラクセーション

リラクセーションには、**呼吸法**、**漸進的筋弛緩法**、**イメージ法**などがあります。どれも、副交感神経を優位にさせ、酸素消費量の減少、呼吸速度および心拍数・血圧の低下、筋緊張の緩和、α波の上昇、血管拡張による末梢体温の上昇が生じ、痛みの緩和が期待できる可能性があります。

図3 ポジショニングの例

側臥位の場合

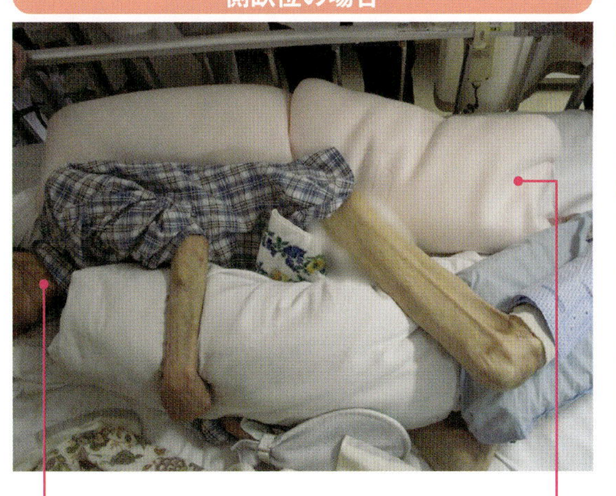

仰臥位の場合

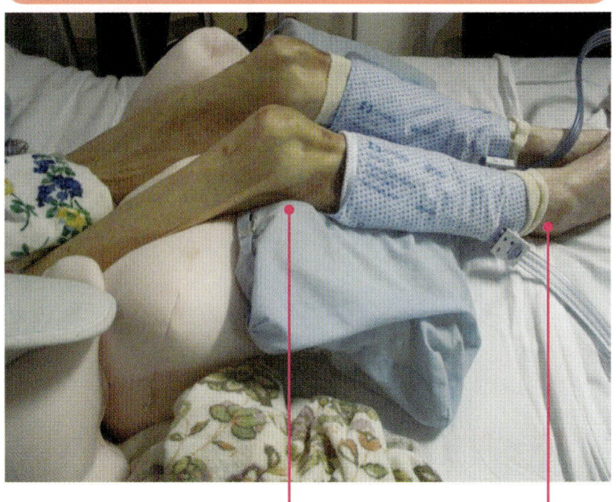

患者さんがリラックスできることは何か、患者さんの趣味や好きなことを情報収集し、日常に取り入れていきましょう。

> **ここに注意！**
> 全身的筋弛緩法は、全身の筋骨格の緊張時・緩和時の感覚の違いを感じる方法です。
> イメージ法は、目を閉じて自由なイメージ（情景的なイメージ）を思い浮かべ、リラックスした気分のなかで生じた微妙な感覚や気分に注意を向ける方法です。
> どちらも専門家の指導を受けて実施するほうがよいといわれています。

3 非がんの場合

非がん患者さんの痛み（慢性疼痛）に対しては、以下のようなケアが有効とされています。

❶**疾患に関する正しい知識や情報を伝える**
❷**心理的アプローチ**：問題に対処する方法を教育・援助する心理教育、認知行動療法など
❸**運動療法（リハビリテーション）**：有酸素運動、筋力増強運動、ストレッチなど

（髙橋紀子）

文献
1. 高橋美賀子，梅田恵，熊谷靖代：ナースによるナースのためのがん患者のペインマネジメント新装版．日本看護協会出版会，東京，2014：65-74.
2. 日本緩和医療学会 緩和医療ガイドライン作成委員会 編：がんの補完代替療法クリニカル・エビデンス2016年版．金原出版，東京，2016．27-29，82-87.
3. 「慢性の痛み診療・教育の基盤となるシステム構築に関する研究」研究班 監修，慢性疼痛ガイドライン作成ワーキンググループ 編：慢性疼痛治療ガイドライン．新興交易医書出版部，東京，2018.

Part 3
症状別・
緩和ケアの実践

身体的症状② 呼吸器症状

呼吸困難

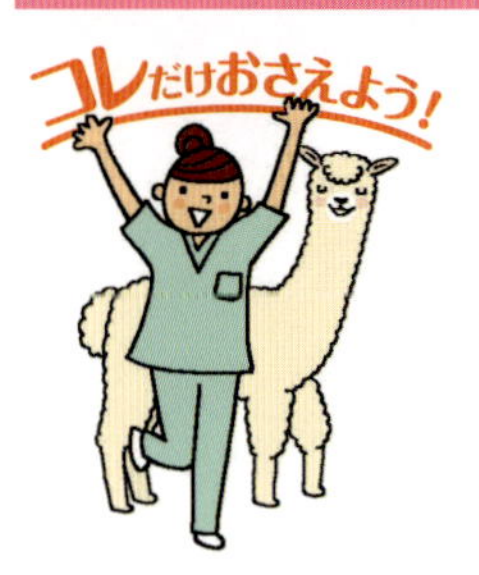

- 呼吸困難は主観的な症状であるため、客観的な指標と合致しない場合も少なくない。がんと関係しない疾患が原因で生じる場合もあるため、原因の見きわめが重要となる。
- 原因疾患の治療が不可能な場合は、モルヒネとステロイド、抗不安薬が用いられる。
- 姿勢管理や排便コントロールなど、日常的なケアが呼吸困難の緩和には有効である。

1 呼吸困難とは

呼吸困難は、呼吸不全の有無とは関係なく、呼吸時の不快な感覚のことをいいます。つまり、患者さんが「息苦しい」と感じている状態は、すべて呼吸困難といえるのです 図1。

ちなみに、**呼吸不全**は、低酸素血症（動脈血酸素分圧：$PaO_2 \leqq 60$ Torr）と定義される客観的病態で、血液中の酸素が不足している状態をいいます[1]。

呼吸困難が起こる頻度

呼吸困難は、頻度の高い症状の1つです。がんの種類や病期にもよりますが、29～74％の患者さんに呼吸困難が発生するとされています[2]。

特に、**進行がん**の患者さんの場合、亡くなる数日前に、呼吸困難が増悪する傾向があります。**肺がん**の患者さんの場合、診断時に呼吸困難を呈しているのは15％程度ですが、その後65～87％まで増加していく傾向があります。

また、70％のがん患者さんが、最期の6週間で呼吸困難を経験しているともいわれます[3]。

あわせて知りたい!

疾患別の呼吸困難の頻度[4]
- がん：10～70％
- AIDS：11～62％
- 心疾患：60～88％
- COPD：90～95％
- 腎疾患：11～62％

図1 病状の理解で確認したいポイント

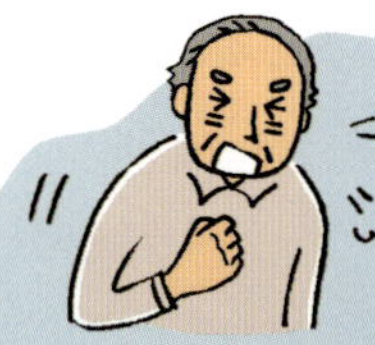

呼吸困難：主観的な症状
患者さんが「息苦しい」と
感じている状態

呼吸不全・客観的病態
$PaO_2 \leqq 60$Torr
（低酸素血症）

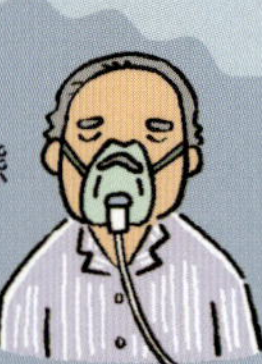

2 アセスメント

呼吸困難は、呼吸に関する不快な症状です。患者さん自身の主観的な症状ですから、客観的な**採血データ**や**X線画像**の評価と一致しないことも少なくありません。

呼吸困難に伴い、会話時や動作時の**息切れ**、**チアノーゼ**が見られることもあります。また、症状のコントロールが不良だと、不安や恐怖心が生じ、苦痛も増強します。

原因の見きわめ

呼吸困難の原因は、大きく6つに分類されます表1。

呼吸困難は、主観的症状です。呼吸不全・低酸素血症と必ずしも一致しないため、客観的評価が基準値であっても、患者さんの訴えを信じることが大切です。つまり「患者さん自身が、症状を評価することが前提となる」ということです。

また、評価の際には、**呼吸不全**を伴うか、不安などの**精神的ストレス**と関係があるかを確認する必要があります。がんと関係ない病態（**肺炎**、**COPDの急性憎悪**、**心不全**など）の場合や、呼吸不全の場合には、原疾患の治療をはじめることも重要です。

アドバイス

不安などの精神的ストレスが関係している患者さんの場合、以下の様子がみられることが多いです。

- 死の恐怖を表出する
- 常に苦悶表情で、表情が険しい
- 1人になると孤独感が強まる　　など

表1 呼吸困難の原因

呼吸機能の低下	換気機能の低下（閉塞性障害、拘束性障害、肺の容量低下）、ガス交換能の異常、肺循環の異常、呼吸数の低下などの症状がみられることが多く、この場合、結果として呼吸困難を伴う	多くの場合、呼吸困難＝呼吸不全として考えられる
全身状態の変化	全身衰弱、呼吸筋麻痺、腹部病変による横隔膜運動の制限（腹水、便秘などの横隔膜挙上）、貧血、水分出納のアンバランス、発熱、疼痛などで、低酸素血症を伴わなくても、呼吸運動の負担が増強することによって呼吸困難を感じることが多い	呼吸不全の病態が認められなくとも呼吸困難の原因となる
精神的要因	不安、恐怖、環境（部屋の広さ、密閉感、空調、流気、室温、湿度）、過換気症候群などで、呼吸困難を引き起こすことがある	
肺病変	原発性・転移性肺腫瘍の増大、胸水、心嚢水、がん性リンパ管症、気道狭窄･閉塞、肺炎、上大静脈閉塞、喘息、肺気腫、左心不全	腫瘍に関連した原因により、呼吸機能の低下を招くことがある
抗がん治療の影響	放射線照射後の肺線維化（放射線肺炎）、気胸、肺切除、がん化学療法後の肺線維化、抗がん剤の骨髄抑制による貧血や感染、抗がん剤の心毒性による心不全、肺線維症	
不十分な症状コントロール	がん性疼痛、全身倦怠感、悪心・嘔吐など、進行がんに伴う症状コントロールが不十分な場合に伴う	痛みが緩和されずにがまんしていることや、終末期に多くみられる全身倦怠感によって、楽に呼吸できないことで生じることがある

3 治療

治療可能な呼吸困難の場合は、原因に対する治療が優先されます表2。

しかし、終末期にある患者さんの場合、治療による侵襲が大きな苦痛となってしまうこともあります。そのため、治療を行うべきか、患者さんや家族と相談すべきです。

4 標準的なケア：薬物療法

原因疾患の治療が不可能な呼吸困難や呼吸不全に対しては、多くの場合、モルヒネとステロイド、抗不安薬の組み合わせで治療を行います[1]。

モルヒネ

がん患者さんの呼吸困難の症状に対しては、モルヒネを使用することで症状をコントロールするのが一般的です表3-A。

呼吸困難に対して、酸素投与の次に行う薬物療法は、オピオイドのなかでもモルヒネ製剤が第一選択とされています[1]。なぜなら、モルヒネは、❶呼吸中枢における呼吸困難の感受性を低下させる、❷呼吸数を減らして換気運動による酸素消費量を減少させる、❸気道のオピオイド受容体を介して気道分泌や咳の誘発を抑制する、❹中枢性鎮咳効果を示す、❺内因性エンドルフィンを誘発する、❻中枢性鎮静効果を示す、❼心不全を改善する、といった種々の効果があるとされているからです[5]。

なお、臨床では、呼吸困難ではなく咳で困っている患者さんも少なくありません。その場合、コデインの処方を検討します。なぜならコデインは、体内でモルヒネに変換されて、その効果を発揮するためです。

ここに注意！

非がんの患者さんの呼吸困難に対しては、酸素療法や抗不安薬以外にも、モルヒネ投与（注射、末・錠）が保険適応となっています。しかし、モルヒネの水溶液（オプソ®）や徐放製剤は、保険適応外になるため、使用できません。

なお、2018年度に「末期心不全の緩和ケア加算」が導入されたことに伴い、終末期にはモルヒネ注射で呼吸困難を緩和することも増えています。

あわせて知りたい！

コデイン 20mg×6＝モルヒネ 20～12mg/日です。

将来的にモルヒネ製剤の使用が予測される場合、早めにコデインを導入すると、スムーズなオピオイド導入につながります。なぜなら、コデインの効果が実感できていれば、患者さんがモルヒネへの抵抗感を抱くことがないためです。

コデインの副作用は、モルヒネ製剤と同様（悪心・嘔吐、便秘、眠気）ですが、多くの場合、軽度です。

表2 主な原因疾患とその治療

原因疾患	治療	
腫瘍による気道狭窄	●放射線治療・レーザー治療・ステント挿入（状態による） ●コルチコステロイド投与	
胸水／心嚢水貯留	●ドレナージ	●胸膜癒着術
がん性リンパ管症	●コルチコステロイド投与	
上大静脈症候群	●感受性があれば化学療法や放射線療法	●コルチコステロイド投与
腹水	●ドレナージ	●利尿薬
心不全	●利尿薬	●強心薬
肺炎	●抗菌薬	●理学療法
貧血	●輸血	
発熱	●解熱薬	

ステロイド

ステロイドは、抗炎症作用による呼吸状態の改善（がん患者さんの場合は、がん性リンパ管症、上大静脈症候群、放射線治療による肺炎、ウイルス性の肺炎、がん性胸膜炎など）に有効とされています。

緩和医療の現場では、プレドニゾロンやデキサメタゾンが選択される場合もありますが、最もよく用いられるのは、ベタメタゾンです表3-B。ステロイドにはさまざまな種類がありますが、そのなかでもベタメタゾンが選択される主な理由は、**❶デキサメタゾンと同じ薬理作用であること、❷鉱質コルチコイド作用が少ない、❸力価が高い、❹半減期が長い、❺錠剤が小さい、❻剤形が豊富**という長所があるためです。

抗不安薬

「息が苦しくて、朝起きたら死んでしまっているのではないか？」などの不安を抱えて、夜間の不眠が続いている患者さんや、突然増強する呼吸困難に対してパニック発作に近い状況を体験している患者さんも少なくありません。

このような呼吸困難による不安が強い患者さんの場合、呼吸困難が生じると、死を連想してしまい、その不安がさらに呼吸困難を招き、悪循環に陥ってしまう傾向があるため、ベンゾジアゼピン系の抗不安薬が処方される場合も多いです表3-C。

ここに注意！

抗不安薬の多くが依存・習慣性をもつベンゾジアゼピン系薬剤に分類されます。呼吸困難を改善する効果を自覚できるため、つい、薬物に依存しがちです。

また、抗不安薬は、せん妄を引き起こす可能性が高いです。使用にあたっては、依存とせん妄に注意が必要です。

表3 呼吸困難に対して行われる薬物療法の実際

A モルヒネ	●モルヒネは、呼吸中枢の反応を鈍くし、呼吸回数や1回換気量を減らすことで、呼吸困難を緩和する ●呼吸困難に対するモルヒネは、疼痛に対する投与量より少量で効果があるとされる Point すでにモルヒネを使用している場合は20％増量 未使用の患者さんの場合は、少ない量（経口10～20mg/日、注射5～10mg/日）から開始 ●頻呼吸の患者さんの場合、呼吸数を12～20回/分程度に減らすことで呼吸困難をやわらげることを目的とし、呼吸数≧10回/分で傾眠を許容できる範囲で、苦痛が緩和されるまで20％ずつ増量する ●咳がひどい患者さんの場合、コデインの処方を検討 Point 経口投与されたコデインの1/6～1/10が脱メチル化されて体内でモルヒネとなって効果を発揮する（つまり、コデイン120mgはモルヒネ12～20mgと同じことになる）
B ステロイド	●ステロイド自体に呼吸困難を抑える作用はないが、気管支喘息やCOPDの気道狭窄や気管支けいれんに対する有用性は高い ●臨床上、ベタメタゾン（リンデロン®）4～8mgが処方されることが多い ●緩和医療の現場では、デキサメタゾン4～8mg/日で投与開始される場合も多い
C 抗不安薬	●抗不安薬は、「呼吸困難→死への不安→呼吸困難の悪化」といった悪循環を断ち切るため、不安を落ち着かせる目的で用いられる 処方例 経口：ロラゼパム（ワイパックス®）0.5mg/日 1～3錠 アルプラゾラム（ソラナックス®）0.4mg/日 1～3錠 エチゾラム（デパス®）0.5mg/日 1～3錠 座薬：ブロマゼパム（セニラン®）3～9mg/日 1～3個 ジアゼパム（ダイアップ®）4～12mg/日 1～3個

5 実践的なケア：「コツ」と「ワザ」

日常生活での「優先順位」を話し合う

呼吸困難の程度によっては、ちょっとした日常生活動作でも息切れが生じ、これまで自立して行ってきた大部分の行為に、他者の力を借りなければならなくなります。その場合、患者さんと話し合って「生活のなかで、いちばん行いたいこと」を優先して行えるように支援していく必要があります。

特に多いのは「**食事**と**排泄**を自立して行いたい」と言う患者さんです。

排便に関する症状マネジメントは、非常に重要です。がん患者さんの多くは、オピオイドの使用によって**便秘**が生じています。**怒責**によって呼吸困難が悪化する場合もあるため、便を軟らかくするように調整していきます。

環境調整 図2

高温・多湿の環境は、呼吸困難の悪化を招く場合があります。そのため、室温は低めに設定したり、窓を少し開けて室内の**空気の流れ**を作ったり、うちわで風を送ったりするなど、工夫が必要です[5]。

また、呼吸困難は、**体動**によって増悪するため、生活で使用する物は手元に置いておきます。オピオイドを使用している患者さんの場合、苦しいときすぐに使用できるよう、レスキュー薬を手元に置いておきましょう。

姿勢の工夫

呼吸困難がある場合、臥位に比べて、座位や立位のほうが、横隔膜が下降しやすく、呼吸が楽になることが多いです。

しかし、長時間の座位をとると、尾骨や仙骨に**褥瘡**が生じやすくなってしまいます。そのため、除圧クッションを利用したり、体位変換を行ったりして、褥瘡を予防していくことが大切です。

不安への対応

抗不安薬などの使用と同時に、患者さんが「思いを**表出**できるようにかかわる」ことや、「できる限り**孤独**にしないようにする」ことなど、配慮が必要です。時には、患者がリラックスできるように**リラクセーション**を行うことも有効です。

呼吸困難が生じると不安が強まるため、家族や看護師が付き添うと、不安が軽減することもあります。

酸素療法中の配慮

呼吸困難を訴える患者さんをみたら、酸素飽和度を測定することが多いと思います。しかし、がん患者さんの場合、「呼吸困難があっても酸素飽和度は基準値」ということも少なくありません。逆に「酸素飽和度が低くても、呼吸困難を訴えない」患者さんもいます。つまり、**酸素飽和度の値**と**患者さんの訴え**が、合致しないことがあるのです。

ここに注意！

情報収集時には「会話によって、酸素消費量が増えると、呼吸困難が悪化してしまう可能性がある」ことに注意しましょう。

表情やしぐさ、アイコンタクトでコミュニケーションをとることも重要です。

あわせて知りたい！

顔にかかる冷たい空気の動きは、呼吸困難の軽減に有効とされています。

「風を感じる」と、三叉神経第2枝が刺激され、中枢性に呼吸困難感が抑制されると考えられています。

アドバイス

家族は、座位より臥位のほうが楽に見えるのか、「長時間、座位をとって疲れないか心配」と言われることもあります。

どちらが患者さんにとって楽なのか、医療者が説明することが重要です。

図2 呼吸困難のある患者さんへの対応の工夫

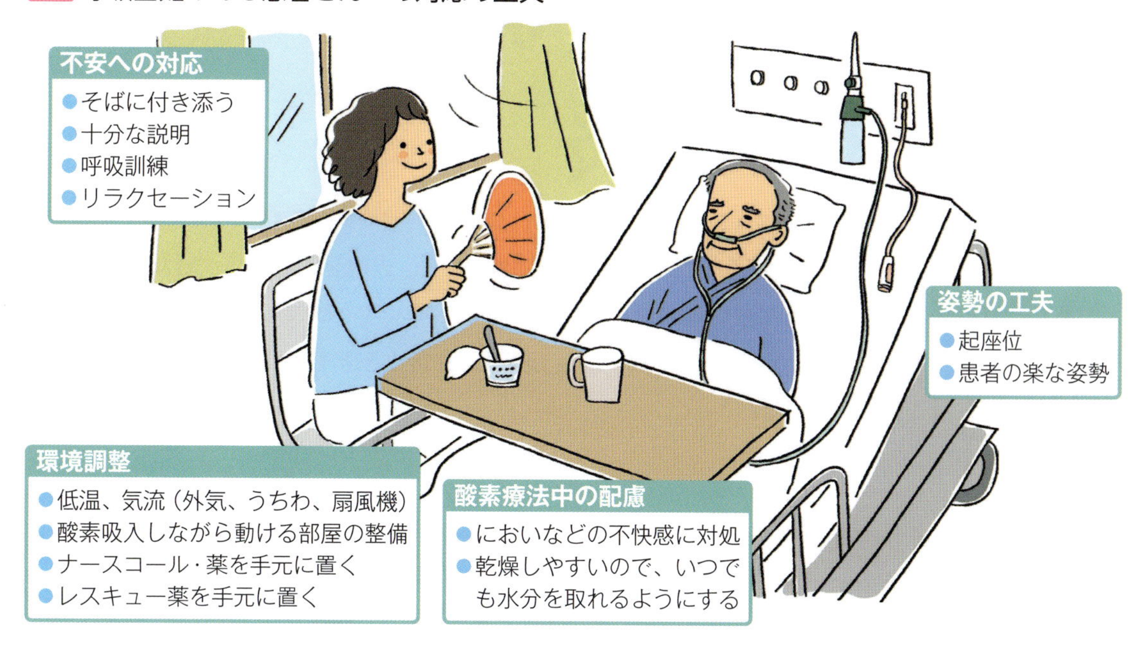

酸素療法が呼吸困難を改善するという根拠は確立されていませんが、酸素療法という処置が呼吸困難の緩和につながることもあるため、有害事象（気道の乾燥・刺激、酸素チューブの拘束感など）も考慮して行うとよいでしょう[1]。

労作時や入浴・処置による酸素消費が予測される場合は、医師と相談し、酸素を増量できるように整えます。

ここに注意！

在宅療養中の患者さんには、HOT*2を手配できます。

ただし、酸素チューブで拘束されることは、QOL阻害につながるため、導入にあたっては、患者さんとよく相談する必要があります。

呼吸法、注意転換法

呼吸困難に有効と考えられている呼吸法の１つに、**口すぼめ呼吸**があります。口すぼめ呼吸は、口をすぼめてゆっくりと息を吐き出す呼吸です。無気肺の予防だけでなく、呼吸困難時に併発しやすい**パニック発作**の予防にもつながります。

呼吸困難からパニックになる場合、**レスキュー薬**で対処することもあります。しかし、薬が効いてくる間、看護師や家族は、患者さんの手や背中に手を当て、呼吸のペースに合わせてなでたり、うちわで風を送ったりして、**注意転換**を行います。

あわせて知りたい！

口すぼめ呼吸のポイントは「呼気をゆっくり吐く」ことです。

（林ゑり子）

文献

1．日本緩和医療学会 緩和医療ガイドライン作成委員会 編：がん患者の呼吸器症状の緩和に関するガイドライン2016年版．金原出版，東京，2016：11，50-53，61，66-67，70-71．
2．森田達也，白土明美：死亡直前と看取りのエビデンス．医学書院，東京，2016：104．
3．Reuben DB, Mor V. Dyspnea in terminally ill cancer patient. *Chest* 1986；89（2）：234-236．
4．Solano JP, Gomes B, Higginson IJ. A comparison of symptom prevalence in far advanced cancer, AIDS, heart disease, chronic obstructive pulmonary disease and renal disease. *J Pain Symptom Manage* 2006；31（1）：58-69．
5．Twycross R, Wilcock A, Toller CS, ed. Symptom Management in Advanced Cancer 4th ed. Pallitvedrugs. com, Nottinngham, 2009；145-158．
6．Galbraith S, Fagan P, Perkins P, et al. Does the use of a handheld fan improve chronic dyspnea? A randomized, controlled, crossover trial. *J Pain Symptom Manage* 2010；39：831-838．
7．恒藤暁：最新緩和医療学．最新医学社，東京，2001：120．

＊1 COPD（chronic obstructive pulmonary disease）：慢性閉塞性肺疾患
＊2 HOT（home oxygen therapy）：在宅酸素療法

Part 3
症状別・緩和ケアの実践

身体的症状❷ 呼吸器症状

咳と痰

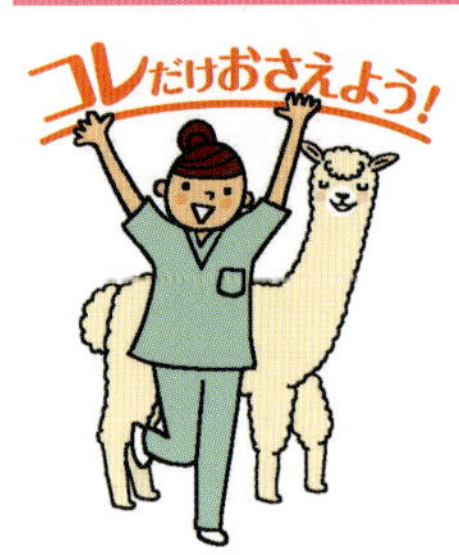

- 痰を伴う咳（湿性咳嗽）の場合は、まず、去痰を図ると咳が軽減される。
- 肺がんなどの場合は、がん治療によって、咳も改善しうる。
- 呼吸リハビリテーションや薬物療法を行うとともに、日常生活上の工夫も必要となる。

1 咳とは

咳（**咳嗽**）は、気道内の異物や**痰**を喀出するために発生する防御反応です 図1。

咳嗽は、持続期間によって、**急性咳嗽**（3週間未満）、**遷延性咳嗽**（3週間以上8週間未満）、**慢性咳嗽**（8週間以上）に分類されます。

咳嗽が起こる頻度

がん患者さん（治療開始時）では42.9％、肺がん患者さん（診断時）では65％に咳嗽がみられます[1]。また、肺がん患者さんの場合、慢性的に持続する咳嗽が、高頻度にみられます。

持続的な咳嗽があると、仕事に悪影響を及ぼします。電話での通話、電車などでの移動、会議への参加などが困難になるためです。その結果、社会的生活の支障（人とかかわる場面を避ける、外出できない）につながり、QOLをかなり低下させます。

ここに注意！

夜間に増強する咳嗽は、同じ室内で寝起きしている家族の不眠や精神的な苦痛を引き起こすこともあります。

観察ポイント

いつごろからはじまったか、頻度、1日のパターン（一時的か持続的か）、

図1 咳嗽による痰喀出のメカニズム

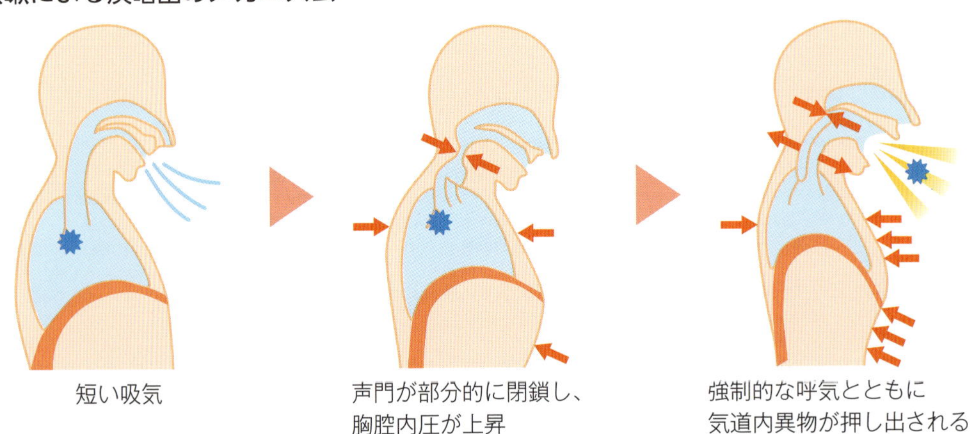

痰を伴うか（湿性咳嗽か乾性咳嗽か）、咳嗽のきっかけはあるか、増強因子・緩和因子、呼吸音、呼吸回数、呼吸困難を伴うか、睡眠時間、睡眠の姿勢や環境などを観察します。

また、持続的な咳嗽により、食欲不振、頭痛、嘔吐、失神、めまい、発汗、疲労、肋骨骨折、尿失禁など、QOLに影響する症状がないかも確認します。

あわせて知りたい！

湿性咳嗽（痰を伴う咳嗽）は、気道内の分泌物、痰を排出するために生じます。

乾性咳嗽（痰を伴わない咳嗽）は、気道内や胸膜の刺激によって生じます。

2 アセスメント

咳嗽・痰は、さまざまな原因で起こります表1。複数の原因が関与していることも、少なくありません。自覚症状であるため、訴えも多彩です。

呼吸困難を伴う場合も多いため、状況に合わせて、短時間で、全身状態も観察しながら、症状緩和に努めていく必要があります。

アセスメントの際には、病歴、身体所見、胸部単純X線、喀痰培養、胸部CT、気管支鏡などの検査結果も参考にします。

3 治療

まずは、咳嗽の原因となる疾患の治療を検討します。

痰が咳嗽を悪化させている場合は、去痰薬・吸入薬の投与が行われます。さらに、原因薬物の中止、誘因の回避も挙げられます。

ここに注意！

肺がんなど咳を引き起こすがんの場合、抗がん治療の結果、咳嗽も緩和される場合があります。

4 標準的なケア

非薬物療法

排痰を促すため、全身状態をみながら、呼吸リハビリテーション（禁煙指導、感染症予防など）や理学療法（口すぼめ呼吸）を行うことがあります。

対症療法

原因疾患に対する治療を行っても咳嗽が緩和されない場合や、原因疾患の治療が困難な場合、咳嗽が患者さんの負担になっている場合には、薬物（主にオピオイド）による対症療法を行います表2。

あわせて知りたい！

プレガバリン、ガバペンチン、リドカイン吸入は、臨床研究で有効性が認められなかったとされています。

表1 咳嗽の原因

がんに関連するもの	●気管・気管支の病変	●肺実質への浸潤
	●がん性心膜炎	●縦隔病変
	●がん性リンパ管	●誤嚥
	●胸膜病変（がん性胸膜炎、悪性胸膜中皮腫）	
	●放射線治療や化学療法による肺障害など	
がんとは無関係のもの	●心不全	●気管支喘息
	●慢性気管支炎	●気管支拡張症
	●薬剤（ACE阻害薬など）	

表2 咳嗽治療に用いる主な薬剤

オピオイド：コデイン、ジヒドロコデイン、モルヒネ
- 鎮咳効果は、モルヒネ>ジヒドロコデイン>コデイン
- モルヒネは投与経路が多彩（経口・座薬・注射）だが、非がん患者さんには使えない
- ジヒドロコデインは、市販の総合感冒薬にも含まれている

非オピオイド：デキストロメトルファン

5 実践的なケア：「コツ」と「ワザ」

咳の誘引となる刺激を避ける

❶空気の乾燥

頻回に水分を摂取してのどを潤す。マスク・ハンカチ・タオルを持ち歩きます。エアコンなどの影響で空気が乾燥している場合は、加湿器を使用して適切な湿度を保ちます。

❷刺激物

タバコ、香辛料が強い食事などは、なるべく避けます。

❸家事

マスクを用いて、冷気・ほこり・ガス・強いにおいを避けます。排気を出さない掃除機を用いるなど工夫します。

❹ストレス

深呼吸をします。また、いつでも鎮咳薬（頓用）を使えるよう、常に携帯して安心感を得ます。

アドバイス

マスクをするだけでも、のどの保湿効果は得られます。

起床時にのどの乾きを訴える患者さんに対しては、夜間、眠るときにマスクを装着するよう勧めてもよいと思います。

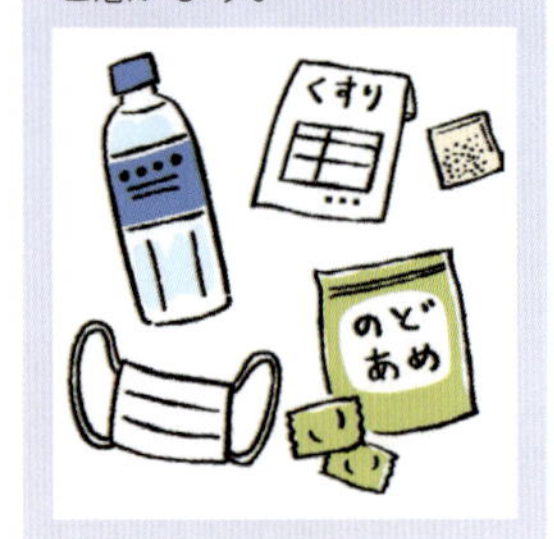

咳による影響を最小限にとどめる

❶姿勢の工夫

枕を抱いて前かがみになったり、クッションにもたれたりします。咳嗽時、胸筋や腹筋に痛みを感じることがあります。発作時には胸部や腹部を手で軽く圧迫し、不要な運動を避けましょう。

❷排便コントロール

オピオイドを使用している場合、便秘が生じます。便秘になりにくく、水分の多い食事をとり、下剤を使用するなどの対応が必要です。

❸社会生活の工夫

咳により、患者さんの社会生活は、大きく阻害されます。電車通勤の場合は時間を変更する、会議に出席する際は出口付近に座る、水分を常に携帯するなど工夫しましょう。

（小笠原利枝）

文献

1. 日本緩和医療学会 緩和医療ガイドライン委員会 編：がん患者の呼吸器症状の緩和に関するガイドライン（2016年版）．金原出版，東京，2016.
2. 日本呼吸器学会 咳嗽に関するガイドライン第2版作成委員会 編：咳嗽に関するガイドライン第2版．メディカルレビュー社，東京，2012.

Part 3
症状別・緩和ケアの実践

身体的症状② 呼吸器症状
喘鳴（死前喘鳴）

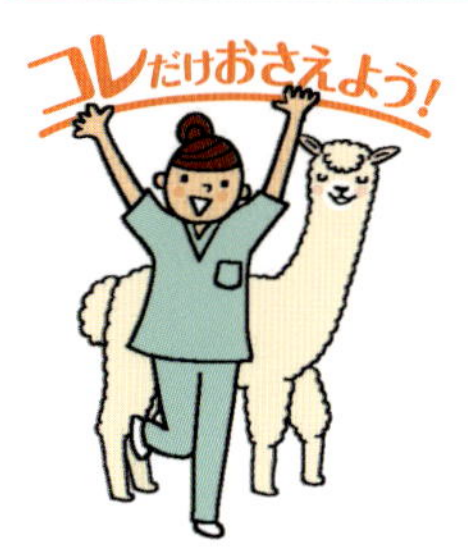

- 死前喘鳴は、死が近づいた患者さんの多くに出現する「自然な症状」である。
- 体位調整、輸液の減量、口腔ケア、必要に応じて吸引などが行われる。
- 薬剤使用のエビデンスは乏しいが、家族と話し合ったうえで、投与することもある。

1 死前喘鳴とは

死前喘鳴は、死期が迫った（死の16～58時間前）患者さんが発する**呼吸に伴う不快な音**です。

死前喘鳴が起こる頻度

死前喘鳴は、終末期のがん患者さんの23～92％にみられます[2]。

肺がんや脳腫瘍の患者さんに多く合併し、**終末期の輸液量**が多いと気道分泌が増え、喘鳴が起こりやすいとされています。

観察ポイント

口腔内の気道分泌物量・硬さ・色、死前喘鳴の大きさ、呼吸状態・回数、意識レベル、姿勢との関連、輸液量などを観察します。

また、患者さん本人の苦痛表情とあわせて、家族の様子（言動・表情・本人への声かけ）にも注目しましょう。

あわせて知りたい!

死期が迫っている患者さんには、以下に示す「5つの徴候」が現れます。

- 意識混濁
- 下顎呼吸
- 四肢のチアノーゼ
- 橈骨動脈触知不可能
- 死前喘鳴

アドバイス

頭部挙上や側臥位への体位変換が、死前喘鳴を軽減することもあります。

2 アセスメント

死前喘鳴には、不可逆的な**1型**と、可逆的な**2型**があります**表1**。

身体所見や臨床状態から、どちらのタイプかを予測します（予測困難な場合もある）。その予測に基づき、考えられる原因への治療およびケアを行っていきます。

表1 死前喘鳴の2つのタイプ

1型（不可逆的）	●死期が迫り、意識レベル低下に伴う嚥下反射の抑制によって、唾液分泌が咽頭部に蓄積することによって生じるもの
2型（可逆的）	●感染症・がん・体液貯留・誤嚥などによって生じた気道分泌物が、衰弱により有効に喀出されないために気道内に蓄積することで生じるもの。患者さんの意識は清明～軽度の低下にとどまることも多い ●必ずしも死期が迫っていることを意味しない

3 治療

薬物療法

輸液の適正化や口腔ケアを行っても喘鳴が遷延し、**家族の苦痛**が強い場合は、抗コリン薬やオクトレオチドの投与を検討する場合もあります。これらの薬剤は、終末期せん妄の出現や増悪、排尿障害をもたらすことがあるため、使用時は注意が必要です。

ここに注意！
抗コリン薬やオクトレオチドが死前喘鳴を改善するというエビデンスはありません。そのため、ガイドラインでは「これらの薬剤を使わないこと」[1]を推奨しています。

輸液の調整

輸液量が比較的多い（1,500mL/日以上など）と、気道分泌物の増加に伴って、死前喘鳴が生じるといわれています。

生命予後が数日と考えられる患者さんの場合、家族の意向を確認し、効果があると評価されるなら、輸液量の減量（500mL/日以下）または中止が推奨されます[2]。

4 標準的なケア

アセスメントを十分に行ったうえで、そのときの状態に合わせ、**体位ドレナージ**や**口腔ケア**、**吸引**などの実施を検討します図1。

家族への説明も重要です。詳しく説明し、よく話し合うことで、家族が死前喘鳴について「どの程度理解しているか」「恐怖や懸念を抱いていないか」がわかります。そして、それらについて話し合い、説明を加えることで、家族のストレスが軽減され、安心感をもつことが可能となります。このことは、患者さんにとって負担となる**不必要な治療の回避**につながります。

アドバイス
死前喘鳴が出現していても、多くの患者さんは意識レベルが低下しているため苦痛を感じていないといわれます。
しかし、家族は「苦しそう」「何かしてあげられることはないか」と、悩みを抱えていることが多いです。
死前喘鳴は、自然な経過の1つであることを伝えることが、家族へのケアの第1歩となります。

5 実践的なケア：「コツ」と「ワザ」

死前喘鳴が出現する頻度は、病院にいる患者さんより、在宅患者さんのほうが、かなり低いのが現状です。おそらく、在宅では、輸液を行わないことが多いからです。

また、在宅では、介護者（家族）の覚悟もあるためか、死前喘鳴に関する説明を行い、よく話し合うことで、理解も早い印象を受けます。実際、図1のケアを行ったことで最期の２～３時間前に喘鳴が消失し、眠るように亡くなった在宅患者さんもいます。

（小笠原利枝）

文献

1. 日本緩和医療学会 緩和医療ガイドライン作成委員会 編：がん患者の呼吸器症状の緩和に関するガイドライン（2016年版）．金原出版，東京，2016.
2. 日本緩和医療学会 緩和医療ガイドライン作成委員会 編：終末期がん患者の輸液療法に関するガイドライン（2013年版）．金原出版，東京，2013.
3. 緩和ケア普及のための地域プロジェクト（厚生労働科学研究 がん対策のための戦略研究）編：これからの過ごし方について．http://gankanwa.umin.jp/pdf/mitori02.pdf（2018.11.29アクセス）.

図1 死前喘鳴に対するケア

体位ドレナージ

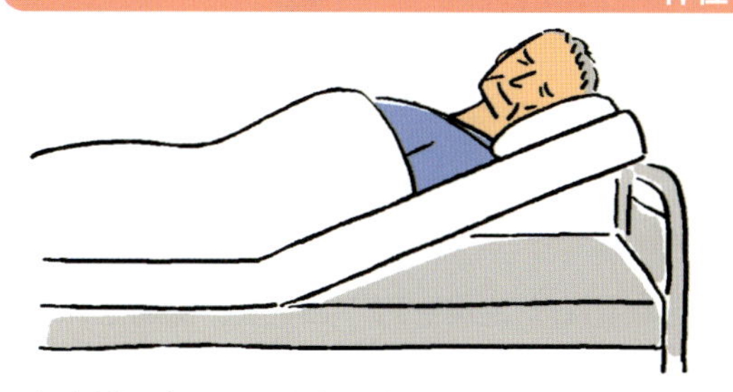

● 顔を横に向け、上半身を少し挙上する姿勢とする

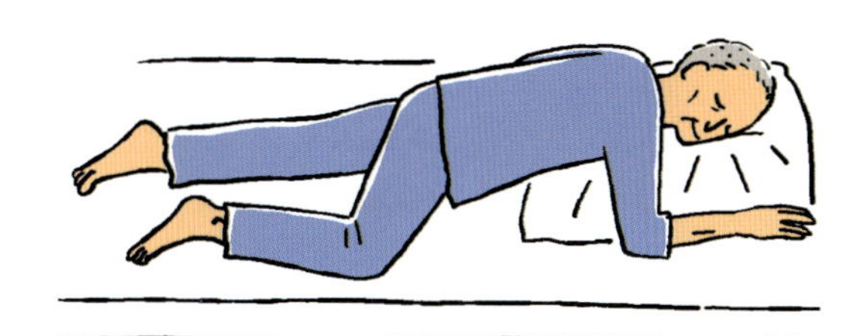

● 側臥位や半腹臥位をとる場合もある

口腔ケア

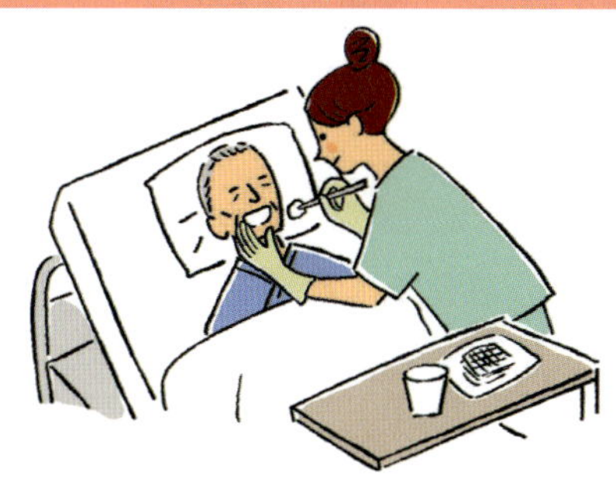

● 口腔内スポンジで分泌物を除去する
● ジェルを塗る

吸引

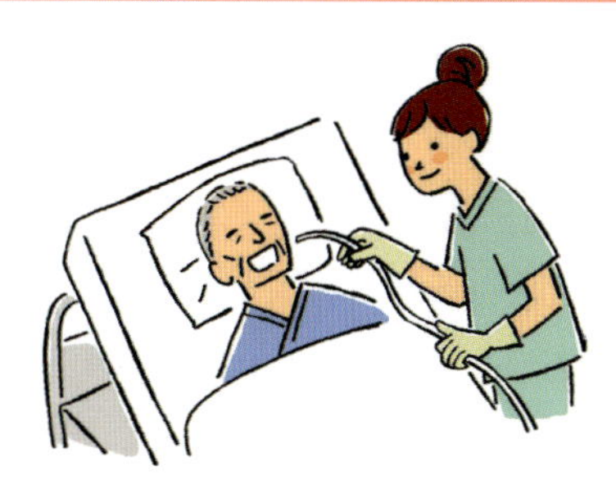

● 鼻咽頭吸引や気管吸引を行う
● 吸引刺激により、疼痛や不快感、出血、SpO_2低下、嘔吐などが起こりうる

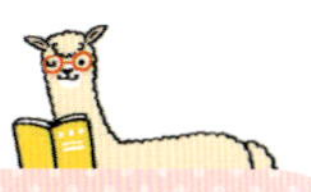

COLUMN 緩和ケアにかかわるガイドライン

ガイドラインとは「診療上の重要度の高い医療行為について、エビデンスのシステマティックレビューとその総体評価、益と害のバランスなどを考量し、最善の患者アウトカムを目指した推奨を提示することで、患者と医療者の意思決定を支援する文書」[1] のことです。最新の臨床研究に基づく質の高い診療を普及する役割などをもっています。

ガイドラインは、数年ごとに改訂されます。研究が進み、新しい知見が得られた場合には、推奨は変化するためです。そのため、ガイドラインを用いる際は「最新版かどうか」を確認することが大切です。以下に、緩和ケアにかかわるガイドラインをまとめます。これらはすべて、日本緩和医療学会のホームページ（https://www.jspm.ne.jp/guidelines/）で閲覧することができます。

● がん疼痛の薬物療法に関するガイドライン（2014年版）
● がん患者の治療抵抗性の苦痛と鎮静に関する基本的な考え方の手引き（2018年版）
● がん患者の消化器症状の緩和に関するガイドライン（2017年版）
● がん患者の呼吸器症状の緩和に関するガイドライン（2016年版）
● 終末期がん患者の輸液療法に関するガイドライン（2013年版）
● がん患者の泌尿器症状の緩和に関するガイドライン（2016年版）
● がんの補完代替療法クリニカル・エビデンス（2016年版）

（林ゑり子）

文献

1．福井次矢，山口直人 監修，森實敏夫，吉田雅博，小島原典子 編：Minds診療ガイドライン作成の手引き2014．医学書院，東京，2014：3．

身体的症状③ 消化器症状

悪心

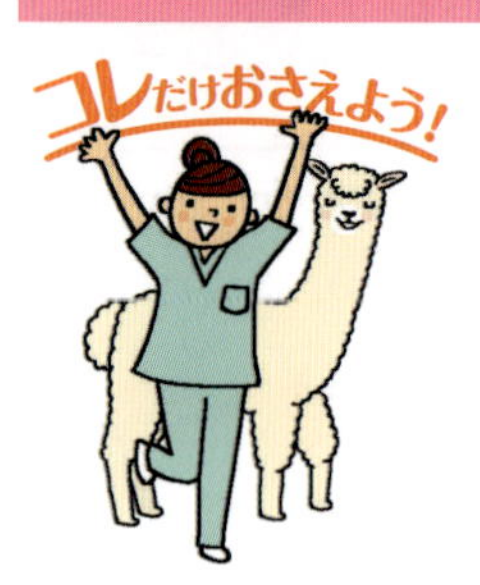

- 悪心への対策で重要なのは、原因に応じた治療を行うことと、患者さんの状態に合った制吐薬を使用することである。
- 「におい」によって症状が起こることが多いので、食事のメニューや病室環境の整備が重要となる。
- 終末期の場合は「どこまで原因治療を行うか」を患者さん・家族と話し合うことが大切である。

1 悪心とは

悪心は「消化管の内容物を口から吐き出したい」という主観的な感覚で、切迫した不快な感覚といわれています。嘔吐を伴う場合と、伴わない場合があります図1。

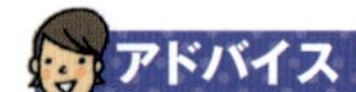

悪心の対応は、がんでも非がんでも大きな違いはありません。

悪心が起こる頻度

悪心は、がん患者さんによくみられます。がん患者さんに悪心・嘔吐が生じる頻度は40～70％とされています。

2 アセスメント

がん患者さんに起こる悪心の原因は、病態や治療によりさまざまです表1。複数の原因が存在する場合もあります。

終末期の患者さんの場合、前治療（**がん化学療法**、**放射線治療**）の影響や、投与中の**薬物の副作用**、**腎機能障害**や**電解質異常**、**心理的な要因**がないかアセスメントする必要があります。

3 治療

制吐薬を使用するとともに、原因に応じた治療を行います。

頭蓋内圧が亢進している場合は、コルチコステロイド、D−マンニトールまたは濃グリセリンを使用します。

電解質の異常がある場合は、補正を行ったり、異常の原因となる薬剤を中止したりします。

消化管閉塞が生じている場合は、外科治療や消化管ステント留置、経鼻胃管などを検討する場合があります。

しかし**終末期の患者さん**の場合、生命予後や、治療によるメリット・デメリットを、患者さんや家族とよく話し合って決めることが大切です。

図1 悪心の発症機序

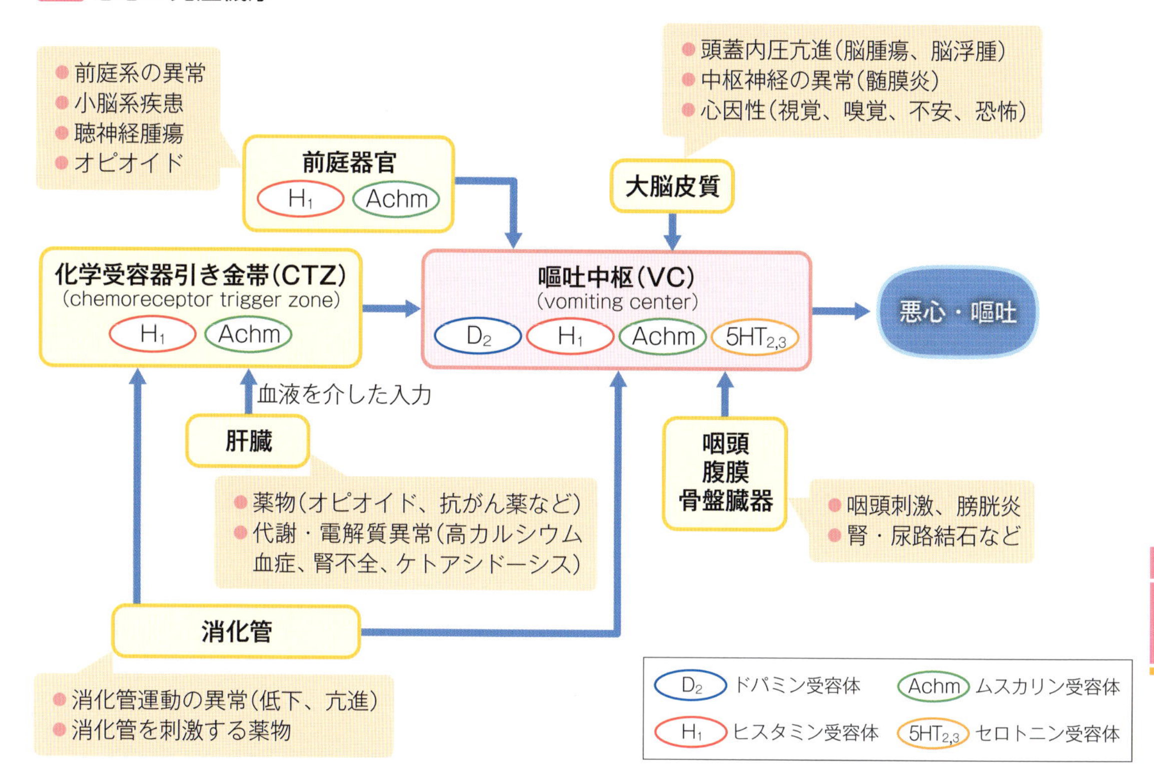

表1 がん患者さんにおける悪心の原因

化学的	薬物	オピオイド、ジゴキシン、抗けいれん薬、抗菌薬、抗真菌薬、抗うつ薬（SSRI、三環系抗うつ薬）、化学療法
	悪心・嘔吐の誘発物質	感染（エンドトキシン）、がんからの誘発物質
	代謝（電解質）異常	腎不全、肝不全、高カルシウム血症、低ナトリウム血症、ケトアシドーシス
消化器系	消化管運動の異常	腹水、肝腫大、がんによる圧迫、腹部膨満、がん性腹膜炎、肝皮膜の伸展、尿閉、後腹膜腫瘍、放射線治療、早期満腹感
	消化管運動の低下	便秘、消化管閉塞
	消化管運動の亢進	下痢、消化管閉塞
	薬物による消化管への影響	消化管を刺激する薬物（アスピリン、NSAIDs）、抗菌薬、アルコール、鉄剤、去痰薬
	内臓刺激	腹部・骨盤臓器の機械的受容体刺激、肝・消化管の化学受容器刺激
中枢神経（前庭系を含む）、心理的	頭蓋内圧亢進	脳腫瘍、脳浮腫
	中枢神経の異常	細菌性髄膜炎、がん性髄膜炎、放射線治療、脳幹の疾患
	心理的な原因	不安、恐怖
	薬物による前庭系への影響	オピオイド、アスピリン
	前庭系の異常	頭位変換による誘発（メニエール症候群、前庭炎）、頭蓋底への骨転移、聴神経腫瘍
その他	原因不明	

日本緩和医療学会 ガイドライン統括委員会 編：がん患者の消化器症状の緩和に関するガイドライン（2017年版）．金原出版，東京，2017：17．より転載

4 標準的なケア

制吐薬の選択

悪心は、さまざまな**神経伝達物質**（ドパミン、ヒスタミン、ムスカリン、セロトニンなど）が、嘔吐中枢を刺激することで生じます。

制吐薬は、神経伝達物質の受容体をブロックして症状を改善する薬剤です。病態や原因に応じて使用していきます 表2 。

経鼻胃管の留置

消化管閉塞が生じており、薬物療法が無効な場合には、減圧を目的として経鼻胃管を留置することがあります。

しかし、経鼻胃管の留置は、合併症（留置に伴う不快感、鼻粘膜の損傷、誤嚥性肺炎など）、外見の変化、心理的な負担（チューブによる拘束感など）を引き起こすことがあります。そのため、留置を行う前には患者さんや家族とよく話し合うことが大切です。

また、留置する場合は、吐物や残渣物の性状から、なるべく苦痛が少ない

ここに注意！

制吐薬のうちオランザピンは、難治性の悪心・嘔吐に有効で食欲増進作用があるため、悪心だけでなく、食欲不振も改善します。

しかし、副作用として高血糖を引き起こすため、糖尿病の既往がある患者さんには使用禁忌です。既往歴や血糖値に注意しましょう。

表2 制吐薬の選択基準

原因・病態	関連する受容体	代表的な薬剤
消化管運動の低下	—	消化管蠕動亢進薬 ●メトクロプラミド（プリンペラン®）
薬物（オピオイド・抗がん剤） 代謝異常（高カルシウム血症・腎障害）	ドパミン受容体	ドパミン受容体拮抗薬 ●ハロペリドール（セレネース®） ●プロクロルペラジン（ノバミン®） ●クロルプロマジン（コントミン®）
化学療法、放射線療法	セロトニン受容体	セロトニン受容体拮抗薬 ●パロノセトロン（アロキシ®） ●グラニセトロン（カイトリル®） ●オンダンセトロン（ゾフラン®）
中枢神経異常・前庭神経の異常	ヒスタミン受容体	ヒスタミンH_1受容体拮抗薬 ●ジフェンヒドラミン（トラベルミン®） ●ヒドロキシジン（アタラックス®-P）
迷走神経反射による嘔吐中枢への刺激	ムスカリン受容体	ムスカリン受容体拮抗薬 ●ブチルスコポラミン（ブスコパン®） ●スコポラミン（ハイスコ®）
原因が複数、もしくは特定できない場合	ヒスタミン受容体 ドパミン受容体 セロトニン受容体 ムスカリン受容体	多次元受容体拮抗薬 ●オランザピン（ジプレキサ®）
腫瘍周囲の炎症性浮腫	—	コルチコステロイド ●デキサメタゾン（デカドロン®） ●プレドニゾロン（プレドニン®）

太さのチューブを選択し、長期的な（3～7日以上）留置は避けるのが望ましいとされています。

> **アドバイス**
> 経鼻胃管のメリットは「飲水が可能」になることです。一時的であっても、水分摂取を希望する患者さんは喜びます。鼻翼がチューブに接しないように固定するのがポイントです。
> 鼻汁がなく、細いチューブの場合、鼻下での固定も可能です。

5 実践的なケア：「コツ」と「ワザ」

環境調整 図2

高温や多湿は、悪心の症状を悪化させる場合があります。部屋や食事・薬品のにおいなどが、悪心を誘発することもあります。そのため、十分に**換気**して、空気を停滞させないような工夫が必要です。タバコや香水、香りの強い花なども悪心を悪化させる場合があるため、面会者にも協力してもらいます。

冷水やレモン水などで**うがい**をすると、口の中がすっきりします。患者さんの希望があれば、ベッドサイドに置いておきましょう。

安楽な体位の工夫 図3

胃や腹部が圧迫されないような**衣服や寝具の選択**が必要です。

消化管の通過障害がある場合、食後は、胃内容物の通過を促すため、頭部を上げた**右側臥位**で安静にします。

食事内容や食べ方の工夫

においが強くなく、さっぱりしたものが食べやすいでしょう。

温かいご飯は、においが立ってしまうので、常温で食べられるおにぎりやのり巻きなどを検討します。また麺類やパンもにおいが気にならずに食べら

Part 3 消化器症状：悪心

図2 環境整備の工夫

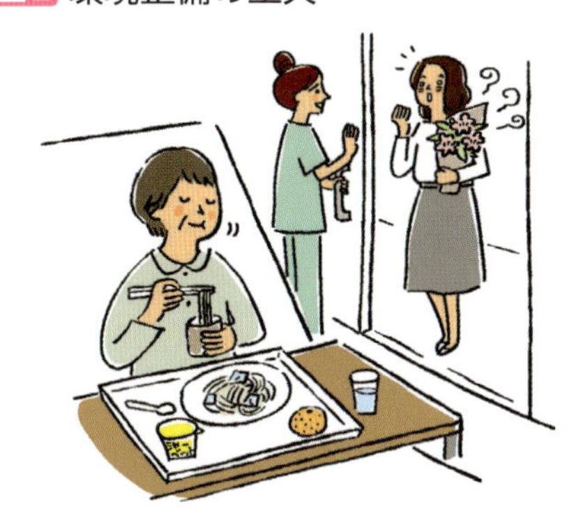

Point
- 風とおしをよくして空気の流れをつくる
- 香りの強いものは避ける
- いつでもうがいができるよう、冷水やレモン水を準備しておく
- 食事は冷たく食べやすいものを提供
- そばに付き添う
- 家族に、患者本人の好きなもの・食べやすいものを差し入れてもらう

図3 体位の工夫

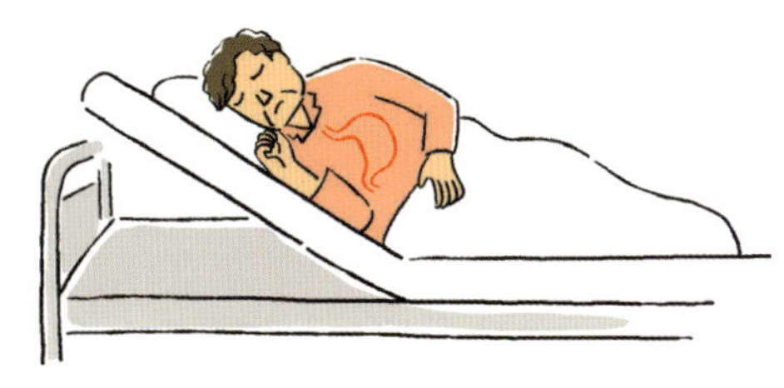

Point
- ズボンやパンツのゴムはゆるめる
- 寝具は軽いものを使用する

れます。

1食当たりの摂取量は少なめにして、**間食**で補うようにします。「食事の時間」にこだわらず、体調のよいときに、すぐ食べられるものを常備しておくとよいでしょう。

あわせて知りたい!

患者さんが多床室に入院している場合、「食事の時間」に配慮が必要です。

食事の時間は、風とおしがよく、食事のにおいがこもらないような場所で過ごすことを提案します。

不安の軽減

悪心を繰り返している患者さんは、思うように食べられず、体力低下や病状悪化への不安、予後に対する不安など、さまざまなつらさを抱えています。日ごろから、患者さんが思いを表出できるようにかかわり、心理的なサポートをしていきましょう。

また、悪心が発現しているときは、なるべくそばにいて、不快感が生じない程度に背中をさすり、患者さんが安心できるような声かけをします。

排便コントロール

がん患者さんは、食事量や水分摂取量の低下、活動性の低下、薬剤（オピオイド、制酸薬、利尿薬など）の副作用など、さまざまな原因から**便秘傾向**となります。

便秘は、悪心を引き起こす原因となるため、定期的な排便を促すケアも重要ですP87。

（三橋由貴）

文献

1. 日本緩和医療学会ガイドライン統括委員会 編：がん患者の消化器症状の緩和に関するガイドライン（2017年版）. 金原出版, 東京, 2017：11-17.
2. 林ゑり子：症状コントロール～患者の苦痛を緩和する～消化器症状. 宮下光令, 林ゑり子 編, 看取りケア プラクティス×エビデンス. 南江堂, 東京, 2018：41-45.
3. 今井堅吾：悪性消化管閉塞による悪心・嘔吐への対応. 緩和ケア 2015；25（5）：390-394.
4. 岸野恵：患者に負担の少ない経鼻胃管の使い方. 緩和ケア 2015；25（5）：401-405.

Part 3
症状別・
緩和ケアの実践

身体的症状③ 消化器症状
便秘と下痢

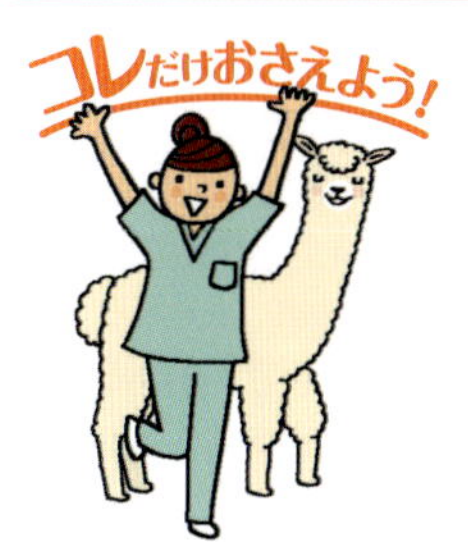

- 便秘と下痢は、患者さんにとって「排便のつらさ」として現れる。
- 「下痢だと思っていたら便秘だった」というケースもあるので、アセスメントが重要である。
- 必要に応じて薬剤を使用するが、日常生活上の工夫も重要となる。

1 便秘・下痢とは

便秘は、本来ならば体外に排出すべき便を、十分量かつ快適に排出できない状態[1]です。一方、**下痢**は、便中の水分が過剰になり、液状～泥状の排便を頻回にきたす状態[2]です。

2 アセスメント

下痢や便秘の原因は1つではなく、複雑に絡み合っています 図1。そのため、総合的に検討することが大切です。

排便の習慣は、個人差が大きいものです。そのため、他の患者さんと比較するのではなく、「その患者さんの、もともとの排便習慣」と比較して観察することが大切です。

アドバイス

非がん(心不全、腎不全、呼吸不全など)の患者さんは、いきむことが難しいこと、水分制限や利尿薬・モルヒネの服用などにより、便秘が生じやすいです。

また、非がん患者さんは高齢なことが多いため、下痢により脱水が生じると、重症化する恐れがあります。

図1 便秘・下痢の原因

下痢

がんやがん治療の影響
腸の狭窄、放射線療法、手術療法

がんの二次的な影響
高脂肪食や経管栄養剤などの食事、不安や緊張などの精神的ストレス

薬剤性
緩下薬、抗菌薬、抗がん薬(イリノテカン、フルオロウラシルなど)、分子標的治療薬、免疫チェックポイント阻害薬

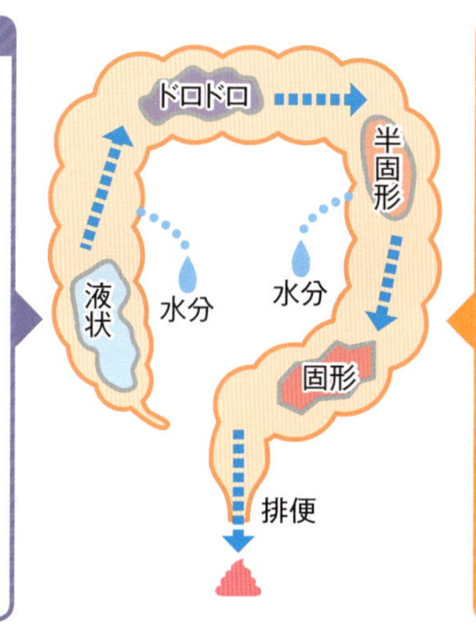

便秘

がんの直接の影響
腸管の閉塞・狭窄、高カルシウム血症、中枢神経系や末梢神経系の神経障害

がんの二次的な影響
活動性の低下、無理な体勢の排便、水分や食事摂取量の低下、嘔吐、発熱、不安や緊張などの精神的ストレス

薬剤性
オピオイド(モルヒネ、コデイン、オキシコドン)、抗がん薬(ビンクリスチン、パクリタキセル)、抗コリン薬(ブチルスコポラミン)、抗うつ薬(アミトリプチリン)

問診

排便のつらさと、そのつらさにどのように対処しているか確認します。

排便状況（便の硬さ、回数、量、いきみ、残便感や閉塞感の有無）と、排便に伴う症状の有無（腹痛、腹部膨満感、食欲不振、悪心、肛門痛など）も確認します。

下剤・止痢薬の服用や、摘便などの処置についても忘れずに聞きましょう。

身体所見と検査

聴診で腸蠕動音の有無を、触診や打診によってガス貯留や便塊の有無、圧痛の有無を確認します。

腹部単純X線撮影の結果を確認することも大切です。

ブリストル便性状スケールを用いて、便の性状も確認しましょう 図2。

ここに注意！

患者さんの「便は出ている」という言葉を鵜呑みにしてはいけません。

直腸に便塊が詰まっていると、その周囲から水様便があふれ出てくることがあります。これを見逃すと、出血や穿孔の原因となるので注意が必要です。

「排便時に不快感がある」「便塊が出ずに水様便しか出ない」などの症状があったら、医師に相談します。

3 治療

便秘の治療

酸化マグネシウム、ルビプロストン（アミティーザ®）など**浸透圧性下剤**は、便を軟らかくして排便を促します。

センノシド（プルゼニド®）、ピコスルファートナトリウム（ラキソベロン®）など**大腸刺激性下剤**は、腸の動きを刺激して排便を促します。

オピオイド鎮痛薬の使用によって起こる便秘には、**オピオイド誘発性便秘治療薬**（ナルデメジン［スインプロイク®］）を使用します。ナルデメジンは、鎮痛作用に影響を与えることなく、副作用の便秘のみを改善します。

ここに注意！

酸化マグネシウムは、よく使用される薬ですが、腎機能低下があると高マグネシウム血症になる可能性があります。

腎機能が低下した患者さんには、ルビプロストン（アミティーザ®）や大腸刺激性下剤の使用が推奨されます。

下痢の治療

止痢薬を使用する前に、下剤や下痢を引き起こしていると思われる薬剤を減量・休薬します。下痢による脱水がみられる場合は、点滴をします。

下痢は、止痢薬（ロペラミド［ロペミン®］）の使用で改善することがありますが、逆に便秘に傾くこともあるため、注意が必要です。

4 標準的なケア

食事の工夫

便秘のときは、食物繊維の多い食品（きのこ、海藻、こんにゃくなど）や野菜を摂れるようにします。また、水分摂取量が少ないと、便が硬くなって便秘になるため、十分な水分摂取を促します。

下痢のときは、消化のよい食品を摂取するように心がけます。脱水予防のために、経口補水液やスポーツドリンクなどを摂取するよう促します。

アドバイス

便秘解消のためには、50℃のお湯で絞ったタオルをビニール袋でくるんで腰部を10分温める温罨法が有効です[3]。

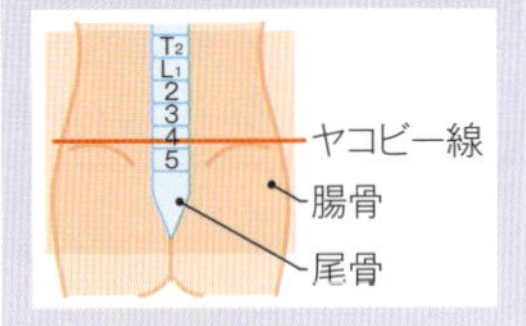

図2 ブリストル便性状スケール

タイプ1	タイプ2	タイプ3	タイプ4	タイプ5	タイプ6	タイプ7
コロコロ便	硬い便	やや硬い便	ふつう便	ややわらかい便	泥状便	水様便
硬くコロコロした便（ウサギの糞のような便）	短く固まった硬い便	水分が少なく表面がひび割れている便	表面がなめらかでやわらかい便	水分が多く、やわらかい便	形のない泥のような便	塊のない水のような便

Lewis SJ, Heaton KW. Stool form scale as a useful guide to intestinal transit time. *Scandinavian Journal of Gastroenterology* 1997；32（9）：920-924.

日常生活の工夫

便秘や下痢が生じると、患者さんは、心身ともに疲弊します。

安楽な体位を整え、保温に努めるなど、休息がとれるような環境調整が大切です。

また、肛門周囲の皮膚障害が起こらないよう、シャワートイレなどで清潔に保ちます。

5 実践的なケア：「コツ」と「ワザ」

排便時の姿勢の工夫

前かがみの姿勢をとると、腹圧がかかりやすく、最適な直腸角度を保持でき、排便がスムーズになります。

足台を置くと、より、いきみやすい姿勢がとれます。

アドバイス

便座に深く座り、不安定な場合はクッションなどを抱えると、前傾姿勢がとりやすいです。

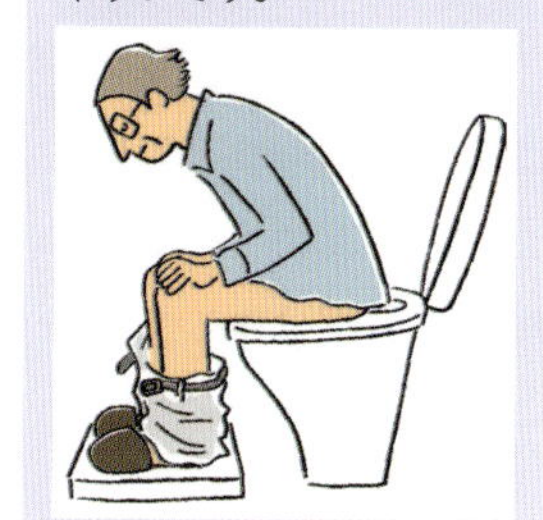

セルフケア支援

下痢が持続するときは、患者さんが下痢の発現時期、排便回数と便の性状、持続時間を排便日誌に記録し、自分自身で治療や日常生活に合わせて止痢薬の使用や食事の工夫ができるように支援します。

（根岸恵）

文献

1. 日本消化器病学会関連研究会 慢性便秘の診断・治療研究会 編：慢性便秘症診療ガイドライン2017. 南江堂, 東京, 2017.
2. 日本緩和医療学会 編：専門家をめざす人のための緩和医療学. 南江堂, 東京, 2014：133.
3. 日本看護技術学会 技術研究成果検討委員会 温罨法班 編：便秘症状の緩和のための温罨法Q&A Ver.3.0. https://jsnas.jp/system/data/20160613221133_ybd1i.pdf（2018.11.29アクセス）.

Part 3
症状別・緩和ケアの実践

身体的症状③ 消化器症状

腹部膨満・腹水

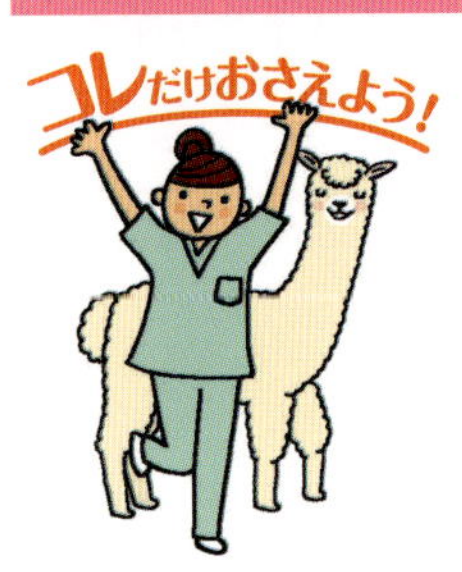

- 腹部膨満感は、患者さんにとって強い苦痛となる。
- 原因治療と同時に、苦痛緩和のケア（体位調整、排便調整、腹部を温める）を行う。
- 腹水は、がんの進行に伴って生じることが多いため、患者さんは強い不安を抱くことが多い。

1 腹部膨満・腹水とは

腹部膨満とは、腹水、便やガス、腫大した臓器などの原因によって、腹部の大きさが増大することです。

腹水は、がんによって腹膜が炎症を起こし、多くの体液が貯留した状態です 図1。

アドバイス

おなかが大きく張った苦しい感覚を腹部膨満感といいます。

患者さんは「おなかが張る」「おなかが苦しい」などと表現します。

腹部膨満が起こる頻度

腹部膨満の主な原因は、腹水と消化管閉塞です。腹水はがん患者さんの5～15％に、消化管閉塞は10～50％にみられます[1]。がんによる腹水のある患者さんの平均予後は、4か月未満とされています[2]。

2 アセスメント

患者さんの「おなかの苦しさ」を理解するために、体を観察します。腹部膨満の原因は1つではなく、複雑に絡み合っているため、総合的に検討することが大切です 表1。

図1 腹水

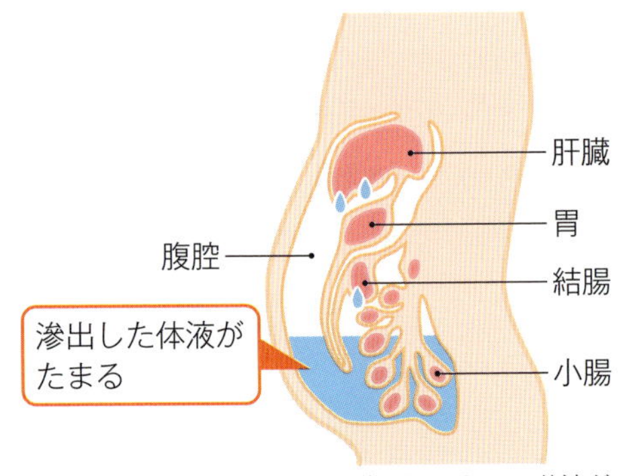

＊健康な人の腹腔内にも、通常20～50mLの体液が貯留している

表1 腹部膨満の原因

腹水	●がん性腹膜炎 ●門脈圧亢進 ●リンパ管の閉塞によるリンパ流のうっ滞 ●低アルブミン血症
がんの増大	●卵巣がん・肝臓がん・大腸がん
便秘・消化管閉塞	●術後イレウス ●がん性腹膜炎による腸管運動の低下 ●がんによる消化管閉塞 ●オピオイドや抗がん剤など薬の副作用

問診

腹部膨満が「いつから」「どのように」発症し、どれくらい**生活への影響**があるか確認します。

腹部膨満の緩和因子（楽になること）と増悪因子（苦しくなること）を確認し、対処方法に活かします。

また、腹部膨満による腹痛、悪心・嘔吐、便秘などの症状についても確認します。

視診

剣状突起と恥骨結合を結ぶ仮想線から、腹壁の高さを観察します。**腹水**がある場合は、腹部全体が膨らむのが特徴です。

あわせて知りたい！

腹壁の高さは、剣状突起と恥骨結節を結んだ仮想線を基準にして観察します。

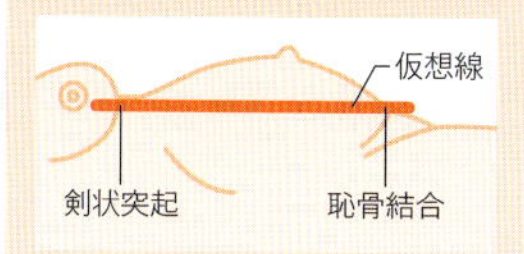

触診・打診

触診で、臓器（肝臓や卵巣など）の腫大、腫瘤や便塊がないか確認します。

打診で、波動が触知されるか確認します。腹水があると、側腹部を叩いた衝撃が対側の側腹部に伝わるため、**波動**を触知します。

検査所見

血液検査で、栄養状態、肝機能、貧血、炎症反応などを確認します。

また、**画像**（腹部エコーやCTなど）で、がんや便秘、腹水などを確認します。腹水の鑑別診断のため、**腹腔穿刺**を施行することもあります。

3 治療

腹部膨満の原因治療を行います表2。

しかし、がんによる消化管閉塞や腹水は、治癒が難しいことも少なくありません。患者さんの意向に沿った治療が選択できるよう、支援することが重要です。

表2 腹部膨満の原因治療

利尿薬（スピロノラクトン、フロセミド）	尿の量を増やして腹水を減らす
腹腔穿刺ドレナージ	腹水を強制的に排出する
点滴量の調整	点滴量を少なめに調整（点滴量が多いと腹部膨満感につながる）
オピオイド（オキシコドン、フェンタニル）	腹部膨満感によるつらさを軽減する
腹水ろ過濃縮再静注法（CART*[1]）	排出した腹水をろ過・濃縮し、静脈から戻す

*1 CART（cell-free and concentrated ascites reinfusion therapy）：腹水ろ過濃縮再静注法

4 標準的なケア

体位調整と排便コントロール、そして「腹部を温めるケア」がポイントとなります図2。

アドバイス

肝不全や心不全により、腹水が貯留することがあります。体重を測定しながら飲水・塩分量や利尿薬を調整していきます。

飲水量を制限されることにストレスを感じる人もいます。患者さんの病期を確認し、「おなかが張って苦しい」と「水を飲みたい」のどちらを優先するか、一緒に話し合います。

5 実践的なケア：「コツ」と「ワザ」

食事の工夫

1回の食事量を減らし、食事回数を増やします。

氷削機がある施設なら、患者さんに**かき氷**を提供してもよいでしょう。水を飲むとおなかが張る患者さんには有効です。

衣類・寝具の工夫

おなかまわりがゆったりとした寝衣を選びます。

布団の重みが苦痛にならないよう、バスタオルやタオルケットなどの軽い掛物を使用します。

精神的ケア

腹水は、がんの進行に伴って生じることが多いため、患者さんは「もう、おなかに水がたまったから終わりね」「これからどうなってしまうのでしょう…」などと不安な気持ちを表出することも少なくありません。

悲観的な言葉も否定せず、患者さんと家族の気持ちに耳を傾けます。

（根岸恵）

図2 腹部膨満のケア

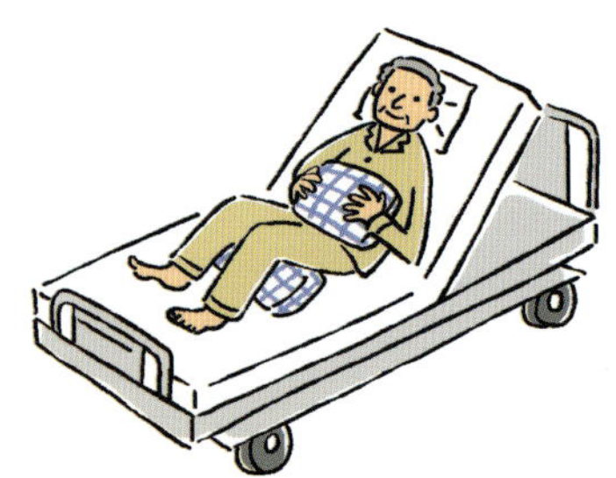

- ベッドを挙上して上半身を高くし、膝の下に枕を入れる
- 温タオルで腹部を温める

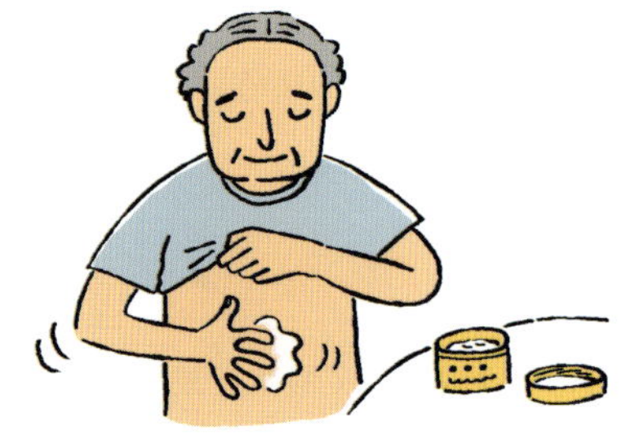

- 入浴により腹部が温まると、症状が楽になる
- 入浴後は腹部の皮膚を保湿する

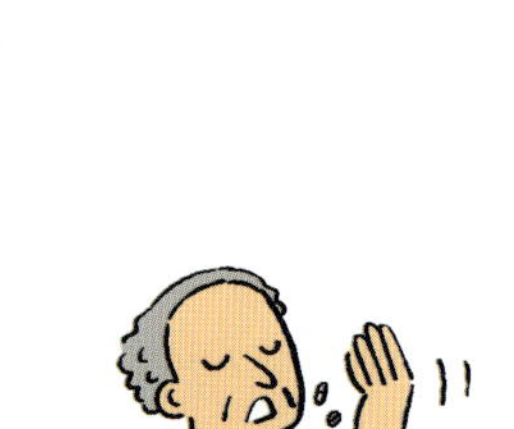

- 便秘があると症状が悪化するため、下剤や浣腸、腹部マッサージなどで排便を調整する

文献

1．恒藤暁：系統緩和医療学講座 身体症状のマネジメント．最新医学社，大阪，2013：114，144.
2．日本緩和医療学会 編：専門家をめざす人のための緩和医療学．南江堂，東京，2014：142.

Part 3
症状別・
緩和ケアの実践

身体的症状③ 消化器症状
食欲不振

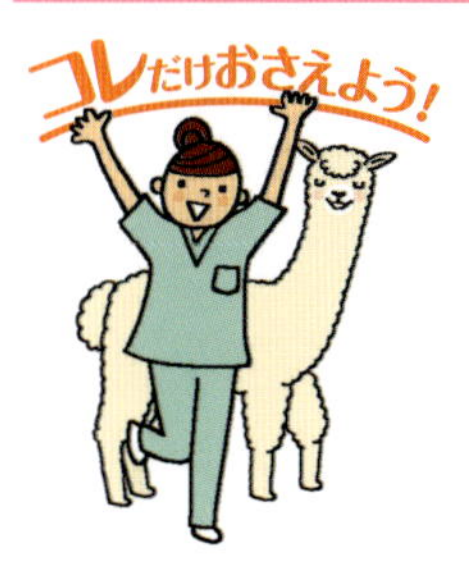

- 食欲不振は、患者さんのQOLを大きく低下させる。
- 抗がん治療の副作用対策と、他の苦痛症状のマネジメントを十分に行うことが大切である。
- 臨床で特に問題となるのは、終末期にみられるがん悪液質と、消化管閉塞である。

1 食欲不振とは

食欲不振は“食べたい”という生理的な欲求が低下した状態のことをいいます。がんによる症状だけでなく、消化器系の病態、治療の影響、心因性、環境など、さまざまな原因によって生じます。

食欲不振が生じると、がん患者さんは、自身の衰弱を実感し、生命が脅かされるように感じます。加えて、生活における楽しみも減少するため、**QOLが低下**します。

食欲不振（食事や水分摂取に関する苦痛）は、最期の２週間前ごろになると、かなりの頻度で出現しますP.5。

食欲不振が起こる頻度

食欲不振は、進行がん患者さんの約66％に認められます。

進行がん患者さんの食事に関連する症状としては、食欲不振のほか、悪心（60％）、口腔乾燥（57％）、便秘（52％）、早期満腹感（51％）、嘔吐（30％）などもみられます[1]。

あわせて知りたい！

生存期間が約1か月を切るころになると、消化器症状（食欲不振、便秘など）と全身倦怠感が増加する傾向がみられます。

2 アセスメント

治療・ケアを進めるためには、食欲不振の原因の特定が必要です 図1 P.94。

状況的要因は、ケアの工夫によって改善できるものです。におい、味や食事の量、他の症状による苦痛などによって食欲が落ちている状況で、看護師の腕の見せどころだといえるでしょう。

一方、**医学的要因**は、治療が必要な病態です。なかでも、特に注意すべき病態が、消化管閉塞とがん悪液質P.98です。

なお、**精神的要因**は、必要に応じて向精神薬投与も行います。

ここに注意！

食欲不振は、**がん悪液質**の代表的な症状で、生命予後にも関係します。

がん悪液質は、患者さんにとっても、家族にとっても、苦痛となる症状です。少しでも症状を緩和できるよう、対応を検討します。

図1 食欲不振の原因

頭蓋内圧亢進
抑うつ、不安
緩和されていない苦痛（疼痛など）
におい、食事（味、量の不都合）
感染症、薬剤の副作用など治療の影響（高カロリー輸液を含む）、高血糖、がん悪液質、高カルシウム血症、亜鉛欠乏
口内炎、口腔乾燥、味覚異常、嚥下困難
悪心·嘔吐、便秘、消化管閉塞、胃·十二指腸潰瘍、胃炎、胃拡張不全症候群、胃内容物の停滞、腹水、肝腫大など

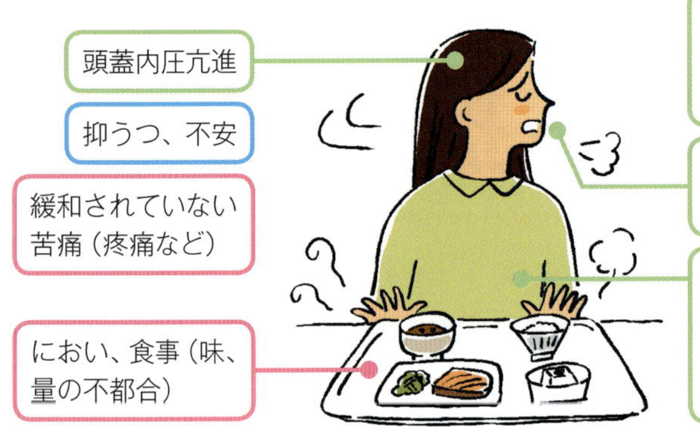

□＝状況的要因 □＝医学的要因 □＝精神的要因

3 治療

医学的要因の場合

医学的要因によって食欲不振が生じている場合は、原因となる病態の治療を行います表1。

抗がん治療（化学療法など）に伴う食欲不振は、要因となっている治療の副作用が安定すると回復する場合もあるため、副作用対策を検討していきます。制吐薬の使用方法については「悪心P.82」の項を参照してください。

また、症状マネジメント目的で用いる薬剤（オピオイド、NSAIDs*1、SSRI*2やSNRI*3）の副作用で食欲不振が生じることもあります。

臨床でよく出会うのは消化管閉塞

消化管狭窄や消化管通過障害は、がんの進行に伴って生じることが多いです。治療が可能な場合は狭窄を解除し、再び食事を摂取できる見込みがありますが、終末期は難しいことも少なくありません。

消化管閉塞による食欲不振の治療には、外科的手術、経鼻胃管、イレウスチューブ、ステントなどがあります。これらの治療は、患者さんにとって大きな利益が得られそうな場合に選択されます。しかし、治療に伴う侵襲が大きいと判断された場合には、侵襲の少ない薬物療法だけで症状緩和を図ることもあります表2。

不完全閉塞の場合は、メトクロプラミド（プリンペラン®）を使用します。しかし、消化管閉塞で腸蠕動が亢進している場合は、メトクロプラミドの使用を避け、抗コリン薬であるブチルスコポラミン（ブスコパン®）の使用を提案します。

アドバイス

化学療法によって生じる悪心、味覚異常、便秘、下痢、口内炎、倦怠感、抑うつは、食欲不振を引き起こします。

ここに注意！

難治性悪心の場合、オランザピン（ジプレキサ®）、ミルタザピン（リフレックス®）を検討します。

ジプレキサ®は、口腔内崩壊錠で使いやすく、オピオイドによる悪心にも効果的ですが、糖尿病のある患者さんへは投与禁忌です。

リフレックス®は、不安や不眠、悪心のある抑うつ傾向の患者さんに効果があります。抑うつ傾向があっても使えるため、一般病棟でよく使用されますが、効果を実感できない場合は中止します。

プロクロルペラジン（ノバミン®）も同様で、不安を訴えたらアカシジアを疑って、投与を中止しましょう。

＊1 NSAIDs（non-steroidal anti-inflammatory drugs）：非ステロイド性抗炎症薬
＊2 SSRI（serotonin selective reuptake inhibitor）：選択的セロトニン再取り込み阻害薬
＊3 SNRI（serotonin-noradrenaline reuptake inhibitor）：セロトニン・ノルアドレナリン再取り込み阻害薬

表1 医学的要因による食欲不振への対応

全身性の症状	感染症	●抗菌薬の使用
	高カルシウム血症	●ビスホスホネート製剤の使用 ●輸液投与
	高血糖	●血糖補正
	薬物の副作用	●薬剤の変更 ●制吐薬の使用
	がん悪液質	●メドロキシプロゲステロン、副腎皮質ステロイドの使用
消化器系の症状	便秘	●下剤の使用
	消化管閉塞	●外科的治療 ●ステント治療 ●オクトレオチド、副腎皮質ステロイドの使用
	胃・十二指腸潰瘍、胃炎	●抗潰瘍薬の使用
	胃拡張不全症候群	●メトクロプラミドの使用
その他の症状	口内炎	●口腔ケア ●抗菌薬の使用（口腔カンジダ症の場合） ●専門的な歯科治療・ケア（歯科衛生士や歯科医に依頼）
	頭蓋内圧亢進	●放射線治療 ●副腎皮質ステロイドの使用 ●浸透圧系利尿薬の使用

＊色字はoncologic emergency（がん救急）なので、迅速な対応が必要

表2 消化管閉塞の薬物療法

制吐薬（中枢性制吐薬）	ドパミン受容体拮抗薬	ハロペリドール（セレネース®） 悪心が強い場合はプロクロルペラジン（ノバミン®）
	抗ヒスタミン薬	悪心が強い場合はジフェンヒドラミン・ジプロフィリン（トラベルミン®）
消化管浮腫の改善薬	ステロイド	**漸減法**[4]：食欲不振の場合はベタメタゾン（リンデロン®）4～6mg/日を3～5日間投与（効果がなければ中止） • 生命予後が不明確または3か月以上の場合：長期投与による合併症＊を避けるため、1～5日間の短期投与を反復 • 生命予後が3か月未満の場合：長期投与による合併症を観察しながら、効果の維持できる最小量に漸減（0.5～4mg/日） **漸増法**：リンデロン®0.5mg/日から開始し0.5mgずつ4mg/日まで増量
消化管蠕動促進薬	メトクロプラミド	不完全閉塞で蠕動痛がなければメトクロプラミド（プリンペラン®）
鎮痛薬	オピオイド	痛みがある場合はオピオイドを使用 腸管運動抑制はフェンタニルよりモルヒネのほうが強い
消化液分泌抑制薬	オクトレオチド	オクトレオチド（サンドスタチン®）
	抗コリン薬	ブチルスコポラミン（ブスコパン®）

＊ステロイドの合併症：満月様顔貌、胃潰瘍、高血糖、口腔カンジダ症、精神症状

症状が強いときは、オクトレオチドとステロイドの併用（サンドスタチン®＋リンデロン®など）を検討します。３～７日後に効果判定を行って、無効であれば中止します。

悪心が強い場合は制吐薬を、痛みがある場合はオピオイド鎮痛薬を検討します。

あわせて知りたい！

『がん患者の消化器症状の緩和に関するガイドライン（2017年版）』では、悪性消化管閉塞に対するオクトレオチド（サンドスタチン®）投与の推奨度が低くなっています（「強い推奨」→「弱い推奨」へ）。

栄養補給

予後が１～２か月以上と予測される患者さんには、積極的に高カロリー輸液を行います[4]。

しかし、1,000mL/日以上の輸液は、腹水・胸水・浮腫を悪化させる可能性があるため、注意が必要です。

なお、予後が数週間と予測された患者さんが口渇を訴えた場合、輸液の効果はありません。口腔ケアの実施が推奨されています。

4 標準的なケア

まずは「緩和されていない苦痛」がないか確認し、症状緩和を図ります。痛みがある場合は痛みの緩和を行います。

精神的な要因（抑うつ、不安など）が考えられる場合は、精神的ケアを行い、必要に応じて向精神薬の使用を検討します。

ここでは、そのほかに実施すべきケアを解説します。

食事の工夫

患者さんの嗜好に合わせ「好きなもの・食べやすいものを、食べたいだけ」食べるように促します。

そのため、まずは、患者さんが食べたいもの・食べられそうなものを患者さんとともに探すことからはじめましょう。

口渇を伴う場合は、口腔内を湿らせることができるよう、氷水でのうがいや、氷片（口腔内で溶ける程度の大きさ）を準備しておきます。

入院患者さんの場合、管理栄養士に相談し、味・量の調整を図ります。においによって食欲不振が増強されないよう、環境整備も大切です。

アドバイス

在宅療養なら、好きな時間に、好きな場所で、好きなものを、好きな量だけ、好きな人と食べられます。飲酒も可能です。

しかし、入院生活では上記のような生活は困難です。とはいえ、可能な範囲で「好きな時間、場所、もの、量、一緒に食べる人」を調整しましょう。そうすれば、思うように食べられなくても、満足感を得ることは可能です。

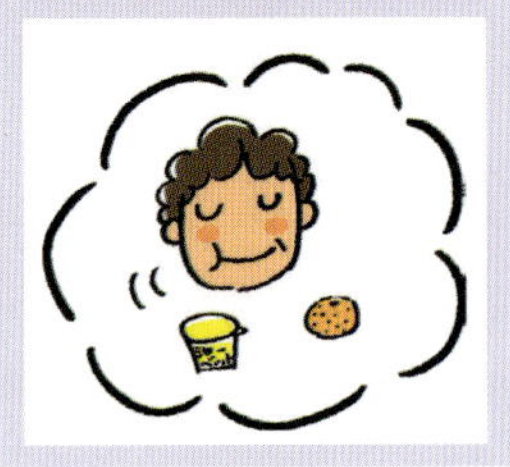

心理的支援

患者さんに「無理はせず、食べられそうなときに、食べられるだけ」食べれば十分であることを伝えます。

また、家族に、患者さんは「がんによる自然の経過」で、「食べたくても食べられない」状況にあることを伝えます。そして、食べる量ではなく、食べられそうなものをおいしく食べることに意識が向くようにかかわりましょう。

5 実践的なケア：「コツ」と「ワザ」

経口摂取量が低下している患者さんにかかわるときは、患者さんの言葉を代弁するように心がけましょう。「食事が食べられない、受けつけないですよね？」「まるで、砂や土を食べているように味がないですよね？」「食べ物が下に落ちていかないですよね？」など、言葉を選ぶことが大切です。

また、家族は、患者さんに食べてほしいので、「何とか食べられるように」労力をかけてもうまくいかず、落胆していることも多いです。

残された時間が短くなってきたら、残念ながら、食欲は戻りません。患者さんの状況を説明し、「元気なときのようには食べられない」ことへの理解を促しましょう。パンフレットを用いて食べられない状況を伝えるのも効果的です。

アドバイス

患者さんや家族への説明時に用いるパンフレットの例は、がん対策のための戦略研究「緩和ケア普及のための地域プロジェクト」WEB（http://gankanwa.umin.jp/pamph.html）からダウンロードすることもできます。

漢方薬の投与

がんなどの疾患に伴う消化管の機能障害に対して、漢方薬が有効なことがあります。

六君子湯（りっくんしとう）が第一選択として使われますが、そのほかにも、十全大補湯（じゅうぜんたいほとう）、補中益気湯（ほちゅうえっきとう）、人参養栄湯（にんじんようえいとう）、半夏瀉心湯（はんげしゃしんとう）などが選択されることもあります。

（林ゑり子）

文献

1. Shoemaker L K, Estfan B, Induru R, et al. Symptom management : An important part of cancer care. *Cleve Clin J Med* 2011 ; 78（1）: 25-34.
2. 日本緩和医療学会 緩和医療ガイドライン作成委員会 編：終末期がん患者に対する輸液治療に関するガイドライン2013年度版．金原出版，東京，2013.
3. Evans WJ, Morley JE, Argiles J, et al. Cachexia : a new definition.. *Clin Nutr* 2008 ; 27（6）: 793-799.
4. 森直治，東口髙志：悪液質―What is cancer cachexia?―．日本緩和医療学会ニューズレター 2012 ; 55. https://www.jspm.ne.jp/newsletter/nl_55/nl550201.html（2018.11.29アクセス）.
5. 森田達也，木澤義之，梅田恵 他編：3ステップ実践緩和ケア 第2版．青海社，東京，2018.
6. 森田達也：緩和治療薬の考え方，使い方．中外医学社，東京，2014.
7. Fearon K, Strasser F, Anker SD, et al. Definition and classification of cancer cachexia. *Lancet Oncol* 2011 ; 12（5）: 489-495.
8. Radbruch L, Elsner F, Trottenberg P, et al. Clinical practice guidelines on Cancer Cachexia in advanced cancer patients. Department of Palliative Medicinen/ European Palliative Care Research Collaborative ; 2010. http://www.epcrc.org（2018.11.29アクセス）.

Part 3
症状別・
緩和ケアの実践

身体的症状③ 消化器症状

悪液質

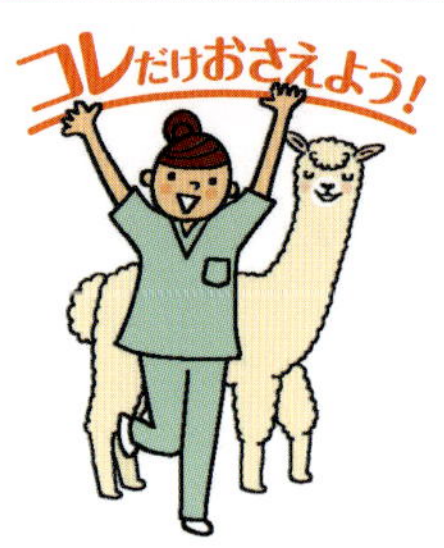

- 悪液質は、終末期が近づいた患者さんに高確率でみられる症状である。
- 不応性悪液質に至ると不可逆となるため、なるべく進行を遅らせるようなかかわりが重要となる。
- 悪液質について、患者さんと家族に説明し、理解してもらう。

1 悪液質とは

悪液質は、基礎疾患に関連して生じる複合的代謝異常の症候群です。なかでも、がんの進行に伴う全身的炎症反応や代謝異常などの因子によって生じるものを**がん悪液質**といいます図1。通常の栄養サポートを行っても骨格筋量が持続的に減少し、**進行性の機能障害**となります。

あわせて知りたい!
特徴的な外見変化として、ヒポクラテス顔貌（目が落ち込み、頬がくぼみ、無気力な表情）、るいそうがみられます。

がん悪液質が起こる頻度

がん悪液質は、がん患者さんの50～80％に発症し、がん死亡の20％を占めると推定されています。一般的に、膵がん・肺がん・胃がんなどでは頻度が高く、乳がんや前立腺がんなどでは頻度は低いとされています。

2 アセスメント

がん悪液質は、**前悪液質**、**悪液質**、**不応性悪液質**の３つに分類されます図2。スクリーニング（体重減少、食欲不振の有無、筋肉量の測定など）を行って、早期に診断することが、最も重要です。

アドバイス
前悪液質～悪液質なら、積極的な介入が有効です。
不応性悪液質は不可逆なので、苦痛緩和に重点を置いて対応します。

図1 がん悪液質の症状

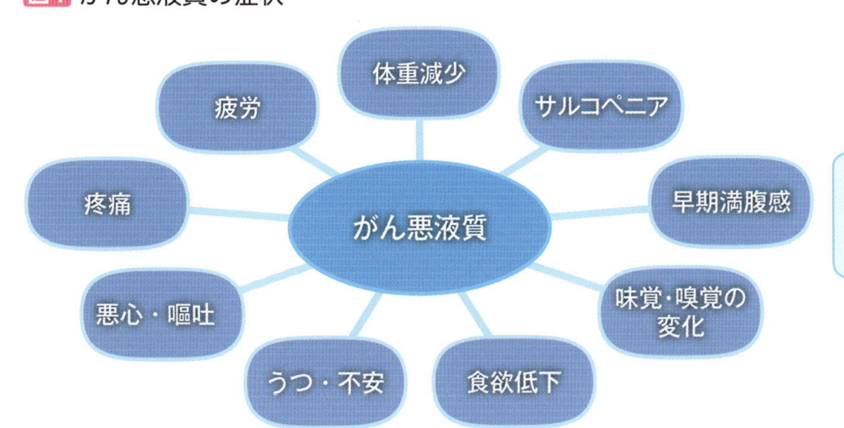

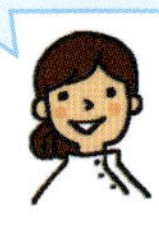

3 治療

以下の3つを目的とした**集学的アプローチ**が必要となります。

❶十分な栄養摂取と適度な運動により症状を緩和すること
❷悪液質に典型的な代謝および炎症過程を抑制すること
❸心理的な問題に対処すること

前悪液質の段階から介入し、悪液質へ進行させないことが最も重要です。早期から栄養サポートや運動療法を含めた治療を行います。

あわせて知りたい！
がん悪液質の病態生理に特異的な薬物も開発されてきましたが、いずれも、まだ限定的なエビデンスにとどまっており、各種ガイドラインなどで推奨されるには至っていません。

4 標準的なケア

前悪液質へのケア

悪液質への進行を遅らせるために、全身状態に応じた軽い運動を行って筋肉量の減少を防ぐための**運動療法**、**栄養のサポート**、筋肉を増やすための**ステロイド**投与などが行われます。患者さん・家族への情報提供も大切です。

悪液質へのケア

食欲不振の原因治療を行いますP93。苦痛症状の緩和も重要です。進行を遅らせるため、多職種で協働して運動療法や心理療法などを行いましょう。

不応性悪液質へのケア

苦痛症状の緩和が中心です。**QOLを重視したケア**を選択し、実施します。

あわせて知りたい！
海外では、食欲を改善するため、プロゲステロン製剤（メゲストロール：わが国では未承認）投与が行われることもあります。

ここに注意！
活動量が低下したら、栄養摂取量も減らしましょう。
過度な栄養摂取は、高血糖、倦怠感、浮腫（水分過多に伴う）を引き起こしてしまいます。

5 実践的なケア：「コツ」と「ワザ」

がん悪液質による**日常生活動作への影響**をていねいにアセスメントし、QOLの維持・向上につながる生活上の工夫を、患者さんや家族と一緒に考えていく姿勢でかかわることが大切です。状況によっては、患者さん・家族の努力の問題ではなく、病態的に栄養摂取に限界があるということの理解を促すことも、QOLという視点から、必要なケアの1つとなります。　**（津村明美）**

アドバイス
食事摂取に関する苦痛や苦悩は、患者さんより、介護者である家族のほうが強いこともあります。「食べられない」ことによる両者の心理的負担に目を向けることも必要です。

図2 悪液質のステージ

正常	前悪液質	悪液質	不応性悪液質	死亡
	体重減少≦5% 食欲不振 代謝の変化	体重減少＞5% BMI＜20かつ体重減少＞2% サルコペニアかつ体重減少＞2% 摂食量の減少 全身性炎症	さまざまな程度の悪液質 異化の亢進が進行 抗がん治療が奏効しない PS不良 予後3か月未満	

Fearon K, Strasser F, Anker SD, et al：Definition and classification of cancer cachexia：an international consensus. *Lancet Oncology* 2011；12（5）：489-495.

文献
1. Fearon K, Strasser F, Anker SD, et al. Definition and classification of cancer cachexia：an international consensus. *Lancet Oncology* 2011；12（5）：489-495.
2. 日本がんサポーティブケア学会 Cachexia部会 編：がん悪液質：機序と治療の進歩 初版日本語版. http://jascc.jp/wp/wp-content/uploads/2018/05/Cancer-Cachexia-Booklet_201805.pdf（2018.11.29アクセス）.

Part 3
症状別・
緩和ケアの実践

身体的症状④ その他の症状

倦怠感

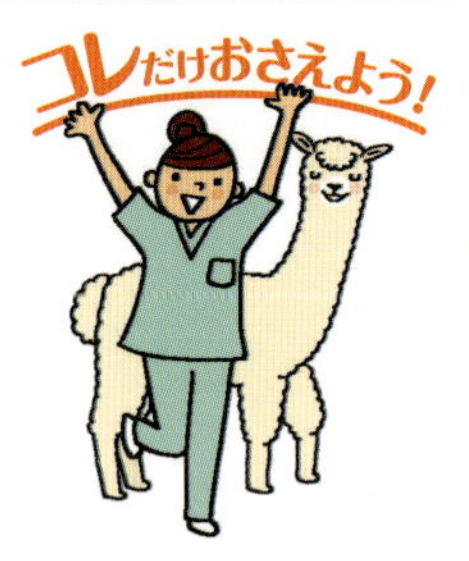

- 倦怠感は、軽視されがちだが、患者さんのQOLを大きく低下させる主観的症状である。
- 倦怠感はさまざまな原因で生じるが、治療可能な原因に対する治療を最優先で行う。
- 患者さんが「なるべく疲れない」ようにしながら、「心地よさを感じられるケア」を実施する。

1 倦怠感とは

倦怠感の訴えは「身体がだるい」「元気が出ない」「疲れた」「身の置きどころがない」などと表現される多面的な症状です。

倦怠感は、がんと診断された患者さんやがんサバイバーの30％以上、進行・終末期がん患者さんの74％、亡くなる１～２週間前の患者さんの88％に出現しているという研究結果があります[1]。

しかし、多くの患者さんは「倦怠感＝耐えなければならない症状」と考えているため、医療者に症状を訴えません。そのため、**日常生活への影響**は大きいはずなのに、見過ごされがちです。

アドバイス

倦怠感の訴えは、身体的なもの（だるい、疲れた）だけではありません。

精神的なもの（活気が出ない、何に対しても興味がもてないなど）や、認知的なもの（集中できない、考えるのがおっくうなど）も、すべて倦怠感ととらえます。

倦怠感の原因

倦怠感の原因は、がんそのもの（一時的倦怠感）と、貧血・感染・薬剤などに関連するもの（二次的倦怠感）に大別されます。これらをさらに細かく分類したものを表1に示します。

表1 倦怠感の原因

一次的		●腫瘍産生物質 ●炎症	●サイトカイン ●代謝異常 （糖質、タンパク質、脂質の異化亢進）
二次的	身体的要因	●がん悪液質 ●放射線療法や化学療法による体力の低下 ●免疫力低下による感染 ●食欲低下による栄養障害とビタミン不足	●薬物 ●循環不全 ●水・電解質異常 ●貧血
	精神的要因	●不安、うつ状態 ●不穏、睡眠不足	●過剰なストレス
	社会的要因	●将来への不確かさ ●不適切な休息と睡眠周期 ●ステータスの喪失	●社会的な孤立、対人関係 ●ボディイメージの変化や体力の喪失感 ●不十分なソーシャルサポート

2 アセスメント

倦怠感は、複数の要因が絡み合った**主観的な症状**なので、患者さん本人に聞いてみないと、有無すらわからない症状です。評価が難しく、医療者から過小評価されやすい症状ともいえます。

図1に、倦怠感のアセスメント指標をまとめます。これらは、すべてのがん患者さんに、すべての時期（初診時～終末期）で、必要時に評価すべきです。

3 治療

アセスメント結果に基づいて、治療可能な原因があれば、その治療を行います表2。必要に応じて、薬物療法（副腎皮質ステロイド薬）を行います。

4 標準的なケア

倦怠感がある患者さんは、さまざまな行為を「自分でやりたいのに、でき

図1 倦怠感のアセスメント指標

主観的データ
- 患者さんの訴え
  - 体力の減退感の有無
  - 苦痛の具体的症状
  - 行動への参加や倦怠感についての考え・思い
  - 患者さんの情緒的不安定の有無
  - NRS（0～10のスケール）などで評価

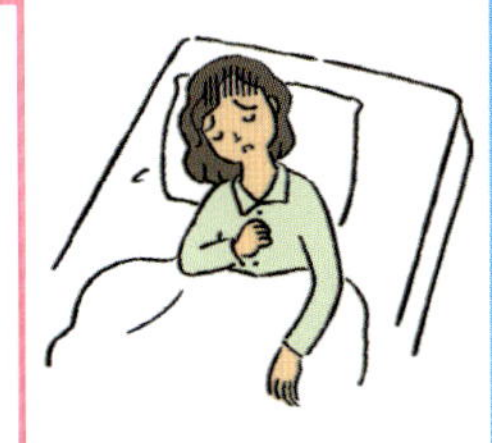

客観的データ
- 全身状態
- 日常生活動作
- 表情
- 睡眠状態
- 経口摂取状況
- 身近な人からの情報
- 検査データ

- 患者さん本人の表現（だるい、眠い、おっくうだ、しんどいなど）を大切にすること
- 方言にも要注意

表2 治療可能な「倦怠感の原因」

貧血	以下の場合は、輸血を行う ●Hb8g/dL以下で、貧血が原因と考えられるめまい・呼吸困難・倦怠感がある場合 ●一時的な出血で輸血により改善されると考えた場合	
脱水	輸液を行う（脱水は改善できるが、積極的に倦怠感を緩和するはたらきはない）	
電解質異常	**高カルシウム血症**	輸液、ビスホスホネート製剤の投与、副腎皮質ステロイド薬の投与を行う 眠気や悪心、口渇、倦怠感などの症状が急速に出現したら疑ってみる
	低カリウム血症	利尿薬、ステロイド薬投与の見直しをする
	低ナトリウム血症	多くは経過観察（無症状のことも多いため）
血糖値異常	高カロリー輸液を行っている場合は、輸液を変更する	
感染	感染症のコントロールをする	
精神症状	不安・抑うつ・不眠に対応する	
薬剤性	原因となる薬物が投与されていないか確認する	

ない」状況にあります。決して医療者側の価値観を押しつけてはいけません。置かれた状況のなかで、患者さんが「自身の価値観や信念に基づき判断すること」を尊重したケアの提供を行います。

ケアは「患者さんが希望すること」「心地よいと思いながらできるようなケア」を計画します。患者さんが判断したことや思いを受け止めて、ケアを提供することが大切です。

過剰なエネルギーの消耗の予防

倦怠感の増強を防ぐため、活動の優先順位をつけることや、他者に依頼することも、大切であることを伝えます。

日ごろ看護師が援助するケアのうち、**清潔ケア**は、特にエネルギーを消耗します。入浴、シャワー浴は、状態に応じて行います。部分浴も、1日で行うのではなく、別の日に行うようにするとエネルギーの消耗が防げます。

睡眠の確保

不眠は倦怠感を増強させるため、睡眠が確保できるような環境を整えます。熟眠できるよう、睡眠薬の検討も行います。

アドバイス

安眠が得られるように、締め付けがない衣服や肌触りのよい心地よい寝具を工夫します。

好みの香りがある場合は、アロマオイルなどを利用してもよいでしょう。

環境調整

大きな音や話し声は避け、静かな環境を調整します。

室内の明かりや温度は、患者さんの希望を聞いて調整します。明るすぎず、空気が流れている（換気が十分になされている）ことを感じられるようにするのが望ましいです。においにも注意が必要です。

5 実践的なケア：「コツ」と「ワザ」

快の感覚を高めるケアを提供します。罨法（温罨法、冷罨法）、リラクセーション、マッサージ、適度な運動、気分転換などを行うことが多いです。

また、不安を和らげ、情緒的な安定が期待できる**音楽鑑賞**、気分転換目的での**アロマセラピー**、**ツボ刺激**（足三里（あしさんり）や曲池（きょくち）、湧泉（ゆうせん）など）も有効です。

患者さんが好む活動で、気分転換を図ることが快刺激となり、リラクセーション効果が高まると、倦怠感の閾値によい影響を及ぼす可能性があります。どのようなことで心地よいと感じられるかを患者さんや家族に確認しながらケアを行っていくことが大切です。 （西村　香）

アドバイス

アロマセラピーの一環として、患者さんの「好みの香り」の精油をテッシュペーパーに2～3滴たらし、患者さんのポケットに入れて身につけてもよいでしょう。

文献

1. 日本緩和医療学会 編．ELNEC-Jコアカリキュラム2016．
2. 山本瀬奈：倦怠感．看護技術2017；63（11）：81．
3. 松尾直樹，山本知美：生活することを阻害する身体症状のケア．がん看護 2015；20（2）：150-159．
4. 日本がん看護学会 監修，矢ケ崎香 編：サバイバーを支える 看護師が行うがんリハビリテーション．医学書院，東京，2016．
5. 日本がん看護学会 教育・研究活動委員会 コアカリキュラムワーキンググループ 編：がん看護コアカリキュラム日本版，医学書院，東京，2017．

Part 3
症状別・
緩和ケアの実践

身体的症状④ その他の症状

浮腫

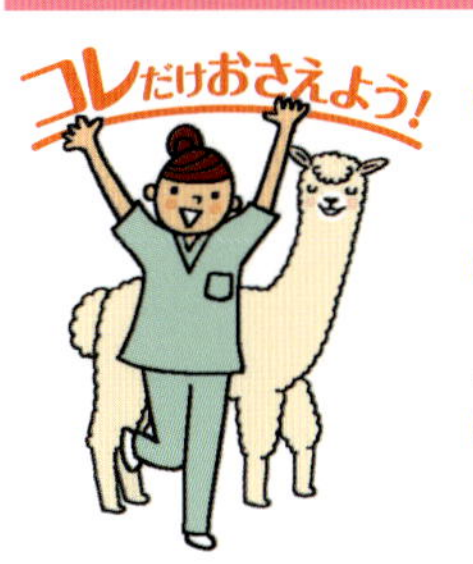

- 浮腫のアセスメントでは「全身性か局所性か」「圧痕が残るかどうか」を見きわめる。
- 浮腫のある部位の皮膚は脆弱化しているため、スキンケアや褥瘡予防が重要となる。
- 全身性浮腫では薬剤投与や輸液量の調整、局所性(四肢)浮腫では圧迫療法が検討される。

1 浮腫とは

浮腫は、組織間液(細胞と細胞の隙間にある液)が過剰に貯留した状態です。血清アルブミン値が2.0g/dLになると、浮腫が生じるといわれています。

浮腫のある部位の皮膚は、菲薄化・脆弱化し、知覚の低下をきたすため、容易に**皮膚障害**が生じます。

浮腫の主な原因を表1に示します。**がん終末期**に生じる浮腫は、複数の要因が混在しています。

乳がんの腋窩リンパ節郭清、婦人科がんの骨盤内リンパ節郭清などでは、**リンパ浮腫**が生じます。

肺がん、縦隔腫瘍などでは、上大静脈の狭窄・閉塞によって毛細血管内圧が上昇し、その結果、浮腫が生じます。

表1 浮腫の主な原因

毛細血管内圧の上昇	●心不全 ●静脈瘤	●腎機能障害 ●深部静脈血栓症など
血漿膠質浸透圧の低下	●低アルブミン血症 ●ネフローゼ症候群など	●肝機能障害
血管透過性の亢進・血管拡張(炎症性浮腫)	●炎症 ●熱傷	●外傷 ●アレルギーなど
リンパ管の閉塞・発育不全(リンパ浮腫)	●がんリンパ節転移 ●手術によるリンパ節郭清など	●悪性リンパ腫
薬剤性浮腫	●非ステロイド性抗炎症薬(NSAIDs*1) ●抗がん薬 ●ACE*2阻害薬	 ●カルシウム拮抗薬 ●抗菌薬など

＊1 NSAIDs(non-steroidal anti-inflammatory drugs):非ステロイド性抗炎症薬

＊2 ACE(angiotensin converting enzyme):アンジオテンシン変換酵素

2 アセスメント

まずは浮腫の部位（全身性か局所性か）、圧痕の有無を観察します。そして、皮膚の状態、浮腫の増悪因子、患者さんの苦痛と日常生活について観察します表2。

その後、病態、経過、血液検査、画像所見などにより、浮腫の要因を判断します。

リンパ漏を形成すると、多量の滲出液がみられ、難治性になります。そこから細菌が侵入して蜂窩織炎をきたすこともあります。

ここに注意！

圧痕が残らない浮腫は、リンパ浮腫と粘液水腫だけです。その他の浮腫は、圧痕が残ります。

3 治療

薬物療法

利尿薬やアルブミン製剤の投与を行うと、一時的に浮腫が軽減する場合があります。

終末期がん患者さん（生命予後が１か月程度）に対しては、輸液量を1,000mL/日未満とすることが推奨されています[1]。

終末期は、輸液投与に伴う心不全、呼吸不全を起こしやすく、浮腫や胸水・腹水の悪化を招かないよう過剰な水分投与は避けることが推奨されています[2]。

あわせて知りたい！

終末期がん患者さんの「輸液量の調整」は、浮腫による苦痛がない患者さんに対しては苦痛悪化の予防、浮腫による苦痛がある患者さんに対しては苦痛軽減を目的に行います。

表2 浮腫のアセスメント（終末期患者さんの場合）

浮腫の部位	●全身性（全身の浮腫）か局所性（体の一部）か
圧痕の有無	●圧痕が残るか残らないか
皮膚の状態	●発赤、熱感、疼痛、硬結、発疹、水疱、滲出液の有無 ●知覚低下の有無 ●リンパ漏の有無
浮腫の増悪因子	●過剰な輸液 ●薬剤による影響 ●病態の悪化など
浮腫による苦痛	●痛み ●倦怠感 ●瘙痒感 ●熱感 ●しびれなど
日常生活への影響	●下肢：歩きにくい、転びやすいなど ●上肢：ものを握りにくい、力が入らないなど ●会陰部：尿が出にくい、尿もれ ●関節可動域の制限 ●体位変換、歩行、衣服の着脱、食事、排泄に介助を要するなど

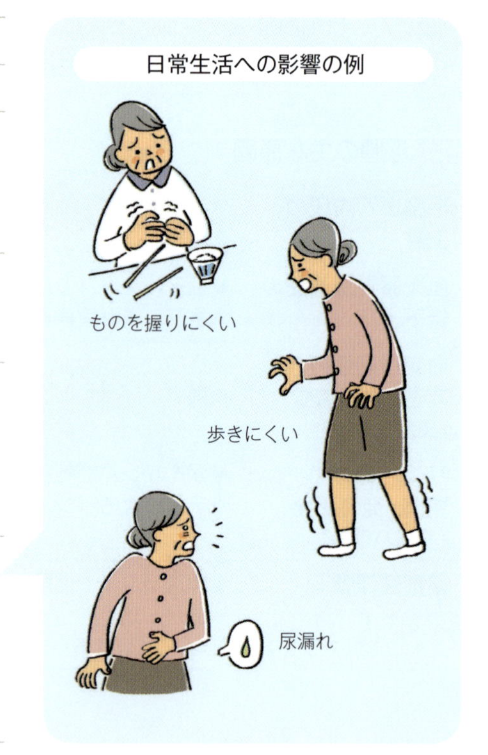

圧迫療法

四肢の浮腫では、**弾性包帯**を用いて圧迫することで、一時的に浮腫を軽減できます。

ただし、皮膚障害がある場合など、病態によっては圧迫療法が望ましくないケースがあるので、医師に許可を得てから行います。

アドバイス
下肢であれば、弾性ストッキングなども使用できます。

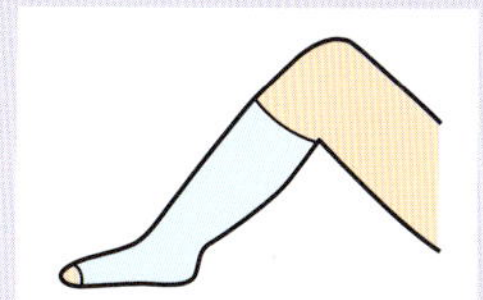
血流を妨げるしわ・たるみが起きないようにする

4 標準的なケア

体位の工夫

四肢に浮腫がある患者さんの場合、苦痛がない程度に、四肢を心臓より高く挙上します（10cm程度の挙上で効果があるとされている）。

自力で体位変換できない患者さんの場合は、クッションなどを用いて安楽な体位を調整します。

スキンケア

皮膚への刺激が少ない、弱酸性の洗浄剤を用いて清潔を保ちます。

保湿ローションは、毎日塗布します。

褥瘡の予防ケアに努めますP.107。

マッサージ

マッサージにより、一時的に**倦怠感**や重さの軽減、リラクセーション効果が得られることがあります。

病態によって禁忌の場合があるので、医師に許可を得てから行います。

ここに注意！
マッサージ禁忌の場合
- 患者さんが望まない
- 深部静脈血栓症
- 倦怠感が強い
- 局所の炎症所見
- 出血傾向
- 心不全、心房細動、心性浮腫
- 局所の皮膚損傷や湿疹

5 実践的なケア：「コツ」と「ワザ」

浮腫に伴う症状緩和、浮腫の悪化の予防、皮膚障害や褥瘡などの**二次障害の予防**を目的としたケアを行うことが重要です図1P.106。

ただし、弾性包帯による圧迫やマッサージ、四肢の挙上を苦痛に感じる患者さんもいます。無理に行うのではなく、間隔やタイミングを患者さんと相談しながら行いましょう。

（松原康美）

アドバイス
かゆみがあるときは、以下のケアを行いましょう。
- 皮膚乾燥によるかゆみは、保湿剤を塗布する
- 保湿効果のある洗浄剤を使用する
- 爪は短く切り、やすりでなめらかにする
- 皮膚の変化（発疹、炎症など）がみられた場合、医師に報告する
- 医師の指示のもと、鎮痒薬（外用、内服）を使用する

文献
1. 日本緩和医療学会 緩和医療ガイドライン作成委員会 編：終末期がん患者の輸液療法に関するガイドライン2013年版．金原出版，東京，2013：94-96.
2. 日本静脈経腸栄養学会 編：静脈経腸栄養ガイドライン第3版．照林社，東京，2013：344-351.

図1 浮腫があるときのケア

ルート固定

- 粘着テープやポリウレタンフィルムを貼付する前に、皮膚被膜剤を塗布する
- 粘着テープやポリウレタンフィルムをはがすときは、粘着剥離剤を使用する
- ルート類はΩ（オメガ）固定にする

Ω（オメガ）固定

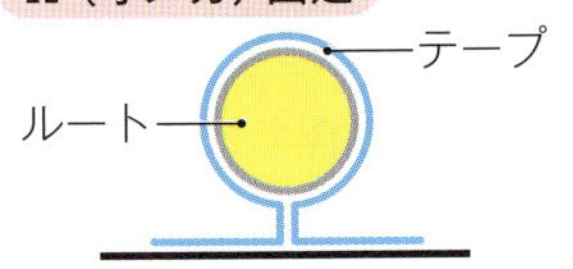

安楽な着衣

- パジャマ、下着、おむつは、ゆとりがあり、ゴム部分がきつくなく、着脱しやすく、肌触りのよいものを選ぶ

靴の確認

- 硬い靴、きつい靴、スリッパは避ける
- クッション性があり、やわらかめで履きやすい靴を選ぶ
- 靴の踵を踏まない

皮膚の保湿・保護

- 毎日、保湿剤を塗布する（1～2回/日程度）
- 浮腫がある部位の露出を避ける（長袖、長ズボン、靴下の着用など）
- 剥離刺激が少ないシリコン粘着性ロールフィルムを用いて皮膚を保護する

手浴、足浴

- 一時的に、だるさや重さが軽減
- アロマオイルやマッサージの併用により、リラクセーション効果も期待できる

皮膚障害の予防

- 浮腫がある部位には、できる限り粘着テープやポリウレタンフィルムを貼付しない
- 弾性ストッキング、弾性包帯は、毎日着脱し、保湿剤を塗布して観察する
- 車椅子への移乗時は、下腿を損傷しないよう、細心の注意を払う
- カイロ、湯たんぽは、低温熱傷の原因になるので、浮腫がある部位に直接当てない
- 虫さされは感染の原因になるので、室内環境に配慮する

褥瘡の予防

- 踵部の除圧は、膝から足首部分にやわらかいクッションをあてて踵を浮かすようにして行う
- 円座は使用しない
- 丸めたタオルを体の下に入れない

転倒や転落に注意

- 移乗、移動、歩行時は必要に応じて介助する
- ベッドサイドの環境整備
- ベッド柵の設置位置や高さの確認（必要時）

Part 3
症状別・緩和ケアの実践

身体的症状④ その他の症状
褥瘡

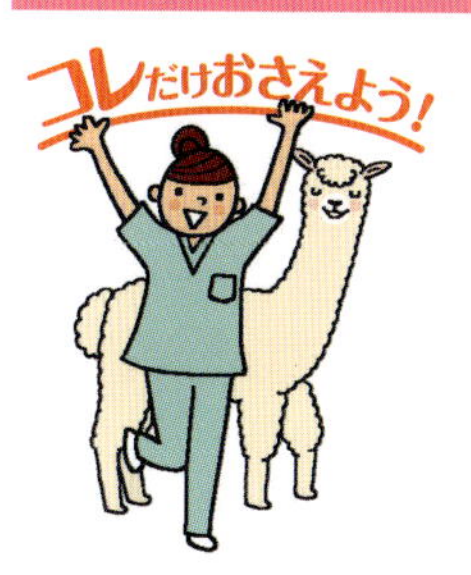

- 褥瘡ケアも、緩和ケアの１つである。患者さんが「つらい」「がまんする」状況をつくらない。
- がんの進行に伴う症状は、褥瘡の発生リスクを上げてしまうことに注意する。
- 体動痛などで体位変換や褥瘡への処置ができない場合は、予防的にレスキュー薬を使用する。

1 褥瘡とは

褥瘡は、体と支持面（ベッド、車椅子など）が接触する部分の皮膚が、長時間圧迫されることによって生じる、組織の不可逆的な**阻血性障害**です。

褥瘡は、緩和ケアを受けている患者さんの13～47％に発生するといわれます[1]。

褥瘡の引き金要因

終末期における褥瘡は、一般的な褥瘡発生要因に加え、呼吸困難感、疼痛、胸水や腹水の貯留、浮腫、神経浸潤、倦怠感など、**がんの進行に伴う症状**が引き金となって生じます図1。

あわせて知りたい！
一般的な褥瘡発生要因は、「知覚・認知」「湿潤」「活動性」「可動性」「栄養」「摩擦・ずれ」の6つです。

図1 褥瘡の引き金要因（終末期がん患者さんの場合）

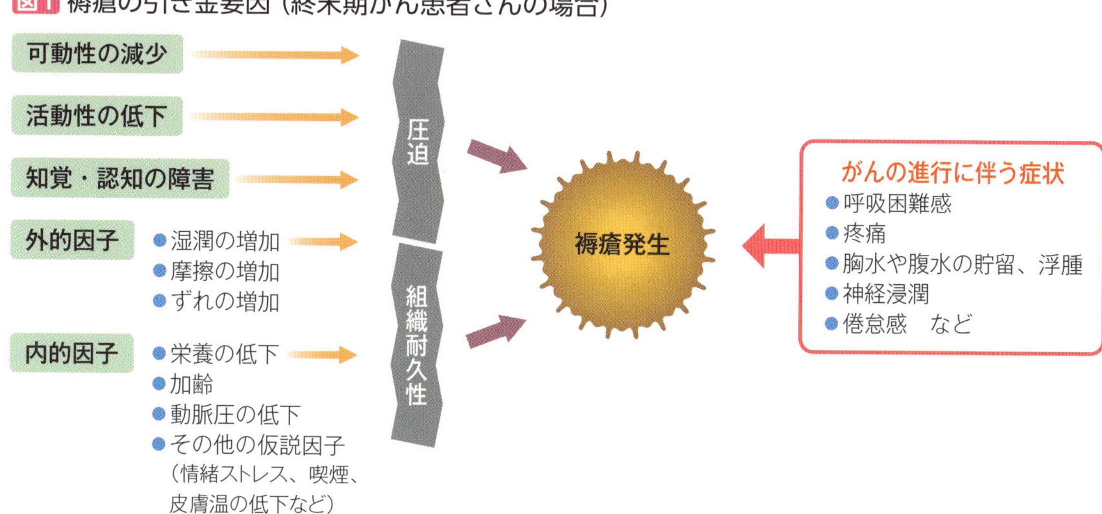

2 アセスメント

終末期には、一般的な「褥瘡発生のリスクアセスメント」のスケールに加え、がん・非がんを問わず病態や症状などのアセスメントが必要です表1。

なお「心理的なつらさ」は、褥瘡の治療やケア（体位変換や清潔ケアなど）の拒否につながるため、なおざりにしてはいけません。

ここに注意！
つらい体位だけでなく、最も安楽な体位も把握しておきましょう。

3 治療

局所症状の管理

局所症状のコントロール（痛み、滲出液、出血など）を図ること、褥瘡部の感染を予防することが重要です。

外科的デブリードマンの要否は、患者の病態とQOLを考慮し、実施によるメリットとデメリットを医療チームで検討します。

ここに注意！
褥瘡部の処置を行ううえでは、身体的苦痛（疼痛、呼吸困難感、倦怠感、浮腫など）を緩和する必要があります。

栄養管理

悪液質が進行した状態では、栄養状態を改善することは困難です。

表1 終末期における褥瘡発生時のアセスメント

アセスメント	主な内容
褥瘡局所状態の評価	●DESIGN-R®による褥瘡局所状態の評価 ●褥瘡部の痛み ●褥瘡周囲の皮膚状態 ➡菲薄化、乾燥、紫斑など
褥瘡発生のリスクアセスメント	●褥瘡リスクアセスメントスケール ➡ブレーデンスケール、OHスケールなど ●同一体位が持続する要因 ➡呼吸困難感、体動時の痛み、胸水や腹水の貯留など ●圧迫や痛みを感じにくい要因 ➡オピオイド鎮痛薬の使用、浮腫、神経浸潤、しびれなど ●治療の内容 ➡抗がん薬、放射線治療、ステロイド薬など
褥瘡の処置やケアに伴う苦痛	●褥瘡部の処置 ➡洗浄、ドレッシング材やテープの剥離時の痛み、外用薬塗布時の痛みなど ●体位変換による苦痛 ➡つらい体位、痛みの増強、呼吸困難感など ●マットレスの寝心地
がんの進行に伴うつらさ	●がんの進行に伴う諸症状の変化 ●痛みのある部位、痛みの誘発因子 ●触れてほしくない部位
意識レベル、精神面	●意識レベルの変化 ●せん妄、不穏 ●心理的なつらさ ➡抑うつ、悲嘆、恐怖、気力の低下など

原則として、静脈栄養を実施するのは、経口摂取・経管栄養が困難な場合だけです。経管栄養投与に伴う下痢や腹部膨満感が、患者さんのQOLを損なう場合もあるため、患者さん・家族と十分に話し合ったうえで栄養管理方法を決定する必要があります[2]。**患者さんと家族の意向**を聴き、柔軟に対応することが重要です。

4 標準的なケア

体圧分散ケア 表2

体圧分散ケアには、**体圧分散マットレス**の使用、体位変換、ポジショニングの3つが含まれます。

体位変換は、体圧分散マットレスを使用している場合「4時間を超えない範囲」の間隔で行ってもよいとされています[3]。側臥位にしたときは、やわらかめのクッションやピローを用いて、側臥位の角度、腰や手足の位置などを微調整します。

ポジショニングとして有効なのは、30度側臥位、90度側臥位だといわれています。しかし、患者さんの体型や、骨突出・浮腫の有無などによっては、これらの体位をとると、かえって殿部の体圧が高くなってしまい、苦痛が生じる場合もあります。そのため、30度側臥位、90度側臥位に限らず、患者さんの状態に応じた体位を検討します。

なお、体位変換やギャッジアップの後は、必ず背抜きをして、ずれを排除します。

アドバイス

側臥位をとるときの、クッション、ピローなどの使い方の例を以下に示します。

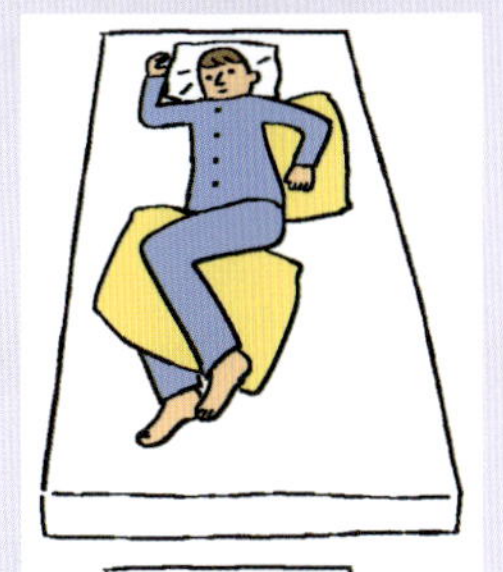

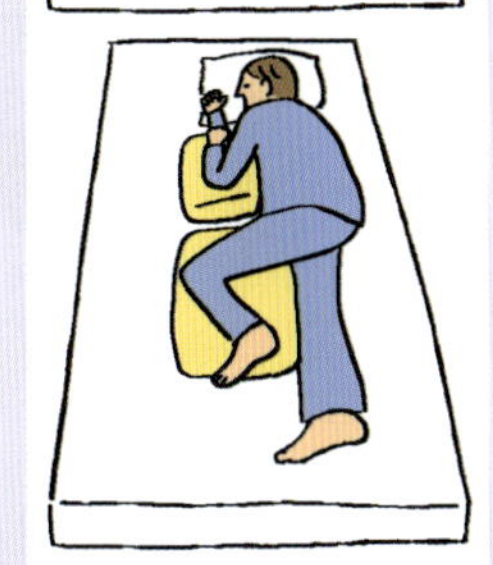

支持面積が広いほうが安定する

5 実践的なケア：「コツ」と「ワザ」

緩和ケアの目標は「患者さんにとって苦痛な**症状を緩和**し、**QOLの向上**を図ること」です。褥瘡ケアも、緩和ケアの一環であることを念頭に置き、患者さんが「つらくない」「がまんしない」ケアを実践します 図2 P.110。

症状緩和が図れていない状況で処置を行う場合は、褥瘡部の痛み、処置前・処置中・処置後の症状増強（**痛み**や**呼吸困難感**など）がないよう、予防的に鎮痛薬を使用し、処置の方法やタイミングを考慮する必要があります。

（松原康美）

表2 緩和ケア対象者の体圧分散

- 体動によって疼痛が増強する患者さんには、予定された体位変換の20～30分前に投薬をする
- 体位変換の根拠を説明した後、「安楽な体位」があるか否かを含め、体位変換の際の患者さんの選択を考慮する
- 体圧分散および安楽を向上させるため、体圧分散用具の変更を検討する
- 粘弾性フォームなどの体圧分散マットレスを使用している場合では最低4時間ごと、通常のマットレスでは2時間ごとに体位変換するように努める
- 体位変換の記録には、その決定に影響する因子（患者さんの希望、医学的ニーズなど）を含める

NPUAP, EPUAP 著, 真田弘美, 宮地良樹 監訳：褥瘡の予防と治療 クイックリファレンスガイド. http://www.epuap.org/wp-content/uploads/2016/09/japan_quickreferenceguide_sep2016.pdf（2018.11.29アクセス）. より引用

図2 がん終末期における褥瘡ケアの実践

体圧分散マットレスの選択

- 寝心地、安楽性を重視する
- 圧切替型エアマットレスの場合は、モード調整（微波動、体重設定、換気など）も行う

体位変換の間隔

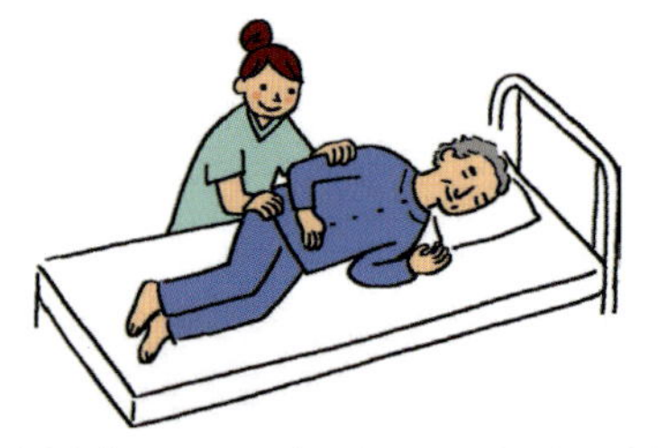

- 側臥位の時間を短くしたい場合は「仰臥位4時間・側臥位1時間」などとする
- 苦痛がある場合、体位変換を定期的に行うことにとらわれず、そのときどきの患者さんの状態に合わせて行う

体位変換ができないとき

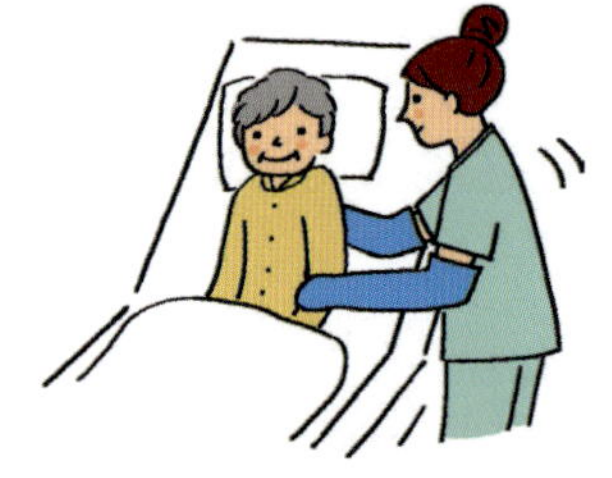

- ポジショニング専用のグローブをつけて、寝衣とシーツの間に腕を入れる
- やわらかめのクッションを使用し、手足や腰の位置、顔の向きなど部分的に微調整する

処置前・中・後の疼痛緩和

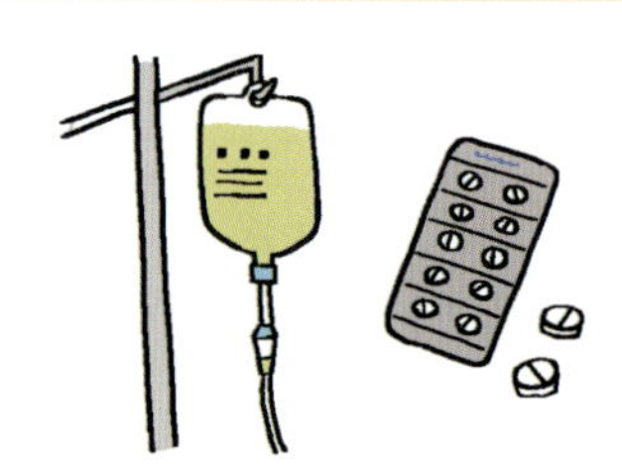

- 体位変換、褥瘡処置による疼痛が予測される場合、その20～30分前に鎮痛薬を使用する
- 処置中に患者さんが「つらい」「痛い」と言ったら小休止する
- 処置中・処置後も、必要に応じて鎮痛薬を使用する
- 痛みのある部位には触れない

処置の方法とタイミング

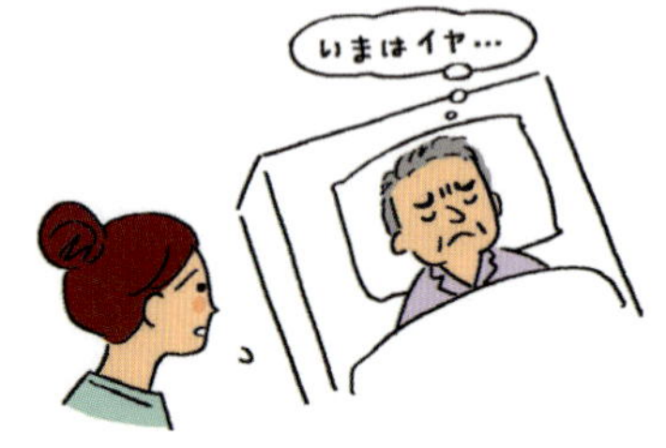

- 患者さんの希望を聞いて、処置を実施する時間を調整する
- あらかじめ必要物品を準備し、数人の看護師で、できる限り短時間に行う
- 処置（洗浄、テープやドレッシング材の剥離、外用剤の塗布など）による痛みがある場合は、使用材料や方法を検討する
- シリコン粘着フォームドレッシング材は、剥離による痛みがなく、クッション性があるので、使用を検討するとよい

褥瘡ケアの評価

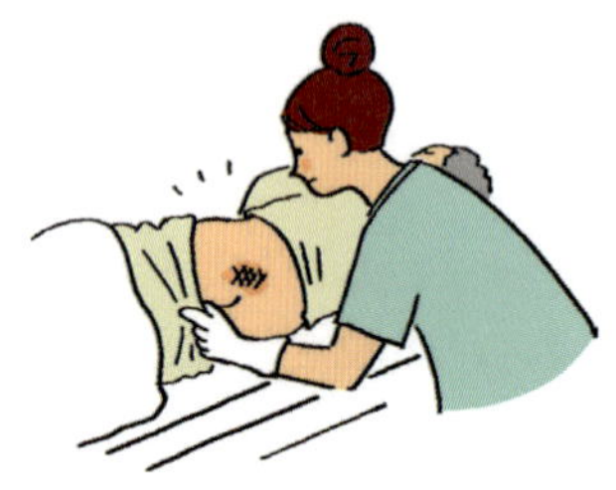

- 病態および症状変化時は、随時アセスメントする
- 褥瘡の局所状態だけでなく、つらくない処置やケアが行えたかを評価する
- 患者さんの希望を聞きながら、褥瘡ケアの方法やタイミングを調整する

文献

1. Langemo DK. When the goal is palliative care. *Adv Skin Wound Care* 2006；19（3）：148-154.
2. 日本静脈経腸栄養学会 編：静脈経腸栄養ガイドライン第3版．照林社，東京，2013：352-357.
3. 日本褥瘡学会教育委員会ガイドライン改訂委員会：褥瘡予防・管理ガイドライン（第4版）．褥瘡会誌2015；17（4）：487-557.
4. NPUAP，EPUAP 著，真田弘美，宮地良樹 監訳：褥瘡の予防と治療 クイックリファレンスガイド．http://www.epuap.org/wp-content/uploads/2016/09/japan_quickreferenceguide_sep2016.pdf（2018.11.29アクセス）.

Part 3
症状別・
緩和ケアの実践

身体的症状④ その他の症状
吃逆（きつぎゃく）

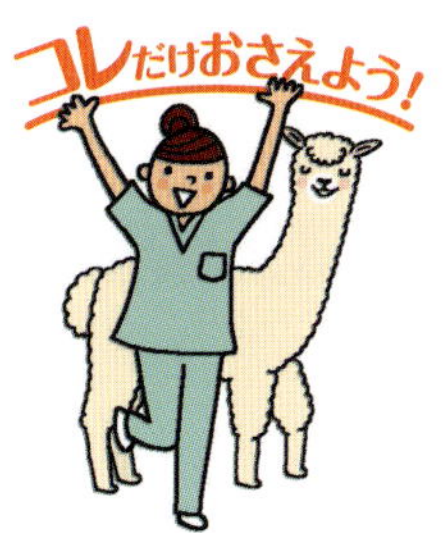

- 持続する吃逆は、患者さんの日常生活に大きな影響を及ぼす。
- アセスメントでは、吃逆の症状だけでなく、日常生活上の支障を把握することも大切である。
- 薬物療法も行われるが、日常生活上の工夫が最も重要となる。

1 吃逆とは

吃逆とは、横隔膜の不随意なけいれんによって生じる「しゃっくり」のことです。

緩和ケアの対象となる患者さんは、消化管の問題や薬剤の影響によって、**持続的な吃逆**のリスクが高いといわれています。吃逆が長く続くと、日常生活に重大な影響が生じます。他の症状と比べて重要視されにくい症状ですが、日常生活に重大な影響が起こらないよう、見逃さないことが大切です。

あわせて知りたい!

吃逆が長く続くと、睡眠障害、不安や抑うつ、認知機能障害などにつながります。疲労や衰弱、骨格筋の疲労に伴う食欲低下、嘔吐の誘発、誤嚥や肺炎とも関連しています[1]。

2 アセスメント

吃逆そのもの（原因、程度など）、吃逆に伴う**生活の支障**をアセスメントします表1。

がん患者さんの場合、以下の7つが代表的な原因とされます。これらを医療チームで包括的にアセスメントし、可逆的な要因を検討します。

1. **消化管の問題**（便秘、消化管の内容物の停滞、腹水、肝腫大など）
2. **腎機能障害や電解質異常**（低Na、低K、低Ca）
3. **中枢神経系**（脳転移など）
4. **呼吸器系**（咳嗽、胸水など）
5. **感染症**

表1 吃逆とそれに伴う生活の支障のアセスメント

吃逆そのもの	生活の支障
● いつから、どの程度の頻度で起こるか、持続時間 ● 起こりやすいタイミング ➡食事と関係するか、起こりやすい時間帯 ● 増悪因子・軽快因子 ● 過去の吃逆の既往、体験	● 睡眠障害、日中の眠気、倦怠感、筋肉痛 ● 食欲低下、嚥下の問題、嘔吐 ● コミュニケーションの支障 ➡会話が困難か、嗄声があるか　など ● 随伴症状 ➡頭痛、めまい　など ● 不安、抑うつ、焦燥感、緊張、いら立ち、集中力の低下など

❻**医原性**（原因薬剤：コルチコステロイド、オピオイド、シスプラチンなどの化学療法など）
❼**既往歴**（消化管や神経系の疾患）

3 標準的なケア

多くの事例研究に基づいて推奨されている**薬物療法**と**非薬物療法**を組み合わせて対応します[1]。

薬物療法

薬物療法では、胃部の膨満感や胃食道逆流を緩和する薬剤や、筋弛緩作用・吃逆反射の抑制作用をもつ中枢性に作用する薬剤などを用います 表2。

非薬物療法

非薬物療法としてよく行われるのは、以下の５つです。苦痛が少なく、患者さんが「心地よい」ものを選択します。

❶**咽頭を刺激する**
❷**横隔膜の刺激に抵抗する**
❸**脳幹で反射を抑制する**（高二酸化炭素血症）
❹**消化管を減圧する**
❺**環境調整や心理面のケア**　など

「消化管の病変がある」患者さんには消化管の減圧（❹）を、「中枢性の原因が疑われる」患者さんには吃逆中枢の刺激の経路にはたらきかける方法（❶〜❸）を選択します。

アドバイス
予防的に行えることもあります。
- 胃膨満感を軽減するため、食事を小分けにする
- 炭酸飲料やガスを多く発生させる食物を減らす
- 不安や緊張を緩和する（香気を少なくする）
- 排便コントロールを行う

など

アドバイス
かき氷は、咽頭の冷感刺激による吃逆の緩和のほかに、口渇の緩和、食べるよろこびの実感など、多くのよい影響をもたらしてくれます。

表2 薬物療法の例

ネブライザー	●生理食塩水によるネブライザー ★2mLを5分以上かけて実施する
生薬	●柿蒂湯（していとう） ★ネオカキックスという商品が市販されている
漢方薬	●芍薬甘草湯（しゃくやくかんぞうとう）
抗てんかん薬	●クロナゼパム（ランドセン®など） ●ガバペンチン（ガバペン®など）
ドパミン阻害薬	●メトクロプラミド（プリンペラン®など） ●クロルプロマジン（コントミン®など） ●ハロペリドール（セレネース®など）
カルシウム拮抗薬	●ニフェジピン（アダラート®など）
ベンゾジアゼピン系薬	●ミダゾラム（ドルミカム®など）

ここに注意！
中枢性に作用する薬剤 表2 赤字の薬剤を使うと、眠気・ふらつきが生じやすくなります。
「吃逆は止まったが、眠くて何も考えられない」と苦痛を訴える患者さんもいるので、効果と副作用のバランスを患者さんと細やかに話し合います。

4 実践的なケア：「コツ」と「ワザ」

目標を設定する

難治性の吃逆は、一時的に止まったとしても、残念ながら再発するため、目標設定がとても大切です。

吃逆を「完全に止めること」を目標にするのではなく、「生活への影響を減らすこと」や「**快適な時間**をもてること」を目標とし、患者さんと共有します。

患者さん自身が取り組めることを探す

吃逆が止まらないと、患者さんは「自分の身体をコントロールできないつらさ」を抱えます。

看護師は、患者さんが**自ら取り組める対処法**図1を探す過程に寄り添い、症状に対処しきれない無力感やいら立ち、不安などをやわらげます。

リラックスできる環境をつくる

吃逆に疲れ切った患者さんにとって、吃逆のない時間に**休息**することは、とても大切です。

安楽な姿勢、吃逆で疲労した筋肉（頸部や側胸部、背部など）をやさしく

アドバイス

「どんなことができるようになったらいいか？」など、患者さんの大切にしたい活動を聞いてみます。

「夜眠れれば…」「食事のときだけでも、つらくなければ…」など、患者さんによって目標は異なります。

ここに注意！

自分で行った対処法がうまくいかないと、患者さんの心理的な苦痛が強まるため、目標の設定は大切です。

簡単に取り組め、好みに合うものが続けやすいです。

筆者は「効果が出たら最高。でも自分で取り組むことに意味がある」と伝えています。

図1 非薬物療法のポイント

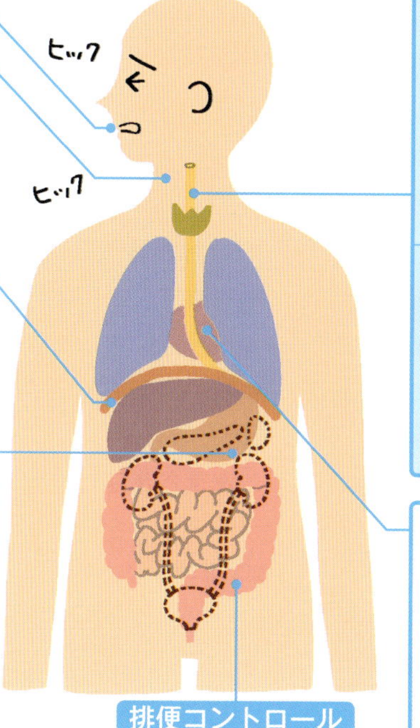

口腔内の刺激
- スプーンや冷水に浸したスワブによる軟口蓋のマッサージ

頸部の刺激
- 頸椎3～5番の冷却やマッサージ*

＊頸椎7番（首を前に倒すと出っ張る大きな骨）から上に数えるとわかりやすい

横隔膜の刺激への抵抗
- 体育座り（膝を胸に引き寄せて抱える）
- 前屈みの姿勢

胃部膨満感・逆流の防止
- 小分けの食事
- 炭酸飲料、ガスを発生させやすい食品を減らす
- げっぷの促進（ペパーミントの経口摂取）
- 胃部のクーリング
- 胃内容物の吸引

動脈血CO_2濃度を上げる
- 息こらえ
- ペーパーバッグ再呼吸法

咽頭の刺激

直接刺激
- 氷水での含嗽や口腔ケア
- 氷水、氷片、かき氷の摂取
- レモンの摂取（かじる、レモン水を飲む）
- 砂糖やハチミツの摂取（スプーン1～2杯程度のグラニュー糖を口内で溶かして飲み込む）
- 吸引チューブによる咽頭刺激
- 胃管チューブを中咽頭まで挿入し、上下させる

間接刺激
- 舌をガーゼで巻き、強く引っ張る（オエッとなる程度まで）
- 耳介を外側に向けて引っ張る
- 耳の穴を指で強く圧迫する
- 首の過伸展（コップの反対側の縁から水を飲む）

- 急に驚かせる
- 緊張や不安の緩和、リラクセーション、気分転換
- 環境調整
- 頸部・側胸部・背部などのマッサージ
- 心地よさの提供

排便コントロール

マッサージする、気持ちが安らぐ人と過ごすなど、リラックスできる環境づくり・ケアを、患者さん・家族と相談して行います。

家族が無力感を感じていることも少なくないので、「家族と一緒に取り組む」姿勢が重要です。吃逆の少ないときに、簡単に食べられる食物を準備してもらったり、マッサージを行ったりするのも効果的です。

（柏木夕香）

ここに注意！

家族は「苦しそうなのに、何もしてあげられない」つらさを抱えています。リラックスできる環境やケアは、家族だからこそ知っていることや家族のアイデアが活きることを伝え、一緒に取り組むと、家族の無力感もやわらぎます。

文献

1．Clark K. Dysphagia, Dyspepsia, and Hiccup. Cherny N, Fallon Me, Kaasa S, et al ed, Oxford textbook of palliative medicine 5th ed, Oxford university press, Oxford, 2015：657-660.
2．松田洋祐，伊藤祐子：止まらないしゃっくり．緩和ケア 2016；26（1）：36-41.
3．岡本宗一郎，白井由紀，大嶋健三郎：しゃっくりが止まらない．プロフェッショナルがんナーシング 2015；5（6）：554-560.

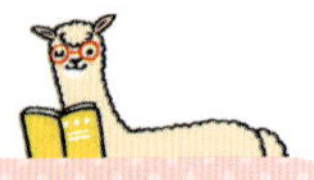

COLUMN 「ケミカルコーピング」を知っていますか？

本来、オピオイドは「からだの痛み」を緩和するために使用するものです。しかし、痛みそのものではなく、精神的不安（不安や恐怖、孤独感など）に対処するためにオピオイドを使用してしまうこと、すなわち、不適切なオピオイド使用のことを、ケミカルコーピングといいます。依存につながる危険性があるため、早期発見が重要です。

レスキュー薬の使用回数が極端に多い患者さんや、定時投与薬を増量したのにレスキュー薬の使用量が減らない患者さん、「痛いから」ではなく「気分が落ち着くから」レスキュー薬を服用している患者さんなどで、ケミカルコーピングが疑われます。

特に、レスキュー薬の回数が増えたり、患者より積極的にオピオイドの増量を希望されたとき「持続痛や突出痛が悪化していないか」を確認します。定時投与薬の増量によりレスキュー薬の使用回数が減ったら「持続痛や突出痛の悪化」が原因となるからです。

しかし、いつも決まった時間に内服していたり、さまざまな不安などが原因でレスキュー薬を使用している場合は、ケミカルコーピングを疑います。患者さんに、レスキュー薬使用によって「何が解消されるのか」を確認し、チームのみんなで協力しながら対応していくことが求められます。レスキュー薬を使用する前に人との関わりや気分転換などの痛みの閾値を上げるケアでレスキュー薬の使用回数が減る場合もあります。

（林ゑり子）

Part 3
症状別・緩和ケアの実践

身体的症状④ その他の症状
におい

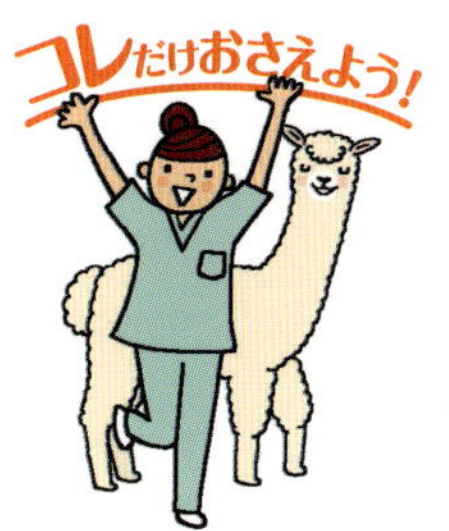

- ドレーン排液や腫瘍自壊創のにおいは、患者さんにとって大きな苦痛をもたらす。
- 消臭ケアを十分に行うことが大切ではあるが、すべてのにおいを消すことはできない。
- リラクセーション効果をもつ「消臭ケアの代替案」を併用して行うことが大切である。

1 においとは

がん患者さんの場合、消化液や感染に関する「におい」が問題になります。

患者さんは、自らが発するにおいや、容姿の変容について、自己嫌悪感を覚えます。つまり、本来の自分とは異なる現在の姿に対する**心理的苦痛**を覚えるわけです。看護師は、患者さんの苦痛を受け止め、心理的苦痛に配慮して、かかわらなければなりません。

あわせて知りたい!

がん患者さんの場合、「消化管の外瘻化によるにおい」「創部の自壊創のにおい」などが特に問題になりやすいです。

頭頸部がんの場合、患部をガーゼなどで完全に覆えないことや、唾液などが混じることで、強烈なにおいが発生することがあります。

原因 図1

悪性消化管閉塞に対して**消化管ドレナージ**を行っている場合、ドレナージ排液からにおいが生じます。患者さん自身が、においを気にして、病室のカーテンを閉め切り、ひきこもり気味になることも少なくありません。

頭頸部がん(口腔がん、咽頭がん、喉頭がんなど)が進行した場合や、感染が伴う場合(乳がんの**腫瘍自壊創**など)にもにおいが生じるため、対応が必要となります。

図1 病院内のにおい

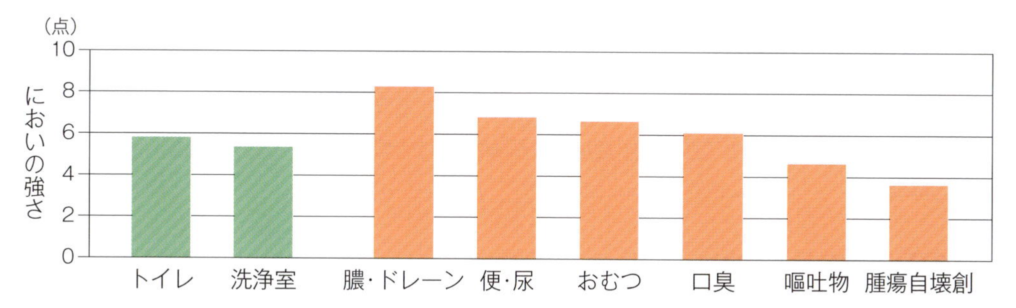

- 病院内には強いにおいを発する場所・物がある
- 衛生面や患者さんのQOLなどを考慮し、不快なにおいについては消臭を行っているが、場所や物だけでなく、強いにおいを発する自壊創(表皮を破壊して露出した腫瘍)などについても消臭が必要である

内山公男:病気によるにおいを除去して患者さんとご家族の暮らしを改善. http://gan-mag.com/qol/6753.html(2018.11.29アクセス). より転載

2 アセスメント

観察ポイント

においの発生に関する情報を確認します。ポイントは、以下の3点です。

❶**創部の滲出液・ドレナージ排液の性状・量・色、血液の混入の有無**

❷**感染の有無**（創部の感染徴候の有無だけでなく、採血データ、培養結果も忘れずにチェック）

❸**使用中の薬剤、ガーゼやバッグ交換頻度**

その後、**病態**の確認（可逆性か不可逆性か）を行います。残された時間がどれくらいあるかによって、対応も変わってくるからです。

ADLの状況、今後の療養の場の意向、患者さん本人の希望（食欲）についてもアセスメントしてください。

3 治療

消化液によるにおいの場合は「外瘻化した消化管から漏出する消化液を減少させる方法」を選択します。

自壊創によるにおいに対しては、抗菌薬を使用します。

アドバイス

自壊創と皮膚トラブルが混在している場合は、クリンダマイシン（ダラシン®S）を使用すると、においが軽減することがあります。

4 標準的なケア

においを感じさせない配慮がポイントです。

「排液の廃棄」時の配慮

大部屋の患者さんの場合、消化管ドレナージ排液の廃棄は、別室で行うのが理想です。患者さんにとっても、同室患者さんにとっても、においの配慮は重要です。

可能であれば、排液は、処置室、トイレ（車椅子用トイレ、オストメイトが使用できる多目的トイレなど）に廃棄します。

ここに注意！

大部屋で「窓を開けて排液を廃棄」することもあります。その場合、風向きに注意が必要です。

空気や風の流れによっては、逆に、においが病室内に充満してしまいます。

臭気予防のカバーを使用

排液が貯留する部分の排液バッグに布製のカバーをかけるのも有効です。筆者の経験では、まったくカバーをしない場合より、カバーをかけたほうが、臭気が抑えられています。

あわせて知りたい！

最も使いやすいのはオストメイト用トイレですが、近年、車椅子トイレの設備が充実してきています。

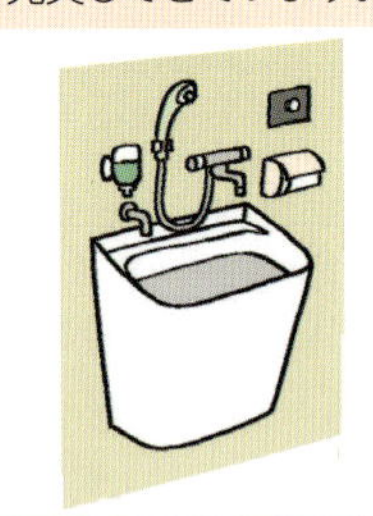

カーテンの定期的な交換

布（カーテンやリネンなど）ににおいが付着している場合もあります。可能であれば、カーテンやリネンも、定期的に交換したいところです。特に、大部屋の間仕切りのカーテンは、定期的に交換しましょう。

消臭の努力

筆者の経験上、一般の空気清浄機よりも、**医療用の消臭機器**のほうが消臭効果は大きいです。可能であれば、医療用の消臭機器を設置します。

消臭スプレーや芳香剤の使用を検討してもよいでしょう。当院では、オリジナルのデオドラントスプレーを使用しています。

> **アドバイス**
>
> 個室なら、好みの消臭スプレーや芳香剤を使えます。ただし、大部屋では、他の患者さんに配慮して、「においのきついもの」の使用は避けましょう。
>
> 当院では、ユーカリ油、ハッカ油、エタノール、精製水でつくったデオドラントスプレーを使っています。

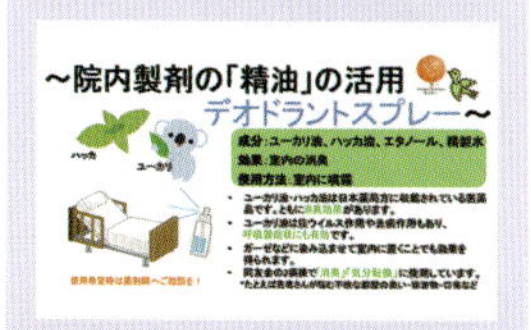

5 実践的なケア：「コツ」と「ワザ」

パッドの活用

外瘻の排液が少ない場合、パッドをうまく活用しましょう。

自宅での「セルフケアのしやすさ」も検討し、消化液を吸収させるパッド類は、**外瘻の範囲**と**消化液の量**、そして、吸収する**素材**と**費用**を合わせて検討し、選択します。

> **アドバイス**
>
> 筆者の経験では、少量の排液なら、母乳パッドが低コストで使いやすいです。
>
> 子ども用のおむつ、消臭機能つきペット用シートなども使えます。

消臭ケアの限界と代替案

残念ながら、どれだけケアを行っても、においを100％消すことはできません。そのため、代替案をうまく使いながら、患者さんが「においによる苦痛」を感じなくてすむように、ケアしていきましょう表1。

口臭の原因が口腔乾燥と考えられる場合は、氷をなめて保湿に努めます。白ゴマ油を使った口腔ケアが有効なこともあります。必要時には、歯科への相談も検討します。

（林ゑり子）

表1 消臭ケアの代替案

清潔ケア	●入浴、洗髪、さっぱり感を体験することによって、気分転換を図る
人とのかかわり	●においや見た目が原因で、社会的に人とのかかわりが閉鎖的になっているときこそ、「人と話す」「タッチング」というかかわりを行うことで、孤独感が緩和され、人とのかかわりや自信の回復につながることもある ●当院では、がんリハビリテーションの一貫として、毎日20～60分リハビリテーションスタッフが介入することで、コミュニケーションやリハビリテーションを通じて、動きたい希望や活動への期待感、マッサージなどでの癒やしを感じられるように配慮している
散歩	●気分転換のため、見た目やにおいを忘れるような場所で、美しい景色を楽しむ
買い物	●たとえ器質的・機能的にあまり食べられない患者さんでも、「買い物」という行為（たくさんのものから何かを選び、購入するプロセス）によって、人としての社会的な感覚を取り戻すことができ、ストレス発散・気分転換できることもある ●現在あるいは将来的に食べたり・飲んだりできそうなものを探すことは、希望につながる場合もある
最も気になる点を患者さんと話し合う	●最も気になっているのは「見た目か、においか、食べることか」を知り、何を優先させたいかを考え、第一に優先したい内容から取り組む

Part 3
症状別・
緩和ケアの実践

精神的症状

不安

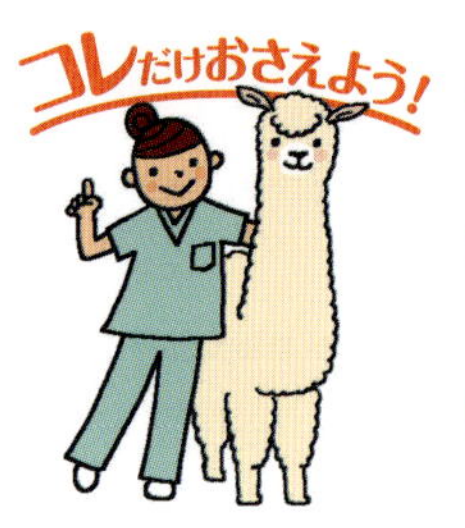

- 不安のなかで治療・介入が必要なのは「長期にわたり日常生活に支障がある」場合だけである。
- がん患者さんの不安の多くは、原因がわかれば解決可能な「心配事」であることが多い。
- 不安に対しては、まず非薬物療法を行い、薬物療法は限定的とすべきである。

1 不安とは

がん患者さんが経験する心の状態の代表的なものが、**不安**と**落ち込み**です。これらは、ある程度は通常の反応で、それがあったからといって、ただちに治療が必要なわけではありません。しかし、日常生活に支障が出るほど不安が強ければ、何か対策を考える必要があります[1]。

非がん（COPD、心不全、神経難病）の患者さんの不安は「いつ再発して入院してしまうか」という点に尽きます。先行きのわかりにくい不安なので、今後の見とおしについて早い段階から話し合っておくことがきわめて重要です。

あわせて知りたい!
一般的に、週単位で日常生活が支障されるものを**適応障害**、月単位で大きな支障をきたしているものを**うつ病**と考えます。

ストレスへの対処の必要性

人それぞれ、**ストレス耐性**（ストレスを支える器の体積）は異なります（図1-A）。**がん**などの疾患に罹患すると、これまで体験したことのない量のストレスを抱えます。その膨大な量のストレスを支えて生きていくには、**周囲からの援助**による支えが不可欠です。

がんと向き合うと、ストレスを支える器は大きくなります。また、時間が経過すると、ストレスは自然と小さくなります。積極的にストレスを少なくするように生活を変化させること、周囲に援助を求めることなどは、ストレ

アドバイス
がんと向き合うことで「ストレスを支える器が大きくなる」理由は、人としての成長や、発想の転換によるとされています。

図1 ストレスへの対処

A ストレス耐性

- 支えられるストレスの量や程度は、人によって、その時によって、異なる

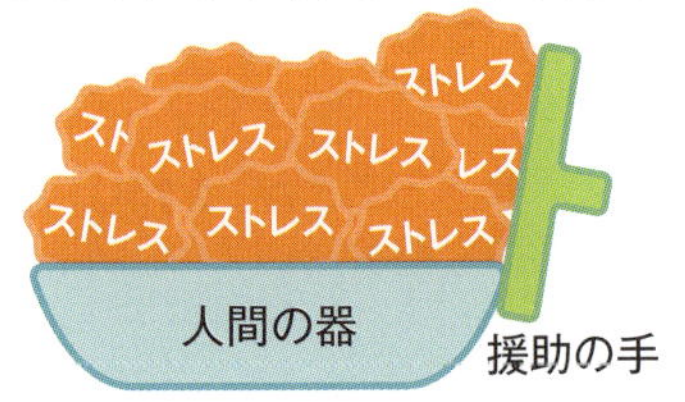

B ストレスへの対処

- 援助の手を増やす
- ストレスを減らす
- ストレスを小さくする
- 器を大きくする＝「成長」する、発想の転換

援助の手
ストレス
ストレス
ストレス
ストレス
ストレス
人間の器
援助の手

スへの対処として、きわめて有効です（図1-B）。

2 アセスメント

がんに伴う不安の多くは「**心配**」の類です表1-A。そのため、正確な情報や今後の見とおしが伝えられ、患者さん自身が理解できれば、大半が解決します。

しかし、なかには**介入すべき不安**もあります。表1-Bのような不安に対しては、医療者が積極的に介入し、場合によっては、こころのケアの専門家に紹介します。

3 治療

がん患者さんの体験する不安の多くは、**心配**（心を悩ませる対象が比較的明確）なので、正確な情報提供と見とおしの伝達が何よりの治療になります。

しかし、心を悩ませる対象が漠然としていて、**パニック発作**や不安が大きな苦痛となっており、社会上・職業上の機能に多大な影響を及ぼしている場合は、**不安障害**に分類され、積極的な精神科・心療内科の介入が必要となることもあります表2。

自律神経障害を伴う身体症状が強い、パニック障害（過呼吸など）を疑う場合、短期間の抗うつ薬（特にSSRI*1など）を使用することがあります。

ベンゾジアゼピン系抗不安薬（アルプラゾラム、ロラゼパム、クロチアゼパムなど）は決して連用せず頓服使用に限定されるべきです。特にエチゾラムは、漫然と長期使用されていることが多く、最初から使用を控えます。

表1 介入すべき不安とそうでない不安

A「心配」に近い不安

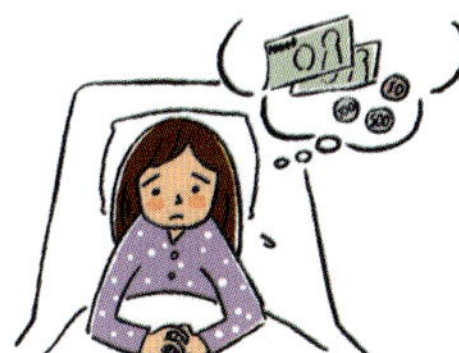

- 理由がある
- 表現できる
- 対処できる
- 他人にわかってもらえる
- 長く続かない（1か月未満）
- **生活に支障をきたさない**

B 介入すべき不安

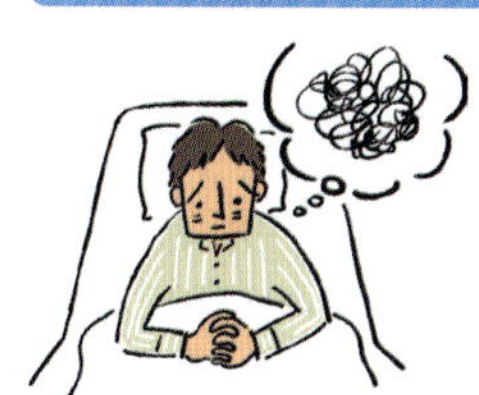

- 理由が思いつかない
- 表現できない
- 対処できない
- 他人にわかってもらえない
- 1か月以上続く
- **生活に支障をきたす**

表2 身体疾患による不安障害の診断基準

A	パニック発作や不安が臨床像として優勢である
B	その障害が、他の医学的疾患の直接的な病態生理学的結果であるという証拠が既往歴、身体的検査所見、または臨床検査所見から得られている
C	その障害は、他の精神障害ではうまく説明されない
D	その障害は、せん妄の経過中のみに起こるものではない
E	その障害は、臨床的に意味のある苦痛、または社会的、職業的、または他の重要な領域における機能の障害を引き起こしている

日本精神神経学会（日本語版用語監修），髙橋三郎，大野裕 監訳：DSM-5 精神疾患の診断・統計マニュアル．医学書院，東京，2014：228．より転載

4 標準的なケア

心理的問題を抱えたがん患者さんに対しては、さまざまな種類の心理療法・心理学的介入方法が用いられています。その効果についても検討され、**QOLの向上**については一定の結果が得られるようになってきました。

しかし、わが国におけるがん医療での精神的サポート体制を考えると、時間的・人的制約や、患者さんの現実的問題を取り扱う必要性、薬物療法に対する抵抗などの障害があります。それらをクリアできる介入法として期待されているのが、認知行動療法の一種「**問題解決療法**（PST）*2」です。

アドバイス

問題解決療法は、短時間で実施でき、患者さんの現実的問題を取り扱え、比較的簡単なトレーニングで介入の実施者を養成でき、有効である、構造化された介入方法だといえます。

問題解決療法（PST）

問題解決療法（PST）[2]は、大きな問題を客観的に把握することで「今ここで解決可能な問題」を取り出し、効果的な解決方法をみつける手法です。認知行動的スキルを効率的に学習できるよう、5ステップでできています**表3**。

この5つのステップのどこかでつまずいたら、その部分を見直し、どうしたらうまくいきそうかをカウンセラーと相談しながら再度トライしてみると、自分に合った解決・対処のコツがみえてきます。その患者さんに合った日常の問題解決・対処の方法を練習し、身につけていくことが大切なのです[3]。

ここに注意！

医療者は「不安があるなら抗不安薬」と考えがちです。

しかし、抗不安薬の多くはベンゾジアゼピン系で、不安に対しては限定的に使用する必要があります。薬物療法の効果への期待が高いだけにプラセボ効果も大きいこと、著効することが多いことから、依存形成につながるためです。

たとえ時間がかかっても、非薬物療法を優先させるべきです。

5 実践的なケア：コツとワザ

つらい病と向き合うことで、不安になるのは、決して不思議なことではなく、その不安を十分に受容、共感することが最善のケアです。そのうえで、不安の原因となっている先行きの不安定さについて正しい情報提供を行い、見とおしを示すことが重要です。

（上村恵一）

表3 問題解決療法の5ステップ

ステップ1 「問題解決志向性」	●こころのケアの専門家とともに、抱えている問題を把握する ●悩みの全体像を把握して、整理していく
ステップ2 「問題の明確化と目標設定」	●明らかになった問題の全体像に応じて、どこまで解決して達成したいか（ゴール＝目標）を決めていく ★ゴールの決め方にもいくつか“コツ”がある
ステップ3 「問題解決策の産出」	●ゴールに到達するためにやるべきこと、「解決策」についてできるだけ多くの候補を考える ●ここでは、いくつかの解決策を考えるための“コツ”に従って進めていく
ステップ4 「問題解決策の選択と決定」	●たくさん考えられた解決策の中から、実際にやってみる解決策を選ぶ ●ここでもいくつかの“コツ”に従って解決策を選び、実行計画を作成する
ステップ5 「問題解決策の実行と評価」	●作成した実行計画を実際にやってみて、できたかどうかを振り返ってみる

文献

1. 国立がん研究センター 編：心のケア. https://ganjoho.jp/public/support/mental_care/mc01.html（2018.11.29アクセス）.
2. D'Zurilla TJ, Goldfried MR. Problem solving and behavior modification. *J Abnorm Psychol* 1971；78（1）：107-126.
3. SOLVE：問題解決療法（PST）とは. http://pst.grappo.jp/pro/pst.html（2018.11.29アクセス）.

＊1 SSRI（serotonin selective reuptake inhibitor）：選択的セロトニン再取り込み阻害薬
＊2 PST（problem-solving therapy）：問題解決療法

Part 3
症状別・
緩和ケアの実践

精神的症状

抑うつ

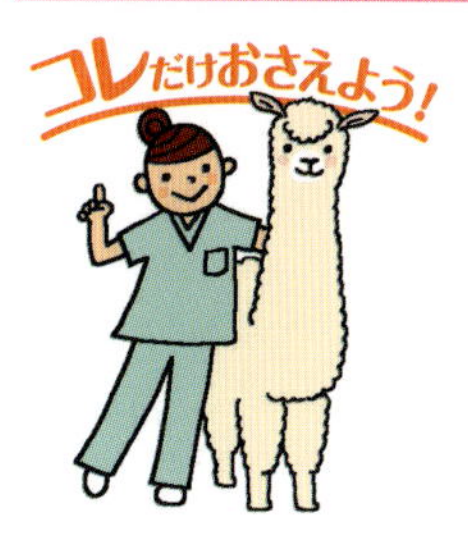

- うつ病による抑うつ症状と、疾患に伴う抑うつ症状を区別して考えることが大切である。
- 抑うつにより、自殺に至る患者さんも少なくないため、注意深くスクリーニングする必要がある。
- うつ病の治療では、薬物療法と心理療法を併用することがポイントとなる。

1 抑うつとは

がん患者さんのうち、治療介入が必要な不安・抑うつは20～40％といわれています[1]。うつ病や適応障害は、それ自体が苦痛となるだけでなく、QOL全側面の低下・**自殺**につながります。

非がんの患者さんの抑うつは、身体疾患の病勢によって気持ちが落ち込むことがほとんどで、身体的症状の改善とともに解消します。しかし、身体疾患の状況が良好なのに気持ちの落ち込みが続いている場合は、うつ病を積極的に疑う必要があります。

あわせて知りたい!

抑うつによる悪影響の例を以下に示します。
- 治療意欲が奪われ、有効な治療を受けられなくなる
- 意思決定能力が低下する
- 家族の精神的負担にも関連する
- 入院期間の長期化につながる など

2 アセスメント

観察ポイント

うつ病の中核症状は、がんの症状からくる影響との鑑別が困難なので、特に注意が必要です。

うつ病による**抑うつ症状**の特徴を表1に示します。いずれも通常のうつ病の観察ポイントに加えて、客観的所見を重視しています。がんによる身体的症状とうつ病の身体的症状を区別するためです。

「介入を要する抑うつ」かどうかは、**2質問法**[2]などのスクリーニングツールを用いて判断します表2 P.122。

また、**希死念慮**については、必ず確認してください。

ここに注意!

「死にたいこと」について質問することが、自殺を助長することはないとされています。

表1 うつ病を疑う観察ポイント(抑うつ症状の特徴)

- 身体状態はそれほど悪くないのに、ケアに参加しない
- 身体機能が低くみえる
- 楽しいことがあっても無反応である
- 考え方が悲観的である
- 表情に活気がない

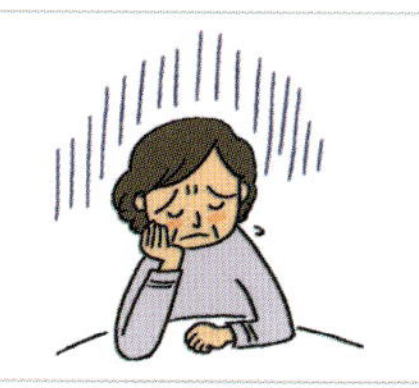

3 治療

うつ病治療を開始するかどうかは、以下の３点によって決まります。

❶２～４週間で患者さんが自然に回復する可能性

❷機能障害の程度

❸抑うつ症状の重症度と持続時間

抑うつ症状がみられた場合、安易な抗不安薬・抗うつ薬の処方は避けるのが望ましいとされています。

また、重度の大うつ病の治療は、**薬物療法**と**心理療法**を併用することで、最大の効果が得られることが、複数の研究によって示されています。

プライマリケア医やがん治療医が、抑うつ症状に対して薬物治療を開始している場合には、同時に心理療法や**支持的カウンセリング**といった介入を併用することが望ましいでしょう。

> **アドバイス**
>
> 支持的カウンセリングは、傾聴と共感ばかりが強調されますが、重要なスキルは探索的な質問と、質問するスキルです。
>
> 不安を長い時間話してくれる患者さんに対しては、一方的に聞き過ぎず、かつ、話の流れを寸断しないような適度な質問と、患者さんの生活あるいは人生全般に関する探索的な質問をすることが重要です。時には、治療やケアとは関係のない話題になることもあるでしょう。

4 標準的なケア

不安の除去

基本は**共感的**かつ**支持的**な精神・心理療法です。以下の４つに留意して、不安を取り除くように会話することが、医療者には求められています。

❶病状進行や再発に対する不安、終末期の孤独感などに対し、患者さんの思いや感情の表出を促し、悩みや不安をよく聴き、それを理解して支持する

❷「よい／悪い」「間違っている」といった価値判断はせず、批判・解釈することなく受容する。また、安易に励ますようなこともせず、できる限り理解しようと努力しながら、患者さんの苦しみを最後まで支え続けるという姿勢を保つ

❸コントロール不十分な身体症状（疼痛など）や、家族の問題など、環境的な要因が存在することもあるため、常に包括的なケアの提供を心がける

❹医療スタッフが患者さんの精神状態をよく理解し、医療チームとして患者さんを支えていく体制を整える（医療スタッフからの心理的な援助の

表2 抑うつのスクリーニングシート：２質問法

以下の質問にお答えください（当てはまるほうに○をつけてください）

Ⅰ）この1か月間、気分が沈んだり、憂うつな気持ちになったりすることが、よくありましたか？

A　はい　　B　いいえ

Ⅱ）この1か月間、どうしても物事に対して興味がわかない、あるいは、心から楽しめない感じがよくありましたか？

A　はい　　B　いいえ

Whooley MA, Avins AL, Miranda J, et al. Case-finding instruments for depression. Two questions are as good as many. *J Gen Intern Med* 1997；12（7）：439-445.

有無が、患者さんの精神的な適応を大きく左右する要因であることが示されている）

自殺の予防

がん患者さんがうつ病に罹患して自殺に至ることは、まれではありません。

海外の研究では、がん患者さんの**自殺率**は一般人口に比べて1.8倍とされています。この研究で指摘されている危険因子（がん診断後１年以内、進行がん、頭頸部・肺・胃腸系・中枢神経系など）を網羅的にスクリーニングしておくことも有用です[3] 表3。

がんと診断されることは、これまでの「いかに生きることが重要か」という思考を、突如として「死に向かってどのように人生を終えるべきか」という思考に変化させる**劇的なライフイベント**です。同時に、無限に感じられていた人生が有限だったことに気づかされ、死の存在を再度自覚します。その結果「どうせ死を迎えるなら」と自殺の手段を考えることは、容易に想像できることです。

5 実践的なケア：「コツ」と「ワザ」

薬剤使用時の注意点

抗うつ薬は、うつ病や適応障害に有効です。

使用する抗うつ薬は、病歴や合併症、抑うつ症状の種類、反応性のあった抗うつ薬の種類、副作用によって決定します 表4 P.124。

表3 がん患者さんにおける自殺の危険因子評価

危険因子	高リスク［具体的に記載］	低リスク
（「死」を強く意識するような）診断・病状説明からの期間	1年以内［　　か月・週］	1年以上
病状	進行［　　］	早期
身体症状	疼痛［　　］ 衰弱・倦怠感［　　］	特になし or その他
がんの進展	頭頸部・肺・消化管・中枢神経	特になし
精神症状	うつ状態・せん妄	特になし
自殺や精神疾患の家族歴	あり［　　］	特になし
自殺企図の既往	あり［　　］	特になし
がん罹患前からの精神障害の存在	薬物／アルコール依存 パーソナリティ障害 その他［　　］	特になし
最近の喪失体験（死別など）	あり［　　］	特になし

Chochinov HM.：Depression in cancer patients. *Lancet oncol* 2001：2（8）：499-505.

孤独感・負担感の軽減

さらに、自殺の予防には、自殺の**対人関係理論** 図1[4]を理解し、「負担感の知覚」「所属感の減弱」を極力少なくするようにはたらきかけることが重要です。

がん患者さんの多くは、がんという疾患のため、職場での居場所がないと感じたり、家族へ負担をかけていることを強く自覚したりしています。このような「孤独感」「負担感」を軽減するはたらきかけをすることこそが、最大の自殺予防となりうるでしょう。

（上村恵一）

表4 抗うつ薬の使い分け

＋：あり／－：なし

一般名	商品名（例）	効果発現期間	鎮静作用	悪心	抗コリン作用	複雑な相互作用
パロキセチン	パキシル®	週単位	＋	＋＋	＋＋	＋＋
フルボキサミン	ルボックス®、デプロメール®	週単位	＋	＋＋	－	＋＋＋
セルトラリン	ジェイゾロフト®	週単位	＋	＋＋	－	＋
ミルナシプラン	トレドミン®	数日～週	－	＋＋	－	－
デュロキセチン	サインバルタ®	数日～週	－	＋＋	－	＋
ミルタザピン	リフレックス®、レメロン®	数日	＋＋	制吐	－	－
スルピリド	ドグマチール®	数日	－	制吐	－	－
ミアンセリン、マプロチリン（四環系抗うつ薬）	テトラミド®、ルジオミール®	数日～週	＋＋	－	＋	＋
アミトリプチリン、イミプラミンなど（三環系抗うつ薬）	トリプタノール、アナフラニール®、アモキサン®	数日～週	＋＋	－	＋＋＋	＋

図1 自殺の対人関係理論

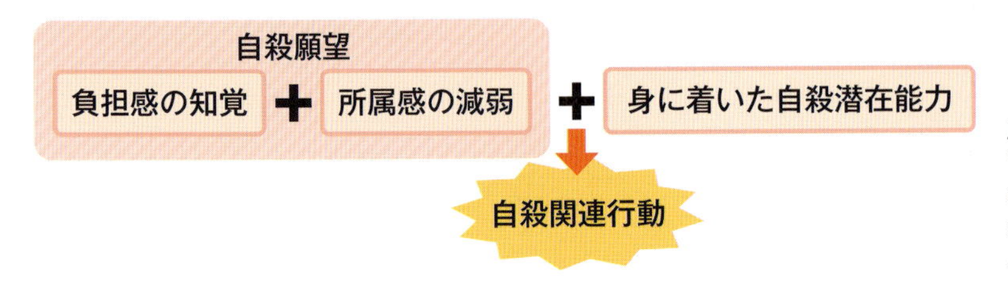

Joiner Jr TE, Van Orden KA, Witte TK, et al. The interpersonal theory of suicide：Guidance for working with suicidal clients. Amer Psychological Assn, Washington, DC, 2009.

文献

1. Wilson KG, Chochinov HM, Skirko MG, et al. Depression and anxiety disorders in palliative cancer care. *J Pain Symptom Manage* 2007; 33 (2): 118-129.
2. 鈴木竜世：職域のうつ病発見および介入における質問紙法の有用性検討：Two-question case-finding instrumentとBeck Depression Inventoryを用いて．精神医学 2003：45（7）：699-708.
3. Chochinov HM. Depression in cancer patients. *Lancet oncol* 2001; 2(8): 499-505.
4. Joiner Jr TE, Van Orden KA, White TK, et al. The interpersonal theory of suicide: Guidance for working with suicidal clients. Amer Psychological Assn, Washington, DC, 2009.

Part 3
症状別・緩和ケアの実践

精神的症状

不眠

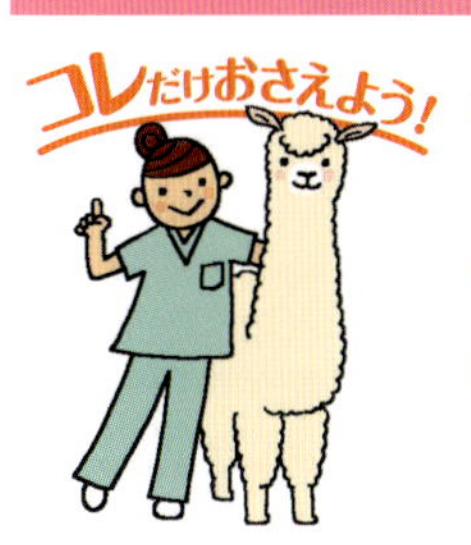

- 不眠がみられた場合、せん妄やうつ病、レストレスレッグス症候群との鑑別を行う必要がある。
- 薬物療法よりも、非薬物療法を優先的に行うことが重要である。
- 臨床では、客観的評価より、主観的評価（患者さんの訴え）に注目してケアを進める。

1 不眠とは

がん患者さんにおける不眠の頻度は、患者さんの状況（がんの部位、がん治療の状況、不眠の評価方法など）によって差異はあるものの、多くの場合、20～50％と報告されています。長期生存者においても20％が不眠を有していると考えられています[1]。

不眠の種類

不眠のうち、最も一般的な訴えは、**睡眠維持**の障害（入眠困難または中途覚醒、早朝覚醒など）が最も一般的な訴えです。そのほか、**睡眠の質**に関する問題（熟眠障害など）も生じています。

また、不眠は、一過性のものと持続的なものがあり、持続期間によって病態が分類されています。がん患者さんの場合、悪い知らせ（がん告知など）に伴い、一過性の睡眠障害が生じることもありますが、慢性化することは少ないとされています。

あわせて知りたい！

睡眠障害は、不眠だけではありません。がん患者さんでは頻度は低いものの、過眠症（睡眠時間の過剰、過度の昼間の眠気、もしくは両方が併発するもの）もあります。

また、睡眠時随伴症（睡眠中もしくは寝入りばなに突然に出現する異常で不快な現象）や、睡眠時無呼吸症候群、概日リズム障害（睡眠相が望ましい時間帯からずれてしまう）も、睡眠障害の一種です。

2 アセスメント

不眠の評価

不眠は、主観的評価（患者さんの訴え）と客観的評価（医療者や家族の評価や検査）によって評価します。

主観的評価では、患者さんのつらさ（入眠困難、中途覚醒、早朝覚醒、熟眠障害など）について評価することが重要です。

客観的評価は、患者さん本人以外からの意見によって判断するもので、特に睡眠時随伴症や睡眠時無呼吸症候群、レム睡眠行動障害などの評価に重要となります。

自覚的な不眠の訴えがあっても、他者から就眠しているように見える場合は、熟眠障害を疑います。

ここに注意！

臨床では、客観的基準（入眠までに要する時間、睡眠時間など）よりも、患者さん本人の主観的な満足感や苦痛を重視する必要があります。

不眠の原因の鑑別

不眠は、さまざまな精神疾患の前駆症状・随伴症状・残遺症状でもありえます。

がん患者さんによくみられる精神疾患は、**うつ病**と**せん妄**です。そのため、不眠を認めた場合には、これらを鑑別することが、臨床では非常に重要です。

患者さんが、不眠に加えて下肢の不快感を訴えた場合は、睡眠時随伴症である**レストレスレッグス症候群**（むずむず脚症候群）との鑑別を行います。

レストレスレッグス症候群は、表1に示す4主徴[2]によって診断されます。鉄欠乏性貧血や腎機能障害、肝機能障害などが関連していると考えられていますが、終末期のがん患者さんには、これらの臓器不全が高頻度に出現しているため、レストレスレッグス症候群と遭遇する可能性は決して少なくありません。レストレスレッグス症候群に対しては、睡眠導入薬などは無効で、ドパミンアゴニストやクロナゼパム、ガバペンチンエナカルビルなどが有効とされています。

アドバイス

不眠がうつ病の前駆症状であること、遷延する不眠がうつ病の改善を妨げること、寛解後の不眠がうつ病再発の予測因子であることなどが報告されています[1]。

不眠がせん妄の前駆症状であること、せん妄を発症した進行がん患者さんのほぼ全例に不眠が認められたとの報告もあります[1]。

3 治療

睡眠薬の適正使用・休薬ガイドラインには、**睡眠衛生指導**が薬物療法よりも優先されることが強調して記載されています図1。

原因への介入

アセスメントによって対処可能な原因が同定できた場合は、その**原因への介入**を行います。

ただし、終末期の身体症状（痛みなど）のために不眠が生じている場合、身体症状への対応が困難であることも少なくありません。そのような場合は、患者さんの全体的な苦痛の程度を考慮し、身体的症状の緩和と並行して**不眠への薬物療法**を行います。

非薬物療法

現在の臨床では、薬物療法を行うことが多いですが、睡眠薬（特にベンゾジアゼピン系薬）には依存や眠気の残存など、副作用もあります。患者さん自身が向精神薬に抵抗感がある場合もあります。よって、薬物療法併用の有無にかかわらず、非薬物療法表2[1]は重要です。

表1 レストレスレッグス症候群の4主徴

❶脚を動かしたいという強い欲求があり、通常は足に不快な感覚を伴う
❷その欲求が、安静時や横になったり座ったりしているときにはじまったり悪化したりする
❸その欲求や不快感覚は足を動かすことによって改善する
❹その欲求や不快感覚は日中よりも夕方や夜間に多い

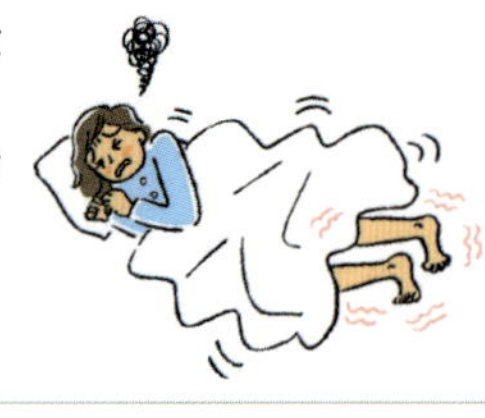

Earley CJ. Clinical practice. Restless legs syndrome. *N Engl J Med* 2003;348 (21): 2103-2109.

薬物療法

ベンゾジアゼピン系薬を中心とした向精神薬が使用されます。

図1 不眠症の治療アルゴリズム

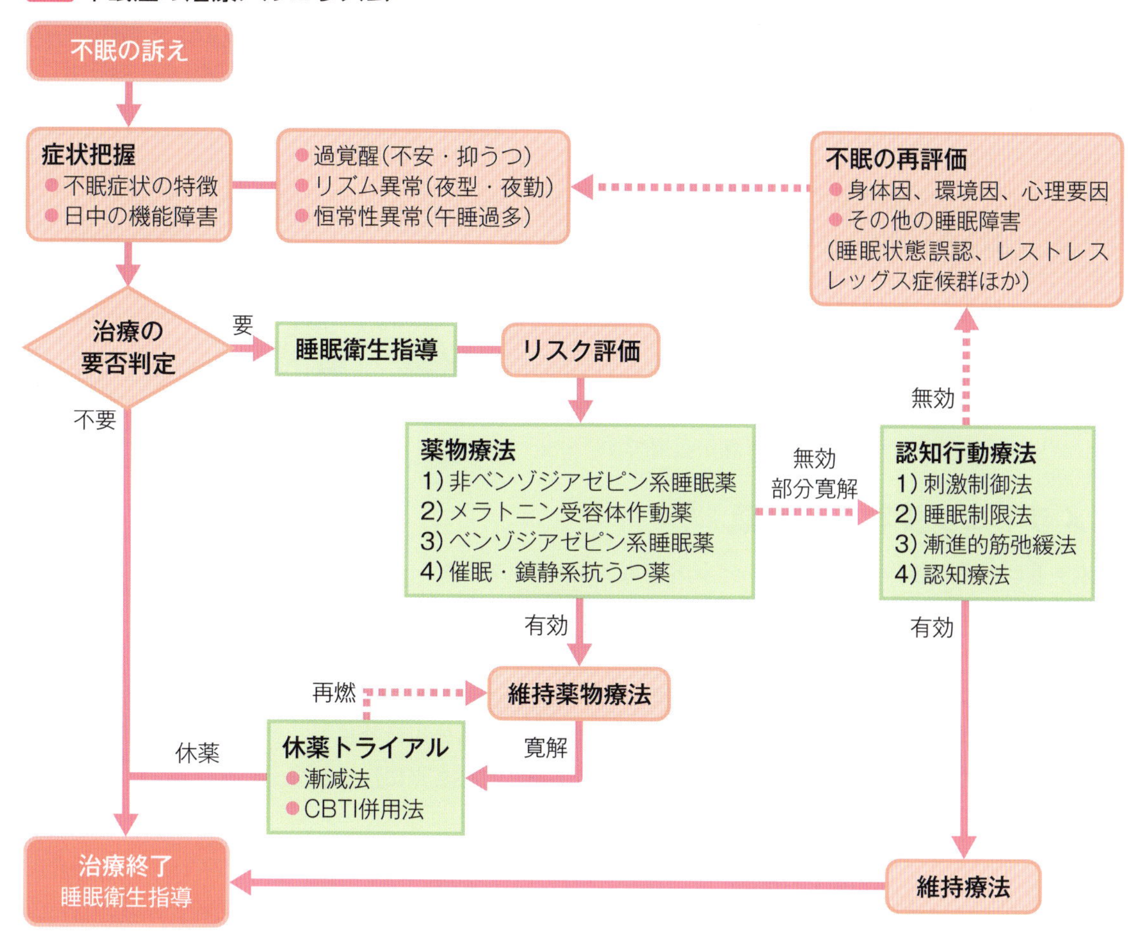

厚生労働科学研究・障害者対策総合研究事業「睡眠薬の適正使用及び減量・中止のための診療ガイドラインに関する研究班」および日本睡眠学会・睡眠薬使用ガイドライン作成ワーキンググループ 編：睡眠薬の適正な使用と休薬のための診療ガイドライン 2013年10月22日（改訂）. http://www.jssr.jp/data/pdf/suiminyaku-guideline.pdf（2018.11.29アクセス）. より転載

表2 不眠に対する非薬物療法

睡眠衛生	●カフェインなどの刺激物や飲酒を避ける ●就寝前にリラックスする工夫を取り入れる ●長い昼寝をしない　など
刺激制御	時間や環境（ベッドや寝室）といった刺激を入眠開始と関連づけ直すことを目的として行う ●就寝前に何か決めごとを行う ●眠くなってからベッドに入り、もし20分経っても寝つけないときはいったんベッドから出て寝室を離れ、眠くなったら再びベッドに入るようにする ●昼寝をしないこと、就床時間や起床時間を一定にすることは重要である
睡眠制限	より集中的で効率のよい睡眠が可能となるようにする ●睡眠日記をつけながら、実際の睡眠時間のみがベッドで過ごす時間となるようベッドで過ごす時間を制限する

4 標準的なケア

薬物療法を行う場合には、副作用に特に注意が必要です。

ベンゾジアゼピン系薬

ベンゾジアゼピン系睡眠薬は、不眠の治療薬として、最も頻用される薬剤です。基本的に、入眠困難の場合は**短時間型**、中途覚醒や早朝覚醒の場合は**中時間作用型**を使用します。

睡眠薬の使用量と頻度は、患者さんの症状の程度にもよりますが、特に外来などでは、まず不眠時頓用として処方し、患者さんが「必要と思うとき」に使用した場合の有用性を評価します。

アドバイス
必要時にベンゾジアゼピン系薬を頓用として使用した場合、反跳性不眠や使用量増加などの問題を生じることなく、睡眠改善を得ることができるという報告があります[1]。

非ベンゾジアゼピン系薬

非ベンゾジアゼピン系薬（ゾルピデム、ゾピクロン、エスゾピクロン）は、ベンゾジアゼピン系薬より副作用の頻度が低いため、より推奨度が高いです。

しかし、**ふらつき**については、留意が必要です。

メラトニン受容体作動薬

メラトニン受容体作動薬（ラメルテオン）は、ベンゾジアゼピン系薬と異なり、依存性や筋弛緩作用がないとされています。そのため、がん患者さん（特に高齢の患者さん）において、安全に使用できることが期待されていますが、現時点ではがん患者さんにおける有用性を検討した研究はありません。

ラメルテオンは、高度の**肝機能障害**のある患者さんに対する使用は禁忌です。また、抗うつ薬の**フルボキサミン**とは併用禁忌となっている点に注意が必要です。

オレキシン受容体拮抗薬

オレキシン受容体拮抗薬（スボレキサント）は、ラメルテオンと同様、依存性や筋弛緩作用がないとされており、がん患者さんや高齢患者さんにおいて安全に使用できることが期待されます。

しかし、**ふらつき**や**効果の遷延**には注意が必要で、低用量からの開始が求められます。

抗うつ薬

トラゾドンやミアンセリンなど、強い鎮静作用をもつ抗うつ薬が、睡眠薬の代わりに処方されることがあります。慢性不眠に対する抗うつ薬の効果を検討したメタ解析でも、有用性が示されています[3]。

ただし、**抑うつ**を伴わない不眠に対しては、特別な理由なく抗うつ薬を睡眠薬代わりに使用することは避けるべきとする報告もみられます[4]。

5 実践的なケア：「コツ」と「ワザ」図2

入眠困難に対しては、妨げとなる因子を除去することが大切です。病室の温度・湿度や照明を調整し、モニター音や医療処置は最小限にします。就寝前の足浴や軽いマッサージ、アロマの芳香浴など、患者さんの好みに合わせたリラックス法を取り入れることは、きわめて有用です。

中途覚醒の場合は、入眠直前の水分摂取を控え、夜間の輸液は最小限にします。苦痛のコントロールを十分に行い、寝衣や寝具によって体が圧迫されて不快にならないよう、素材や重さも調節します。

＊

睡眠の満足感は、客観的な観察と一致しないことがあるので、患者さん本人の訴えを否定せずに聴きましょう。

夜の睡眠のみに注目するのではなく、**活動と休息のバランス**の視点で、患者さん本人の病状や体の可動域を考慮し、軽い運動や散歩、ベッド上でできる漸進的筋弛緩法や呼吸法などを活用し、１日の**生活リズム**を整えることが重要です。

（上村恵一）

図2 不眠への配慮

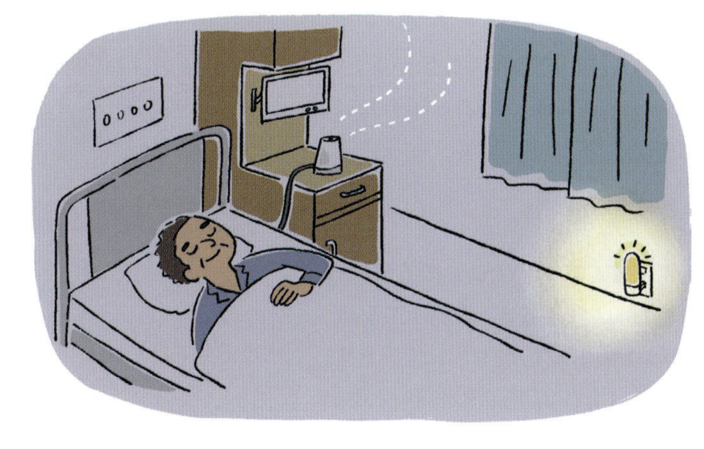

- 就寝前の輸液は控える
- 苦痛のコントロール
- 寝具・寝衣にも配慮
- 室内の明るさ、温度・湿度に配慮
- 好みに応じた心地よい環境づくりが大切

文献

1. Savard J, Morin CM. Insomnia in the context of cancer : a review of a neglected problem. *J Clin Oncol* 2001 ; 19 (3) : 895-908.
2. Earley CJ. Clinical practice. Restless legs syndrome. *N Engl J Med* 2003 ; 348 (21) : 2103-2109.
3. Buscemi N, Vandermeer B, Friesen C, et al. The efficacy and safety of drug treatments for chronic insomnia in adults : a meta-analysis of RCTs. *J Gen Intern Med* 2007 ; 22 (9) : 1335-1350.
4. Wiegand MH. Antidepressants for the treatment of insomnia : a suitable approach? *Drugs* 2008 ; 68 (17) : 2411-2417.

Part 3
症状別・緩和ケアの実践

精神的症状

せん妄

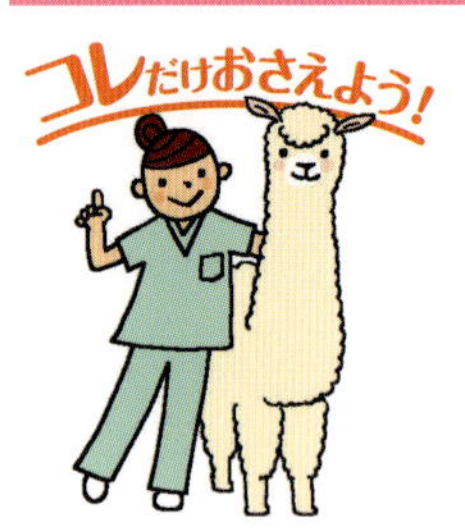

- がん患者さんの場合、過活動型せん妄の頻度は高くない。
- せん妄の原因は多岐にわたるが、「回復の可能性」があるものも少なくない。
- 終末期などで、せん妄による苦痛が「耐えがたい」場合には、鎮静を考慮することもある。

1 せん妄とは

せん妄というと、幻覚、興奮、拒否など、ケアに苦慮する症状がまずイメージされますが、それらの出現頻度はそれほど高くありません。進行がん患者さんの場合、せん妄の必須症状は、**注意力低下**と**睡眠覚醒リズム障害**です。そのため医療者は、症状が急速に増悪しはじめたら、これらの症状の評価に注力しなければなりません。

進行期や終末期に至った患者さんの場合、せん妄の**可逆性の評価**が重要となります。せん妄が、耐えがたい苦痛であり、治療抵抗性である場合には、**鎮静**という選択肢も念頭に置く必要があります。

ここに注意！

「患者さんが、日中ぼーっとするようになり、夜に眠れなくなり、注意力が散漫になった」というのが、最も大切な症状への気づきです。

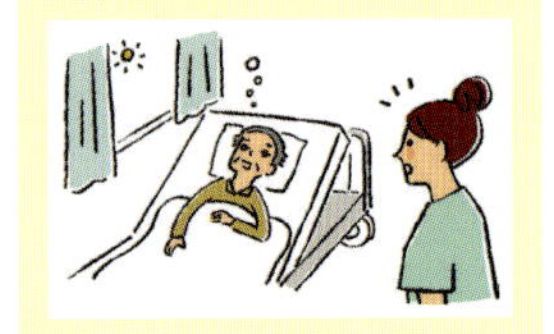

低活動型は見逃されやすい

進行がん患者さんのせん妄では、睡眠覚醒リズム障害と注意力低下が97％に起こる[1]とされます。短期記憶障害（88％）、見当識障害（76％）、多動・寡動（62％）、情動不安定（53％）、幻覚（50％）の出現も報告されています。

また、見逃しが多いとされる**低活動型せん妄**は身体的重症度が高いとされています[1]。興奮が強く、幻覚もあり、不眠が目立つ場合、まず見逃されることはありません。せん妄の見逃しを減らし、適切に介入するには、注意力の低下を見抜くことが大切です。

トイレの場所や自室を間違えるようになった、食事の際に食べこぼしが増えた、すぐに物を落とすようになった、日常的に使用していた物品（歯ブラシ、髭剃り、ドライヤーなど）の使用方法がわからなくなったなどは、注意力低下の所見として重要です。

また、患者さんの尊厳に配慮しながら、**数字の順唱と逆唱**を行うと、会話では気づけない軽度の注意障害を検出することができます表1。

アドバイス

せん妄となった患者さんとその家族に「せん妄から回復した直後、せん妄体験を思い出してしてもらい、苦痛の程度を調査」した研究があります。

この研究によると、54～74％の患者さんがせん妄を想起できましたが、患者さんにとっても、介護にあたる家族にとっても、強い苦痛だったとされています。そして、その苦痛は過活動型でも低活動型でも同様だったと報告されています[1]。

2 アセスメント

せん妄の危険因子と原因は、同時にアセスメントします。なぜなら、**修正不可能な要因**は、せん妄のハイリスクの事前把握にきわめて重要となるからです。なかでも、既存の**認知機能障害**は、せん妄の最大の事前予測因子となります。修正不可能な要因の相対危険度を**表2**[2]に示します。

せん妄エピソードの**直接要因**を探る際は、発症に寄与するそれぞれの因子を網羅的に検索すべきとされています。その因子と相対危険度を**表3** p.132[3]に示します。

アドバイス

入院を予定している場合は、事前予測後、せん妄予防のために、以下の情報を得ることも重要です。

- 認知機能障害はどの程度か（認知症を含む）、家族は日ごろからどのように対応しているか
- 身体疾患の重症度はどの程度で、入院後にどの程度改善する見込みか
- 既存の精神疾患は精神科医などからどのような対応が望まれるか

がん患者さんの「せん妄」で注意すべき要因

回復の可能性が低い代表的な要因として、中枢神経の異常（脳転移、脳血管障害）、臓器不全（肝不全、腎不全、呼吸不全、心不全）が挙げられます。一方、代謝異常（高カルシウム血症、高ナトリウム血症、低ナトリウム血症、低血糖、高血糖、脱水）、低栄養、ビタミン欠乏（B_1・B_{12}など）、感染、敗血症、脳炎、貧血、発熱は、回復の可能性が高い要因とされています。

表1 注意力の検出

数字の順唱 （覚醒水準と近時記憶）	● 6桁以上：正常 ● 4桁：ボーダーライン ● 3桁：異常
数字の逆唱	● 順唱より3桁以上少ない ● 若年だと3桁で異常

6-8-2-4-5
- そのまま復習するのが「順唱」
- 逆の順番で復習するのが「逆唱」

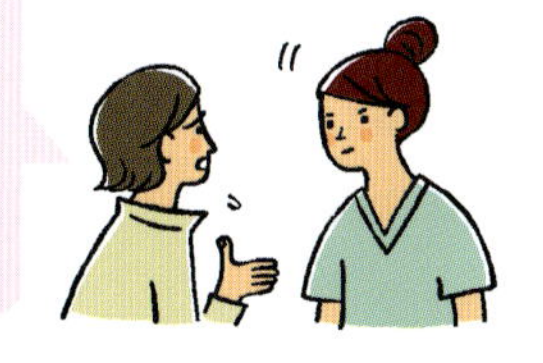

表2 「入院前」に把握しておきたい危険因子（相対危険度）

	一般内科	外科	ICU
認知症	2.3～4.7	2.8	—
軽度認知機能障害	2.1～2.8	3.5～4.2	—
せん妄の既往	—	3.0	—
生活機能障害	4.0	2.5～3.5	—
視覚障害	2.1～3.5	1.1～3.0	—
聴覚障害	—	1.3	—
重症身体疾患の併存	1.3～5.6	4.3	1.1
うつ病	3.2	1.2	—
一過性の脳虚血や脳梗塞の既往	—	1.6	—
アルコール依存	5.7	1.4～3.3	—
75歳以上の高齢者	4.0	3.3～6.6	1.1

日本総合病院精神医学会せん妄指針改訂班 編：せん妄の臨床指針（せん妄の治療指針第2版）．星和書店，東京，2015：20．より転載

表3「入院後」に予防介入したい危険因子（相対危険度）

		一般内科	外科	ICU
薬物	複数薬剤の使用	2.9	—	—
	向精神薬の使用	4.5	—	—
	睡眠薬や鎮静薬の使用	—	—	4.5
身体拘束の施行		3.2～4.4	—	—
尿カテーテルの使用		2.4	—	—
生理学的検査	BUN（尿素窒素）の上昇	5.1	—	1.1
	BUN：Cr比の上昇	2.0	2.9	—
血清アルブミン値の異常		—	1.4	—
血清ナトリウム・カリウム、血糖値の異常		—	3.4	—
代謝性アシドーシス		—	—	1.4
感染		—	—	3.1
治療的合併症		1.9	—	—
手術	心臓大血管手術	—	8.3	—
	非血管系手術	—	3.5	—
	脳神経外科	—	—	4.5
外傷での入院		—	—	3.4
緊急入院		—	—	1.5
昏睡		—	—	1.8～21.3

日本総合病院精神医学会せん妄指針改訂班 編：せん妄の臨床指針（せん妄の治療指針第2版）．星和書店，東京，2015：21．より転載

しかし、最初に着目すべき要因は**薬物**です**表4**[4]。オピオイド、抗不安薬、睡眠薬、ステロイド、抗コリン薬、H_2ブロッカー、抗菌薬などがせん妄の原因となります。そのため、せん妄が生じた時点で必ず薬剤を見直し、不要な薬剤は中止することが、せん妄回復への近道となります。

3 治療

せん妄の原因を除去することが、せん妄の治療となります。つまり、せん妄を引き起こす原因となった「火元」を消すことが、何より重要です**図1**[5]。

4 標準的なケア

準備因子（危険因子としてせん妄を予測する要因）を把握し、実際にせん妄が生じた場合は、**促進因子**をいかに除去できるかが、看護ケアのカギとなります。

表4 せん妄を起こす可能性のある薬剤

抗コリン作用をもつ薬剤	●アトロピン ●ジフェンヒドラミン ●フェニトイン	●三環系抗うつ薬 ●点眼薬（アトロピン）	●トリヘキシフェニジル ●抗けいれん薬
抗不整脈薬	●ジソピラミド ●プロカインアミド	●リドカイン	●メキシレチン
降圧薬	●カプトプリル ●レセルピン	●クロニジン	●メチルドパ
ドパミン作動薬	●アマンタジン	●ブロモクリプチン	●レボドパ
β遮断薬	●プロプラノロール	●チモロール	
H_2受容体拮抗薬	●シメチジン	●ラニチジン	●ファモチジン
抗菌薬	●アミノグリコシド ●クロラムフェニコール ●スルホンアミド ●メトロニダゾール	●アムホテリシンB ●イソニアジド ●テトラサイクリン系	●セフェム系 ●リファンピシン ●バンコマイシン
抗ウイルス薬	●アシクロビル	●インターフェロン	●ガンシクロビル
麻薬性鎮痛薬	●モルヒネ ●ペンタゾシン	●フェンタニル	●オキシコドン
GABA作動薬	●ベンゾジアゼピン系薬剤	●バクロフェン	
免疫抑制薬・抗がん薬	●プロカルバジン ●シタラビン ●フルオロウラシル	●L-アスパラギナーゼ ●ビンクリスチン ●ダカルバジン	●メトトレキサート ●ビンブラスチン ●タモキシフェン
非ステロイド性抗炎症薬	●イブプロフェン ●スリンダク	●インドメタシン	●ナプロキセン
交感神経刺激薬	●アンフェタミン ●エフェドリン ●フェニルプロパノールアミン	●アミノフィリン ●コカイン	●テオフィリン ●フェニレフリン
その他	●バルビタール類 ●リチウム ●ACTH	●ジギタリス製剤 ●MAO阻害薬	●エルゴタミン製剤 ●副腎皮質ステロイド薬

日本総合病院精神医学会せん妄指針改訂班 編：せん妄の臨床指針（せん妄の治療指針第2版）．星和書店，東京，2015：22-23．より転載

図1 せん妄の発症モデル

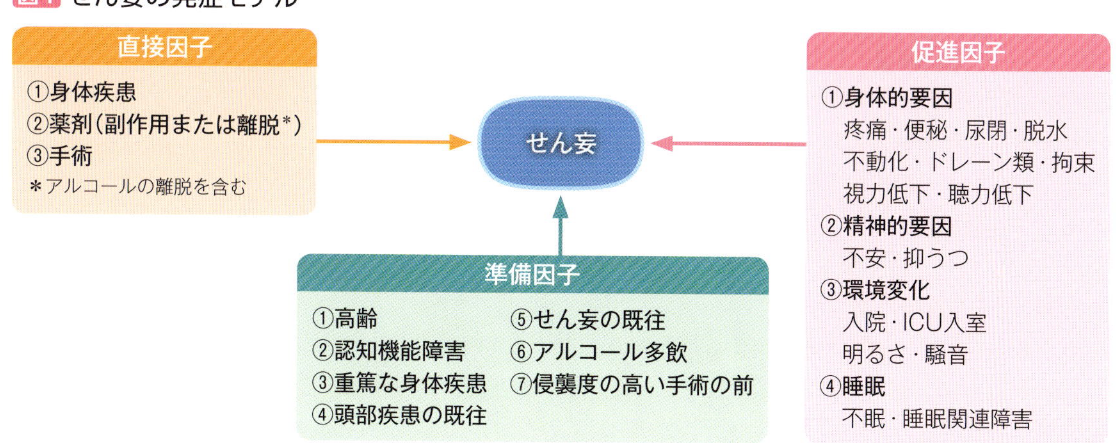

表5 過活動型せん妄に使用する代表的な抗精神病薬・抗うつ薬

一般名	投与法（剤形）	パーキンソニズム	鎮静	耐糖能障害	腎排泄	起立性低血圧
ハロペリドール	注射、内服	++	+	−	−	++
レボメプロマジン	注射、内服	+	++	−	−	++
リスペリドン	内服・OD・液剤	++	+	+	+	+
クエチアピン	内服	−	++	++	−	++
オランザピン	内服・OD	+	+	++	−	+
ペロスピロン	内服	+	+	−	−	−
アセナピン	舌下	+	+	−	−	−
ブロナンセリン	内服	+	−	−	−	−
アリピプラゾール	内服・液剤	+	+	−	−	−
ミアンセリン、トラゾドン	内服	−	++	−	−	±

せん妄から回復する可能性が高ければ、その原因と思われる**要因の排除**を行い、かつ、睡眠覚醒リズム障害の改善のために**抗精神病薬**あるいは**抗うつ薬**を投与することとなります**表5**。薬剤間の効果による差異がないため、患者さんの状況に応じ、安全性のプロフィールから投与する薬剤を選択します。

終末期に近ければ近いほど、せん妄の回復可能性を評価することが最も重要とされています。終末期のせん妄を治療できる可能性は、20～40％程度と推測されています。

あわせて知りたい！

せん妄予防に対する薬物療法は、近年まで否定的でした。

しかし、急性期における「せん妄への予防介入」に、ラメルテオンとスボレキサントが有用であるという質の高い臨床研究の結果が公表され、注目されています[1]。

5 実践的なケア：「コツ」と「ワザ」

「終末期せん妄かどうか」の見きわめ

進行終末期のがん患者さんのせん妄は、多くの場合、複数の要因によって生じているとされています。

回復の可能性が高い原因は、オピオイドを主とする**薬物**（オッズ比1.5～30）です。一方、回復の可能性が低い原因は、**低酸素血症**（オッズ比0.15～0.70）、感染症（オッズ比0.08～0.64）、**代謝性障害**（オッズ比0.21～1.0）などが指摘されています。

また、わが国の緩和ケア病棟におけるせん妄の観察研究では、オピオイドを主とする薬物では37％、高カルシウム血症では38％が回復しているものの、感染症では12％、肝不全などその他の原因では10％以下しか回復しなかったと報告されています。

つまり、終末期であっても回復する可能性のあるせん妄の要因として、高カルシウム血症、薬物（オピオイドなど）を除外することは、**終末期せん妄**を判断する際に重要です。

あわせて知りたい！

オッズ比とは「ある疾患へのかかりやすさ」を示す統計的な尺度です。

オッズ比が1を超える場合「かかりやすさが高い」と考えて差し支えありません。

終末期のせん妄を「治療するかどうか」の判断

終末期にせん妄が生じ、回復の可能性があると推定された場合、その要因が治療可能であるか、また想定された治療が行われた場合の利益と不利益（有害事象や治療に伴う負担など）のバランスを、医療チームで総合的に評価することが重要です。

死亡の24～48時間前に出現するせん妄は、不可逆であることが多いとされています。

（上村恵一）

ここに注意！

薬物の関与によるせん妄の原因薬剤として頻度が高いものは、オピオイド、ベンゾジアゼピン系薬剤、コルチコステロイドなどです。

文献

1. Meagher DJ, Moran M, Raju B, et al. Phenomenology of delirium. *Br J Psychiatry* 2007, 190（2）：135-141.
2. 八田耕太郎. せん妄の臨床指針（せん妄の治療指針第2版）. 日本総合病院精神医学会せん妄指針 改訂版. 星和書店, 東京, 2015, 20
3. 八田耕太郎. せん妄の臨床指針（せん妄の治療指針第2版）. 日本総合病院精神医学会せん妄指針 改訂版. 星和書店, 東京, 2015, 21
4. 八田耕太郎. せん妄の臨床指針（せん妄の治療指針第2版）. 日本総合病院精神医学会せん妄指針 改訂版. 星和書店, 東京, 2015, 22-23
5. 井上真一郎. 内富庸介：せん妄の要因と予防. 臨床精神医学 2013；42（3）：289-297.

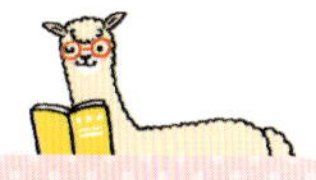

COLUMN　AYA世代のがん患者さんの支援

10代後半から30代にかけての思春期・若年成人期（Adolescent and Young Adult：AYA）にがんに罹患した患者さんは、その年代特有のさまざまな問題を抱えます。

AYA世代のがん医療においては、その特性に応じた対策が必要です。そのため、第3期がん対策推進基本計画では、「小児がん、AYA世代のがんおよび高齢者のがん対策」として、ライフステージに応じた診療および支援体制を整備することが、わが国のがん医療における重点施策の1つとして推進されることになりました。

子どもから大人への過渡期にあるAYA世代のがん患者さんは、がん闘病と同時に、就学·就労·結婚・妊娠・出産といった重要なライフイベントを経験します。患者さんにとっては、いま生きているこの瞬間がかけがえなく、人生において手放したくない時間です。がん治療のみならず、がん闘病によって抱えるライフイベントに伴う問題を、患者さんが自分なりの方法で乗り越えていけるように、寄りそってともに考える姿勢でかかわることが、看護師には求められています。

（津村明美）

Part 3
症状別・緩和ケアの実践

終末期の苦痛への対応

鎮静

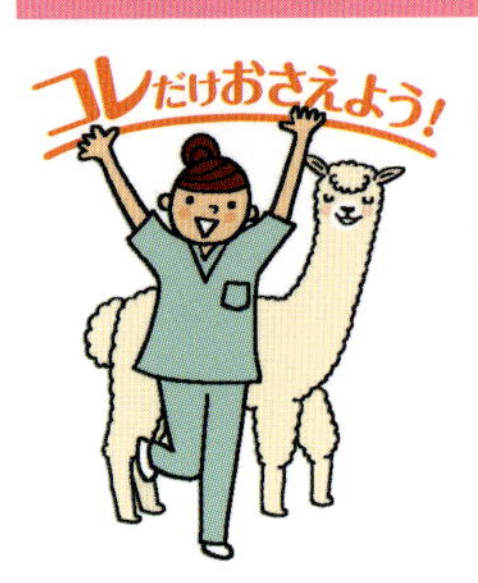

- 鎮静は、どんな手段を使っても患者さんの抱える「耐えがたい苦痛」を除去できない場合に行う。
- 鎮静開始にあたっては、患者さんの意思(家族による推測含む)が最も重要となる。
- 鎮静中は、患者さんに不快症状が出ていないか確認しつつ、家族へのケアを怠らないようにする。

1 鎮静とは

鎮静は、**治療抵抗性の苦痛**の緩和を目的として、鎮静薬を投与することです。耐えがたい苦痛に対する1つの手段であり、死を早めることを意図する安楽死とは異なります 表1。

鎮静が行われる頻度は、国によって大きく異なります。なぜなら、鎮静の定義が異なっていることに加え、患者さん・家族の価値観の違いや、臨床医の考え方・実施が影響しているからです[1]。

しかし、鎮静は、がん患者さんの約30%に必要といわれています。鎮静の対象となるのは、疼痛だけではありません。せん妄、呼吸困難、倦怠感なども、鎮静の対象となります[2]。

ここに注意!
治療抵抗性の苦痛とは、「その患者さんが利用できる緩和ケアを十分に行っても、患者さんの満足する程度に緩和できないと考えられる苦痛」のことを指しています。

鎮静の分類

鎮静は、鎮静薬の投与方法によって、**間欠的鎮静**と**持続的鎮静**の2つに分けられます。

持続的鎮静は、さらに、**調節型鎮静**と**持続的深い鎮静**に区別されます 表2。

鎮静に用いる薬剤

鎮静薬は、中枢神経系に作用して、興奮を鎮静する薬物です。

具体的には、ベンゾジアゼピン系の麻酔導入薬である**ミダゾラム**(注射薬)、ベンゾジアゼピン系睡眠薬である**フルニトラゼパム**(注射薬)、**ジアゼパム**(坐剤)、**ブロマゼパム**(坐剤)、バルビツール系睡眠薬である**フェノバルビタール**(注射薬・坐剤)などを使用します。

アドバイス
持続的鎮静に用いる薬剤の第一選択は、ミダゾラムです。0.5~1mg/時を持続皮下注射または持続静注で開始し、15~30分をめやすに全身状態を評価します。

表1 鎮静と安楽死の違い

鎮静	患者さんの耐えがたい**苦痛を緩和**するために、苦痛が緩和されるだけの**最小限の鎮静薬**を投与すること
安楽死	患者さんの要請に従って、**死期を早める**ために、**致死量の薬物**を投与すること

2 鎮静開始の判断（アセスメント）

鎮静を検討する際は、治療抵抗性の苦痛かどうかを判断し、鎮静の妥当性について十分考慮する必要があります。

「治療抵抗性の苦痛か」の判断

治療抵抗性の苦痛であると判断するのは、以下の２つのどちらかを満たす場合です。

1. **すべての治療が無効である場合**
2. **患者さんの希望と全身状態から考えて、予測される生命予後までに有効で、かつ、合併症の危険性と侵襲を許容できる治療手段がないと考えられること**

治療抵抗性であると判断する前に、患者さんが体験している苦痛の原因を見きわめ、原因に対する治療、苦痛緩和を目的とした治療、苦痛を悪化させている要因を改善する処置やケアについて、十分に検討します。

ここに注意！

現在投与されている薬剤の確認は、非常に重要です。苦痛緩和に使われる薬剤のなかには、せん妄を悪化させるもの（ステロイド、オピオイド、ベンゾジアゼピン系薬剤など）もあるからです。

「鎮静の実施」の検討

鎮静には、益（好ましい効果）と害（好ましくない効果）があります。

好ましい効果は、いうまでもなく**苦痛緩和**です。一方、好ましくない効果は、意識の低下により、コミュニケーションなど、通常の**人間的な生活ができにくくなる**ことです。

鎮静を行う際、医療者は、倫理的に妥当かどうか（患者さんの益になるか、患者さんに害を与えることにならないか）を、十分に検討することが必要です。

医療者は、「鎮静を行うかどうか」だけでなく、患者さん・家族の価値観（すべての治療が無効なら痛みを感じるよりはうとうと寝て過ごしたい、など）をふまえたうえで対応することが求められます。

ここに注意！

患者さんの「しんどい」「つらい」という訴えを、倦怠感と決めつけないようにしましょう。せん妄の可能性も否定できないからです。

Part 3 鎮静

3 間欠的鎮静の実際

間欠的鎮静は、鎮静薬で意識を低下させた後、薬剤を中止・減量して意識の低下しない時間を確保する方法です。

表2 鎮静の分類

分類		説明
間欠的鎮静		鎮静薬によって一定期間（通常は数時間）意識を低下をもたらした後に鎮静薬を中止し、意識の低下しない時間を確保しようとする鎮静
持続的鎮静	苦痛に応じて少量から調節する鎮静（調節型鎮静）	苦痛の強さに応じて苦痛が緩和されるように鎮静薬を少量から調節して投与すること
	深い鎮静に導入して維持する鎮静（持続的深い鎮静）	中止する時期をあらかじめ定めずに、深い鎮静状態とするように鎮静薬を調節して投与すること

日本緩和医療学会 ガイドライン統括委員会 編：がん患者の治療抵抗性の苦痛と鎮静に関する基本的な考え方の手引き 2018年版. 金原出版, 東京, 2018：10. より転載

間欠的鎮静のメリットは、**苦痛による悪循環**（苦痛→不安が強まる→さらに苦痛が悪化）を一時的にでも遮断できることです。その結果、患者さんが持続的な苦痛を体験せずに過ごせることがあります。

あわせて知りたい！
間欠的鎮静を行って、夜間だけでなく、日中にも数時間の睡眠をとれるようにすると、患者さんがしっかり休息でき、覚醒時に苦痛がやわらぐ場合があります。

4 持続的鎮静の実際

持続的鎮静を導入する際には、表3に示す要件を満たす必要があります。

調節型鎮静

調節型鎮静とは、患者さんの苦痛の強さに応じて、鎮静薬を**少量から**開始して徐々に増量していき、苦痛が緩和される**最小量に調節**して投与する方法です。

投与量の調節基準は、患者さんの意識水準ではなく、**苦痛の強さ**です。意識が保たれていても、苦痛がやわらいでいる患者さんもいます。また、鎮痛薬を増量し、意識が低下してはじめて苦痛がやわらぐ患者さんもいます。

持続的深い鎮静

持続的深い鎮静とは、中止時期をあらかじめ定めずに、**深い鎮静状態**となるよう鎮静薬を調節して投与する方法です。

投与量の調節基準は、患者さんの**意識水準**です。RASSで－4（深い鎮静）～－5（覚醒不可能）の水準を維持します表4。

表3 持続的鎮静の導入要件

相応性	**苦痛緩和を目指すさまざまな選択肢のなかで、鎮静が相対的に最善と判断されるか** ●鎮静が相応的に妥当かどうかは、以下の4つから判断する ❶苦痛の強さ　❷治療抵抗性の確実さ　❸予測される生命予後　❹効果と安全性の見込み
医療者の意図	**鎮静を行う意図が「苦痛緩和」であるか（「生命予後の短縮」になっていないか）** ●医療者は、患者さん・家族および医療チームとの間で、鎮静の目的が苦痛緩和であることを明示的に話し合い、十分共有されていることを確認しておく必要がある
患者さん・家族の意思	**患者さん本人の意思に沿っているか** ●**意思決定能力がある患者さん**：苦痛緩和に必要な鎮静を希望する明確な意思表示があること ●**意思決定能力がないとみなされた患者さん**：患者さんの価値観や、以前表明していた意思に照らし合わせ、今の状況で「患者さんが苦痛緩和に必要な鎮静を希望するか」を推測できること ●患者さんは鎮静を希望するが、家族が反対している場合は、患者さんにとっての最善について十分話し合い、合意を得るように努める
チームによる判断	**鎮静の意思決定は「医療チームの合意」か、必要時に専門家にコンサルテーションを求めたか** ●多職種カンファレンスを開催し、患者さん・家族・医療者間で、鎮静とそれ以外の選択肢を比較し、患者さんに対する益と害のバランスから、何が妥当か判断することが求められる ●鎮静を実施する際には、診療録に、以下の8つを記載する ❶鎮静の目的　❷何が苦痛か　❸耐えがたい苦痛と判断した根拠 ❹治療抵抗性の苦痛と判断した根拠　❺予測される生命予後とその医学的根拠 ❻鎮静実施に際し、相談した多職種・専門家の意見　❼患者さんの状態や苦痛の継続的な評価 ❽説明と同意

鎮静開始時から患者さんの死亡まで深い鎮静を維持するのではなく、患者さんの苦痛を**定期的に評価**し、鎮静薬の投与量を調節することが重要です。

5 鎮静している患者さんのケア

■鎮静開始までのケア

医師からの情報を、患者さんと家族の情報ニーズや精神面などに十分配慮したうえで説明し、患者さん・家族の**意向を確認**します。

意思決定能力がある患者さんであれば、患者さん自身に希望を確認します。

意思決定能力がない患者さんの場合は「患者さんが意思表示できる状態だったら、何を希望するか」について、家族と相談しましょう。家族からの情報をもとに、苦痛緩和のために鎮静が選択肢となることを共有し、検討を重ねます。

あわせて知りたい!

医師からの情報を以下に示します。

1. 全身状態
2. 治療抵抗性の苦痛と判断する根拠
3. 鎮静の目的
4. 鎮静の方法
5. 鎮静が与える影響
6. 鎮静後の治療やケア
7. 鎮静を行わなかった場合に予測される状態など

表4 緩和ケア用RASS（Richmond Agitation-Sedation Scale）日本語版

スコア	用語	説明	
+4	好戦的	明らかに好戦的、暴力的で、スタッフに危険が迫っている	
+3	非常に興奮している	チューブやカテーテルを引っ張ったり抜く：攻撃的	
+2	興奮している	頻繁に目的のない動きがある	
+1	落ち着きがない	不安そうだが、動きは攻撃的でも活発でもない 完全に意識清明ではない患者で、頻繁に動き、攻撃的でない	
0	意識清明で落ち着いている		
−1	傾眠	完全に意識清明ではないが、呼びかけに覚醒状態（開眼・アイコンタクト）が続く（≧10秒）	呼びかけ刺激
−2	浅い鎮静	呼びかけに短時間覚醒し、アイコンタクトがある（＜10秒）	呼びかけ刺激
−3	中等度鎮静	呼びかけに動きか開眼で反応するが、アイコンタクトはない	呼びかけ刺激
−4	深い鎮静	呼びかけに反応はないが、身体刺激に動きか開眼がある	身体刺激
−5	覚醒不可能	呼びかけにも身体刺激にも反応がない	身体刺激

RASS評価手順

1. 患者さんを観察する
   - 意識清明、落ち着きがない、または興奮がある ▶ Score 0～+4
2. 意識清明でない場合、患者さんの名前を呼び、目を開けてこちらを見るように言う
   - 覚醒し、開眼・アイコンタクトが持続する ▶ Score −1

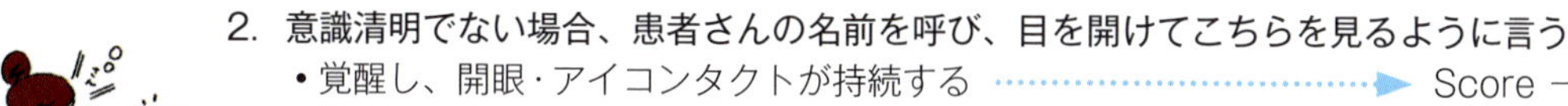

   - 開眼・アイコンタクトがあるが、持続しない ▶ Score −2
   - 呼びかけになんらかの動きがあるが、アイコンタクトはない ▶ Score −3
3. 呼びかけ刺激に反応がないとき、肩をゆすることで身体的に刺激する
   - 身体刺激になんらかの動きがある ▶ Score −4
   - どの刺激にも反応しない ▶ Score −5

今井堅吾，森田達也，森雅紀 他：緩和ケア用Richmond Agitation-Sedation Scale（RASS）日本語版の作成と言語的妥当性の検討．日本緩和医療学会誌 2016；11（4）：331-336．より転載

鎮静中のケア

鎮静開始後は、定期的に以下の項目を確認して、患者さんと家族の状態を評価します。

❶**患者さんの苦痛の程度**（STAS-Jによる他者評価、表5）
❷**意識水準**（RASSによる評価）
❸**鎮静による有害事象**（呼吸抑制、舌根沈下、誤飲、循環抑制、せん妄など）
❹**鎮静以外の方法で苦痛が緩和される方法はないか**
❺**病態の変化**
❻**家族の希望の変化**

患者さんの尊厳に配慮し、声をかけ、安楽に過ごせるように環境を整えます。また、患者さんに「不快な症状が出現していないか」を注意深く観察し、家族とともに、鎮静薬の効果（患者の苦痛緩和につながっているか）を評価します。

家族の心配や不安を傾聴することも大切です。鎮静後、家族が体験している心の揺れや悲嘆、身体的な負担に配慮しましょう。

加えて、家族が患者さんのためにできること（そばにいる、声をかける、手足に触れる、好きな音楽を流す、一緒に清潔ケアの一部を行うなど）を、ともに考え、促します。

（久山幸恵）

ここに注意！

家族が代理で「苦痛の有無の判断」や「意思決定」をする場合、医療者が「一緒に考える」姿勢が必要です。

約3割の家族は「病状変化に気持ちがついていかなかった」「鎮静を決める責任を負うことが重荷だった」などと感じています。

アドバイス

鎮静を検討する場面では、患者さんと話ができなくなる家族の悲嘆があることを念頭に置きましょう。

約半数の家族は「話ができなくなることがつらい」と感じています。

表5 STAS-J（Support Team Assessment Schedule）症状版

	症状が患者さんに及ぼす影響
0	なし
1	時折、断続的。患者さんは今以上の治療を必要としない（現在の治療に満足している、介入不要）
2	中等度。時に悪い日もあり、日常生活動作に支障をきたすことがある（薬の調節や何らかの処置が必要だが、ひどい症状ではない）
3	しばしばひどい症状があり、日常生活動作や集中力に著しく支障をきたす
4	ひどい症状が持続的にある

Miyashita M, Matoba K, Sasahara T, et al. Reliability and validity of the Japanese version of the Support Team Assessment Schedule (STAS-J). *Palliat Support Care* 2004；2 (4)：379-385. より引用

慣れていないと観察者によってばらつきが出る可能性があります。

文献

1. 森田達也，白土明美：死亡直前と看取りのエビデンス．医学書院，東京，2015：75.
2. Maltoni M, Scarpi E, Rosati M, et al. Palliative sedation in end-of-life care and survival：A systematic review. *J Clin Oncol* 2012；30 (12)：1378-1383.
3. 林ゑり子：苦痛緩和のための鎮静．宮下光令，林ゑり子編，看取りケア プラクティス×エビデンス．南江堂，東京，2018：50-56.
4. 日本緩和医療学会 緩和医療ガイドライン作成委員会 編：苦痛緩和のための鎮静に関するガイドライン2010年版．金原出版，東京，2010.

Part 4

非がんの患者さんへの緩和ケア

緩和ケアは「がん」を中心にして発展してきました。

しかし、がん以外でも、苦痛症状が続く疾患は、少なくありません。そのため近年では、非がんの慢性疾患に対する緩和ケアの重要性がクローズアップされてきています。

ここでは、代表的な非がんの緩和ケアについて、解説していきます。

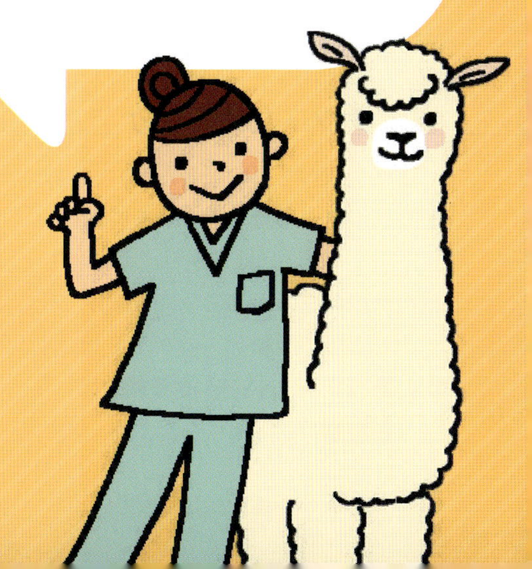

Part 4
非がんの患者さんへの緩和ケア

心不全

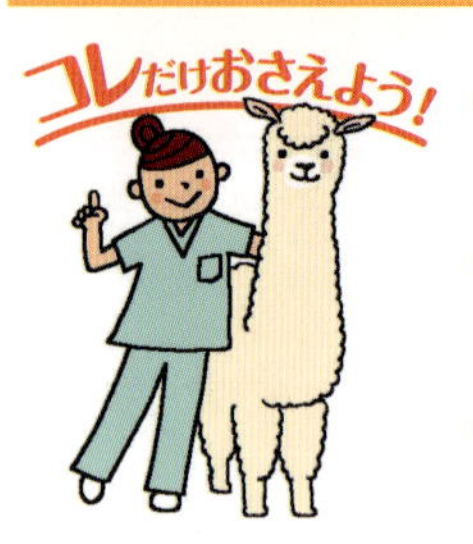

- 心不全は、がんと違って「急性増悪・寛解」を繰り返しながら、急速に終末期を迎える。
- 心不全の患者さんは緩和ケアの必要性を認識していないため、導入が遅れることも多い。
- 心不全だけでなく、併存疾患や薬剤の影響で症状が起こっている可能性を常に考慮する。

1 心不全とは

心臓は血液を全身の臓器に送るポンプの役割をしています。車がガソリンを必要とするように、各臓器が十分な機能を維持するためには、心臓から全身に、十分な酸素が供給されなければなりません。

心不全とは、心臓自体（弁膜症、心筋梗塞や心筋症、心室中隔欠損症など）や心臓以外（高血圧、感染症、貧血など）のさまざまな原因によって、心臓のポンプとしての機能が低下し、**うっ血症状**（呼吸困難、浮腫など）、**低心拍出症状**（倦怠感など）が出現し、それに伴って、運動耐容能が低下していく進行性の臨床症候群です。

2 心不全のアセスメント

心不全は、がんとは異なり、よくなったり悪くなったりを繰り返しながら、徐々に心臓の機能が低下していくのが特徴です。そのため、うっ血症状、低心拍出症状といった心不全症状のアセスメントとともに、心不全発症から現在に至るまでの経過において、入院回数や再入院までの期間、自覚症状の進行状態の把握（NYHA（ニーハ）*1心機能分類図1）、行われている治療から病期の進行状態をアセスメントし、治療やケアの目標をその都度、多職種と検討していくことが大切です。

アドバイス

自覚症状の状態を簡単に把握するためには「他の人と一緒に歩くことができますか？」と質問するのが有効です。

他の人と一緒に歩けたらNYHA Ⅱ、それが無理ならNYHA Ⅲと判断できます。

ポイントは「緩和ケア開始」のタイミング

心不全患者さんの場合、適切な薬物治療によって症状がコントロールされ、運動耐容能が維持されている時期には、緩和ケアニーズはあまり高くありません。その後、病期が進行すると、運動耐容能が低下して治療抵抗性になり、緩和ケアニーズが高まってきます。

そのため、緩和ケアのタイミングを逃さないように、経過のなかで**自覚症状の進行**状況（NYHA心機能分類図1）や、**病期の進行**状況（心不全ステージ分類図2）を判断しましょう。緩和ケアニーズをスクリーニングし、早期から緩和ケアニーズをキャッチし、ケア介入することが大切です。

3 心不全の治療

心不全治療の柱は、**薬物療法**、**食事療法**、**運動療法**です。これらの治療は、心不全の再発を予防し、心不全症状の緩和にもつながります。

心不全治療は、患者さん自身が日常生活のなかで遵守していくことが重要となりますが、心不全の再発の原因の多くは、塩分・水分の過剰摂取、内服薬の飲み忘れ、過労といった原因が多く、心不全治療の遵守は難しいのが特徴です。

図1 NYHA心機能分類（自覚症状の進行状況の把握）

NYHA Ⅰ

心疾患はあるが、通常の身体活動では症状なし

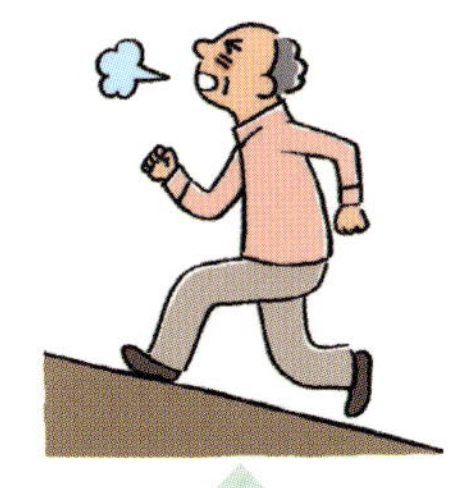

坂道は走れない！

NYHA Ⅱ

普通の身体活動で、疲労、呼吸困難などが出現

（通常の身体活動が、ある程度制限される）

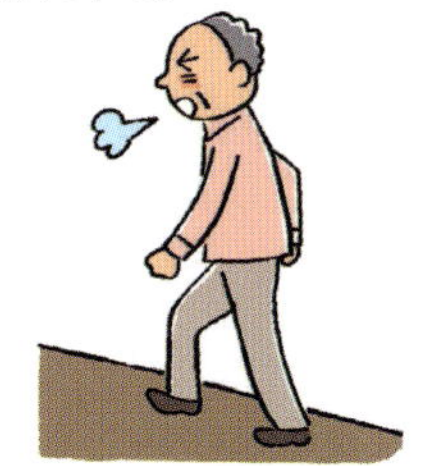

坂道は歩けない！

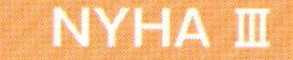

NYHA Ⅲ

普通以下の身体活動で、愁訴が出現

（通常の身体活動が高度に制限される）

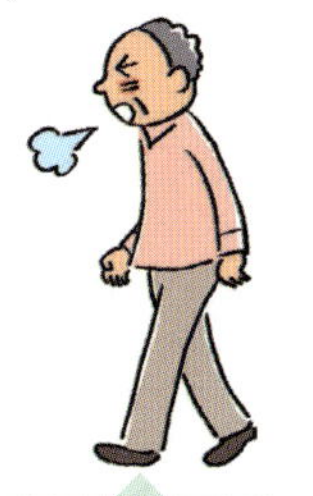

平地も歩けない！

NYHA Ⅳ

安静時にも呼吸困難を示す

（安静時でさえ心不全症状が出現）

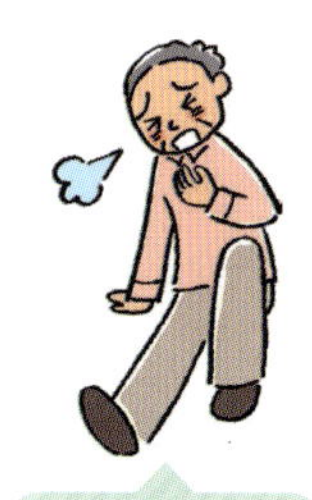

動くこともできない……

他の人と歩ければNYHA Ⅱ → NYHA Ⅲは、他の人と歩けない

図2 心不全ステージ分類（病期の進行状況の把握）

心不全リスクあり → 心不全症状あり

Stage A

構造的異常なし
症状なし
心不全リスクが高い

- 高血圧
- 動脈硬化性の疾患
- 糖尿病
- 肥満
- メタボリックシンドローム
- 心毒性のある薬剤の使用歴
- 心筋症の家族歴

→ 心臓の構造的異常が進行する

Stage B

構造的異常あり
症状なし

- 心筋梗塞の既往
- 左室肥大や収縮機能低下を含む左室リモデリング
- 無症候性の弁膜症

→ 心不全の症状が現れる

Stage C

構造的異常あり
症状あり

- 構造的異常が明らか
- 息切れ、疲れやすさ、運動耐容能の低下がある

→ 心不全治療が難しくなる 安静時にも症状が現れる

Stage D

特別な治療が必要な難治性心不全

- 最大限の薬物治療にもかかわらず、安静時に著しい症状がある（繰り返し入院している、特別な治療なしでは安全に退院できないなど）

構造変化の分類で病態の進行を示す

＊1 NYHA（New York Heart Association）：ニューヨーク心臓協会

したがって、患者さんが日常生活のなかでこれらの治療が遵守できるように、病状や生活背景に合わせた患者教育を多職種チームで行っていくことが大切です。

4 心不全患者さんの実践的緩和ケア

心不全患者さんの緩和ケアの特徴

心不全の緩和ケアの特徴（がんの緩和ケアとの違い）は、大きく３つあると考えられます。

１点目は、**病みの軌跡の違い**です 図3。多くの場合、心不全の患者さんは、急性増悪と寛解を繰り返し、比較的急速に最期を迎えます。つまり、急性増悪での入院が「急性増悪か終末期か」を判断するのが難しく、緩和ケア開始のタイミングを逃してしまうことも少なくありません。

２点目は、**緩和ケアの概念が浸透していない**ことです。心不全という疾患の特性上、患者さんのほとんどは、自分が「進行性の予後不良疾患を患った」と認識していません。心不全の患者さんは「緩和ケア＝がん終末期に行う医療で、麻薬を使う」とだけ思っているため、治療選択に対して「終末期に行われるあきらめの医療」「副作用が心配」というような葛藤やゆらぎが生じることも少なくありません。

３点目は、**心不全治療が最期まで継続**されることです 図4。心不全における症状緩和の前提となるのは「心不全の病状の進行・症状緩和に用いられる薬物療法が行われていること 図5」なのです。

ここに注意！

心不全の患者さんは、病期が進行して再入院しても、「今回もまたよくなる」と期待しています。緩和ケアの概念が患者さんに浸透していないのは、そのためです。

あわせて知りたい！

良好な症状コントロールは、最適な薬物療法に基づいている[1]ことが明らかにされています。

図3 がんと心不全の病みの軌跡の違い

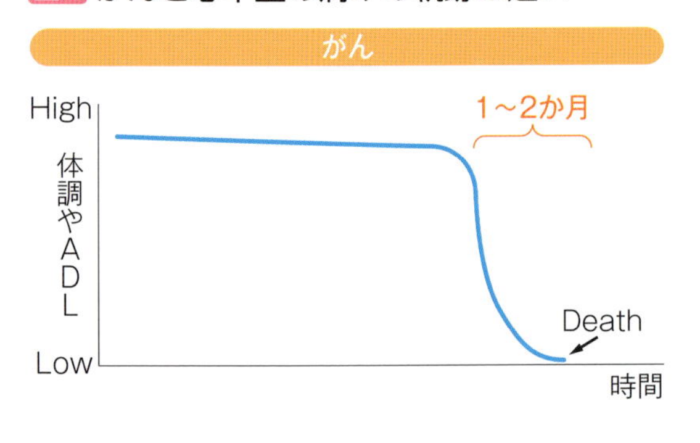

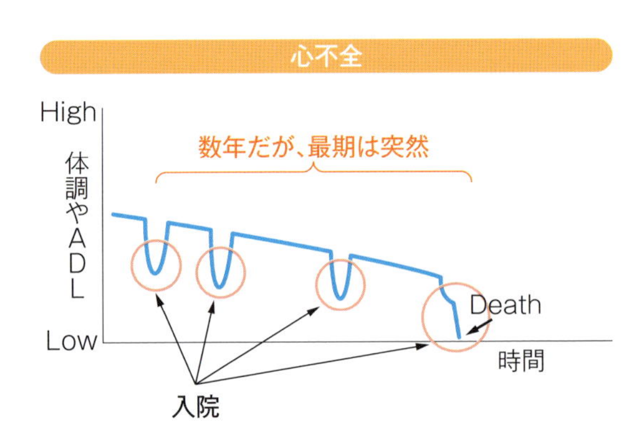

図4 心不全の緩和ケアモデル

Lynn J. Perspectives on care at the close of life. Serving patients who may die soon and their families : the role of hospice and other services. *JAMA* 2001 ; 285 (7) : 925-932.
Gibbs JS, McCoy AS, Gibbs LM, et al. Living with and dying from heart failure : the role of palliative care. *Heart* 2002 ; 88 (suppl 2) : ii36-ii39.

あわせて知りたい！

がんの緩和ケアモデルは、以下です。

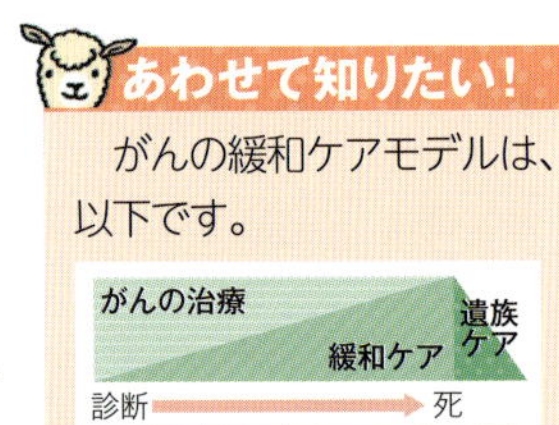

つまり、心不全患者さんの緩和ケアに携わる医療者は、心不全と**診断されたとき**から「心不全の病みの軌跡」を患者さん・家族と共有すること、経過のプロセスのなかで「緩和ケアニーズを把握」しながら、望む治療と生き方について繰り返し対話すること(アドバンス・ケア・プランニング)、病期に応じた心不全治療と緩和ケアを並行して行うことが重要となります。

基本的な症状緩和は、がんとほぼ同様で、非薬物療法と薬物療法を組み合わせた多職種チームアプローチを行います。しかし、**心不全の症状は治療抵抗性**であることが多く、症状を完全に緩和することは困難なケースが多くみられます。

併存疾患の影響も考慮する

心不全患者さんの多くは、慢性閉塞性肺疾患(COPD*2など)、末梢動脈疾患などを合併しています。そのため、**心不全の病態以外**の原因が、症状を増悪させていることも少なくありません。そのため、回復可能因子を常に念頭に置いてケアを行う必要があります。

特に、心拍出量低下に起因する**倦怠感**は治療抵抗性なので、注意深く「回復可能因子はないか」を検討しましょう 表1 P.146。

ちなみに、呼吸困難の回復可能因子は、COPD、肺炎、パニック、胸水です。

アドバイス

倦怠感の回復可能因子のうち、抑うつは見逃しやすいため鑑別を行うことが重要です。

高齢者の場合は、廃用症候群に至らないように、患者さんの運動耐容能に応じて、低強度レジスタンストレーニングを行い、筋力維持を図ることも重要です。

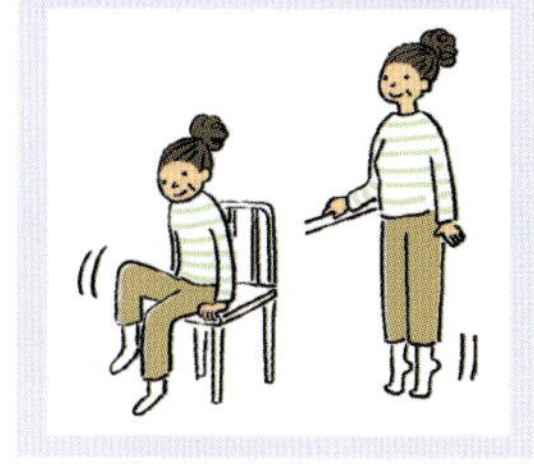

使用している薬剤にも気を配る

症状緩和に用いる薬剤のなかには、**心不全を悪化させる**ものがあることを、知っておくことも大切です 表2 P.146。

終末期の心不全患者さんは、高度な**腎機能障害**をきたしているため、通常よりも**薬剤の副作用**が生じやすくなっています。

特に、呼吸困難に対して使用する**モルヒネ**は、呼吸抑制や傾眠をもたらす

図5 症状緩和としての心不全治療薬

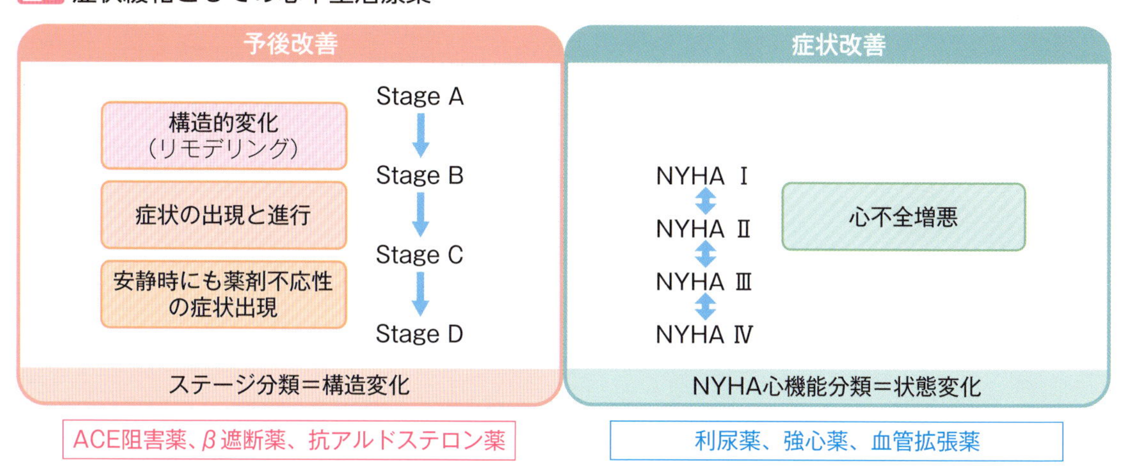

ACE阻害薬、β遮断薬、抗アルドステロン薬

利尿薬、強心薬、血管拡張薬

*2 COPD(chronic obstructive pulmonary disease):慢性閉塞性肺疾患

表1 倦怠感の回復可能因子

薬剤関連	●過剰な利尿薬 ●過剰なβ遮断薬 ●その他の降圧薬・血管拡張薬による低血圧
貧血	●出血を助長する薬剤の使用 ●介入可能な出血素因 ●悪性貧血やがんの合併
睡眠時無呼吸症候群	—
精神的問題	●抑うつ ●不安
電解質異常	●低カリウム血症 ●低ナトリウム血症
甲状腺機能低下症	—
廃用症候群	—

Miriam J, Louise G. Heart Failure and Palliative Care : A Team Approach. Radcliffe Publishing, Oxford, Seatle, 2006 : 66.

表2 心不全の病態を悪化させる可能性のある薬剤

症状	薬剤	出現するリスク
疼痛	NSAIDs：非ステロイド性抗炎症薬	体液貯留、利尿薬の効果減弱、腎毒性発現のリスク
	三環系抗うつ薬	QT延長などの催不整脈作用
倦怠感	ステロイド・黄体ホルモン薬	体液貯留のリスク

可能性があるため、モニタリングを行い、患者さんにとっての適正量をチームで判断することが大切です。

（高田弥寿子）

文献

1．Johnson M, Gibbs L : Symptom relief for advanced heart failure. Heart Failure and Palliative Care a team approach, Radcliffe Publishing Ltd, 2006 : 61.

Part 4
非がんの患者さんへの緩和ケア

COPD（慢性閉塞性肺疾患）

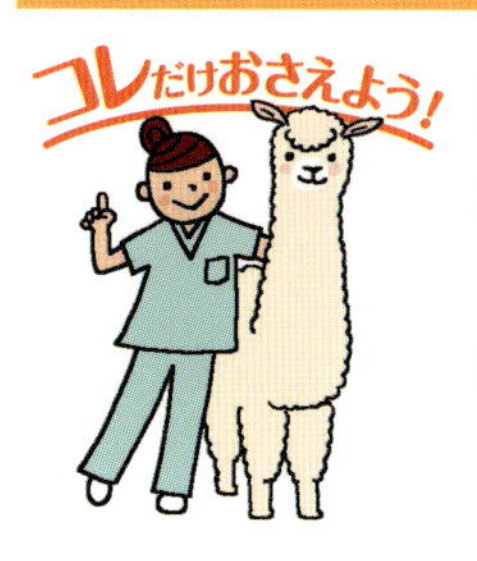

- COPDは、呼吸機能の低下と呼吸器症状が徐々に進行していく疾患である。
- 慢性的な経過と急性増悪を繰り返し、そのたびに病状が悪化し、やがて終末期に至る。
- 適切な呼吸管理、薬物療法、呼吸リハビリテーションが治療・ケアの柱となる。

1 COPD（慢性閉塞性肺疾患）とは

COPD（慢性閉塞性肺疾患）*1は、タバコ煙を主とする有害物質を長期に吸入曝露することで生じた肺の炎症性疾患です図1。発症後より、緩徐に呼吸機能の低下と呼吸器症状（**呼吸困難**、**咳嗽**、**喀痰**など）の進行がみられ、慢性的な経過と急性増悪を繰り返しながら終末期に至ります。

図1 COPDの病態

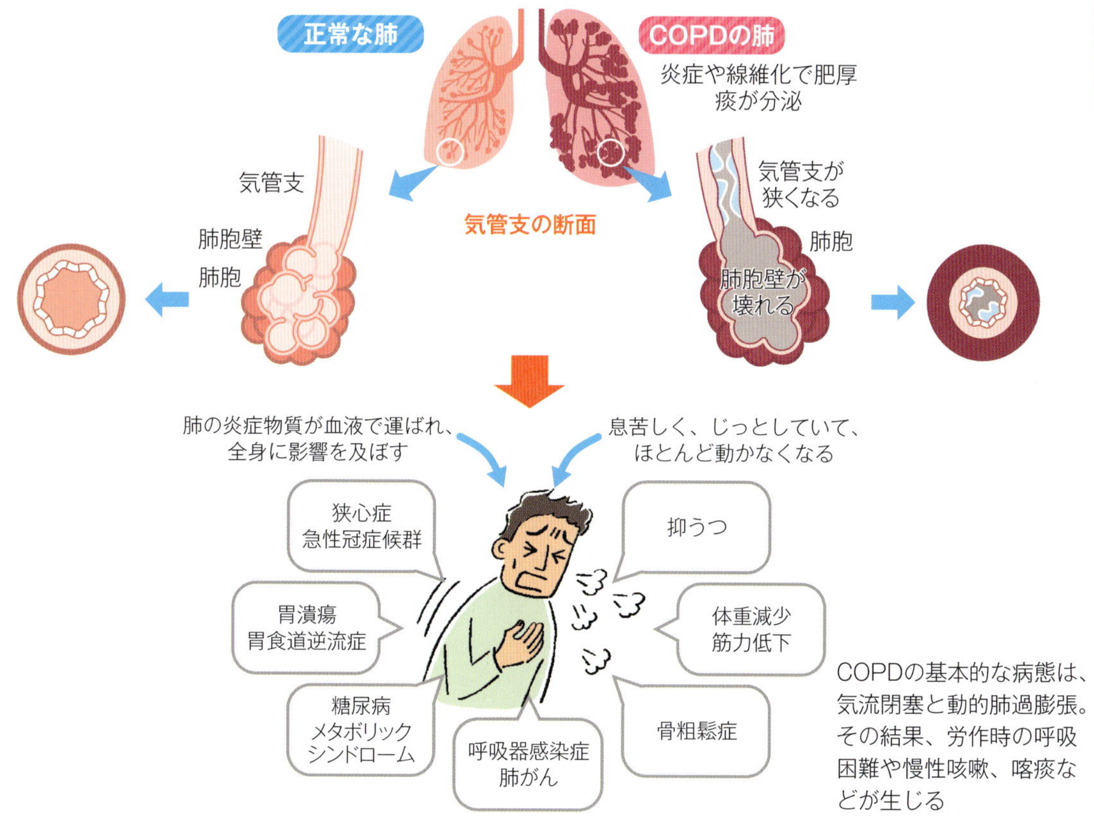

COPDの基本的な病態は、気流閉塞と動的肺過膨張。その結果、労作時の呼吸困難や慢性咳嗽、喀痰などが生じる

*1 COPD（chronic obstructive pulmonary disease）：慢性閉塞性肺疾患

急性増悪時には呼吸器症状の悪化がみられ、即座に致命的な状況となりえます。そのため、終末期を予見することが難しいと考えられます。COPDは、急性増悪を繰り返すことに伴い、徐々に臓器機能が低下し、やがて死に至ります。そのため、病状が悪化したとき、急性増悪なのか終末期なのかを判断することが非常に難しいのです。

COPD患者さんは、急性増悪の頻度が増えると、著しい呼吸困難の出現に伴い、QOLが極度に低下します。そのため、臨床では、この状態を終末期ととらえます。

ここに注意！

COPD患者さんは、急性増悪によって入退院を繰り返すたびに、骨格筋の廃用性萎縮と低栄養が進行します。その結果、呼吸困難や息切れなどが悪化し、日常生活に支障をきたす可能性が高まります。

症状安定時からセルフマネジメント教育を行うことが、増悪と増悪の間を延長し、長期的な症状の緩和につながるのです。

2 COPDのアセスメント

COPD患者さんをアセスメントする際には、呼吸状態だけに着目するのではなく、どのようなときに、どの程度の息切れや呼吸困難が起こるのか、日常生活の動作方法を含めてアセスメントすることが大切です。

呼吸状態をアセスメントする指標として、mMRC息切れスケールや修正Borgスケールなどの評価尺度を用いると、症状の経時的変化を示すことが可能となります。

3 COPDの治療

適切な呼吸管理 図2

COPDでは、肺気腫や末梢気道病変による肺胞構造の破壊と気道狭窄が生じ、**換気障害**となります。換気障害が進行すると、肺胞低換気が出現し、**低酸素血症**と**高二酸化炭素血症**が顕在化します。

①低酸素血症では酸素投与

低酸素血症に対しては、一般的に酸素療法が行われ、息切れや呼吸困難などの症状緩和を図ります。しかし、COPD患者さんに対する高濃度の酸素投与は、高二酸化炭素血症を悪化させ、意識障害や呼吸抑制を引き起こす可能性があるため「必ず症状を緩和できる」とはいい切れません。

②高二酸化炭素血症ではNPPV

高二酸化炭素血症（$PaCO_2$＞45Torrかつ pH＜7.35）に対しては、NPPV（非侵襲的陽圧換気療法）*2が症状緩和の第一選択となります。しかし、NPPV使用時は、合併症（フェイスマスクの圧迫による皮膚障害、呑気など）による苦痛が生じやすいため、合併症の有無を十分観察するとともに、苦痛緩和（皮膚保護材の使用、圧設定の検討）を怠らないようにします。

ここに注意！

COPD患者さんの低酸素血症に対する酸素投与では、CO_2ナルコーシスのリスクを理解したうえで、PaO_2 60Torr（SpO_2 90％）を目標に、低濃度の酸素投与から開始する必要があります。

あわせて知りたい！

NPPVによる苦痛が強い場合、ネーザルハイフロー™も選択肢の1つです。ネーザルハイフロー™は高流量の加温加湿されたガスを広径鼻カニューレで鼻咽頭内に投与する酸素療法で、①酸素化の維持、②呼吸困難の軽減、③不快感の軽減が期待されるため、臨床現場で使われはじめています。

図2 呼吸管理の方法

低酸素血症に対して

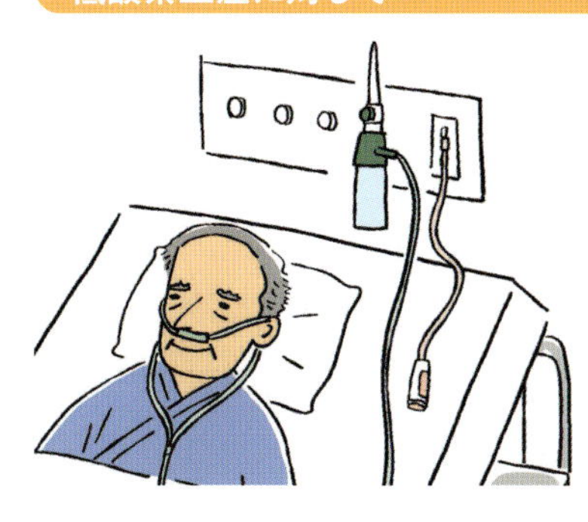

酸素投与を実施

➡PaO_2 60Torr（SpO_2 90%）を目標に、低濃度から開始
（CO_2ナルコーシスのリスクがあるため）

ここに注意！

酸素投与を行う際は、CO_2ナルコーシスを避けるために、細やかに流量を調節します。

しかし、低酸素血症がある場合には、躊躇なく酸素投与を行う必要があります。

高二酸化炭素血症に対して

NPPV

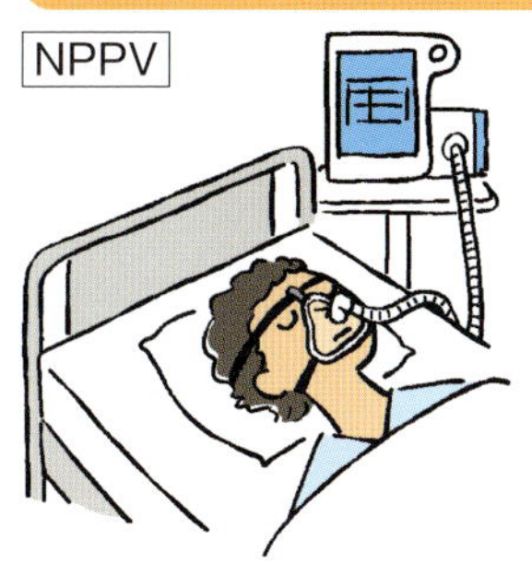

NPPVを実施

➡合併症による苦痛が生じないように注意
（マスクによる皮膚障害、呑気が生じやすい）

➡NPPVによる苦痛が強い場合は、ネーザルハイフロー™を検討することも

ネーザルハイフロー™

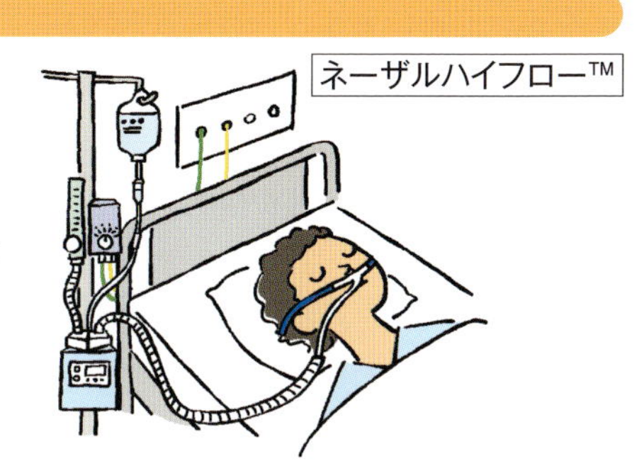

薬物療法

呼吸困難時には、ガイドラインに沿って、**気管支拡張薬**や**吸入ステロイド薬**を継続します。加えて、**オピオイド**や**抗不安薬**の効果も、明らかになっています。

薬物療法の作用を理解したうえで、呼吸困難の抑制効果を評価しながら継続することが重要です。

呼吸リハビリテーション

COPD患者さんにとって、呼吸リハビリテーションは重要です。呼吸リハビリテーションには、呼吸困難の軽減、運動耐容能の改善、健康関連QOLおよびADLを改善させる効果があるため、症状安定期から開始されます。

終末期の患者さんに対しては、症状緩和を目的に、主に**呼吸法**や息切れしない**動作の工夫**が中心となります。前かがみになる動作、腕を上げる動作、瞬間的に大きな力を出す動作（急に立ち上がるなど）は避けましょう。また、動作時には、息切れが強くなる前に、早めに休息を入れることが大切です。

患者さんができることを可能な限り維持することで、不安や恐怖の緩和を図ることができ、その人らしさを失うことなく最期を迎えることができると考えます。

＊2 NPPV（non-invasive positive pressure ventilation）：非侵襲的陽圧換気

4 COPD患者さんへの実践的緩和ケア

終末期の患者さんには、急激な呼吸困難、CO_2ナルコーシスによる意識障害などの症状が生じます。少しでも安楽に過ごせるように、体位の調整や呼吸介助法を取り入れることを検討していきましょう。

安楽に過ごせる**体位**は、患者さんによって異なります。患者さんの呼吸状態を確認しながら、大きめの枕やクッション、掛け布団を活用してリラックスできる体位（前傾座位など）に調整します。

呼吸介助法は、呼吸理学療法の１つで、リラクセーションを目的に行います。患者さんの胸郭に手のひらを密着させ、他動的に圧迫することで呼吸を助ける方法です。苦痛を生じないように、患者さんの呼吸に合わせて優しく圧をかけて行います。

また、患者さんは、症状の悪化によりパニックに陥りやすいので、不安を増強させないように**心理的な支援**も重要といえます。患者さんに生じている苦痛に対して、看護師が傾聴や共感的な姿勢を示すことで心理面に安寧をもたらします。

*

COPDは慢性的な経過から急性増悪を経て終末期を迎えます。患者さんにとっては終末期への準備ができないまま経過するため、患者さんが本当に望む治療を行えない場合もみられます。

看護師は、これまでの患者さんの生き方や人生観を確認し、治療に対する考えを推し量り、最期まで患者さんの意思を尊重したケアを提供できるように配慮することが緩和ケアとして重要です。

（霜山真）

文献

1. 日本呼吸器学会COPDガイドライン第5版作成委員会 編：COPD診断と治療のためのガイドライン第5版．メディカルレビュー社，東京，2018：8-12.
2. 日本呼吸器学会NPPVガイドライン作成委員会 編：NPPVガイドライン改訂第2版．南江堂，東京，2015.
3. 植木純，神津玲，大平徹郎 他：呼吸リハビリテーションに関するステートメント．日本呼吸ケア・リハビリテーション学会誌 2018；27（2）：95-114.
4. Vermylen JH, Szmuilowicz E, Kalhan R. Palliative care in COPD：an unmet area for quality improvement. *Int J Chron Obstruct Pulmon Dis* 2015；10（1）：1543-1551.

Part 4
非がんの患者さんへの緩和ケア

認知症

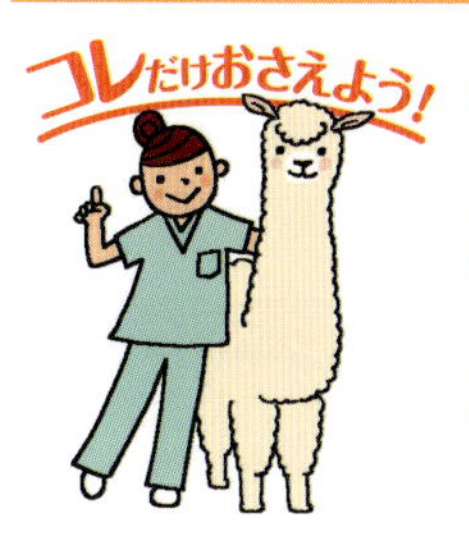

- 認知症には、中枢神経変性疾患（アルツハイマー型、レビー小体型、前頭側頭型）と血管性がある。
- 認知症の症状と、うつ病やせん妄の症状は似ているので、見きわめが肝要である。
- 進行しても「本人らしさ」を大切にし、価値観を尊重して、患者さんと家族にかかわる。

1 認知症とは

認知症は「いったん発達した知的能力が、持続的に低下した状態」です。慢性あるいは進行性の脳の疾患によって生じ、記憶・思考・見当識・概念・計算・学習・言語・判断など、多面的に**高次脳機能が障害**される症候群[1]です。

以下の３つを満たすと、認知症と診断されます。

❶記憶障害が存在すること

❷記憶障害に加え、もう１つ認知機能障害（以下）があること

- **実行機能障害**：物事を順序だてて実施不可能
- **失行**：以前はできていたことができない
- **失認**：対象の認識・区別が不能な状態
- **失語**：言語の理解障害や表出障害　など

❸認知機能障害のため社会生活に支障が生じ、不自由であること

加齢による物忘れと、**認知症による物忘れ**の違いを理解しましょう 図1。

> **あわせて知りたい!**
> 記憶障害と認知機能障害があっても、社会生活に支障がない場合（❶❷を満たすが❸はない）は、軽度認知機能障害と呼ばれます。

図1 「加齢による物忘れ」と「認知症による物忘れ」の違い

加齢による物忘れ
- 忘れるのは「できごとの一部分」だけ
- きっかけがあると「忘れた内容を思い出す」ことがある
- 物忘れが進行することはない
- 日常生活は正常に送れる
- 物忘れの自覚がある

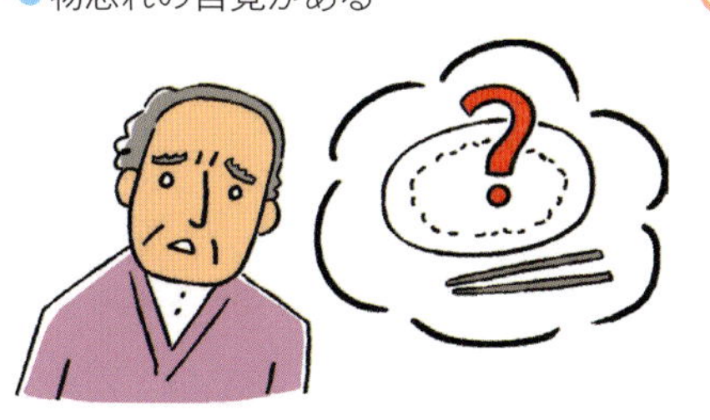

共通
- 置き忘れ
- 失名詞
- ど忘れ
- 繰り返し

認知症による物忘れ
- 「できごとの全体」を忘れてしまう
- どんなきっかけがあっても「忘れた内容は思い出せない」
- 徐々に悪化する（少なくとも年単位で）
- しだいに日常生活が障害される
- 物忘れを自覚していないことが多い

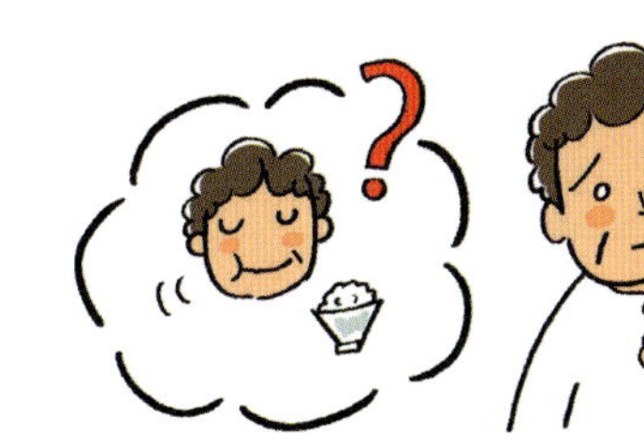

2 認知症のアセスメント

認知症は、４つに大別されます表1。それぞれの特徴を理解し、類似した症状（**うつ**や**せん妄**など）との鑑別が重要です表2。

アルツハイマー型認知症（AD）

認知症のなかで**最も多い**のが、アルツハイマー型認知症です。老人斑（アミロイドβタンパクによるシミ）と神経原線維変化（変性した神経線維の束）が数多く出現して神経細胞が脱落し、顕著な**脳萎縮**と脳室の拡大が生じます。

最もよくみられる中核症状は、**記憶障害**です。特に、数分前に起こったエピソード記憶（「いつ、どこで、何をした」という記憶）の障害が顕著なので、同じことを何回も話すことや、物を置いた場所を忘れることが多くなります。

ここに注意！

せん妄は、準備因子・誘発因子・直接因子を考えてアセスメントします。16時ごろに症状が出やすい（**夕暮れ症候群**）ので密に観察します。

高齢者のうつは、自責感が乏しく、身体の不調の訴えが多いため、見逃さないよう注意します。

アドバイス

「見当識にはたらきかけること」と「手続き記憶を日々の活動に取り入れること」がケアのポイントです。

表1 認知症の種類

中枢神経変性疾患：特定の併存疾患はない		
アルツハイマー型 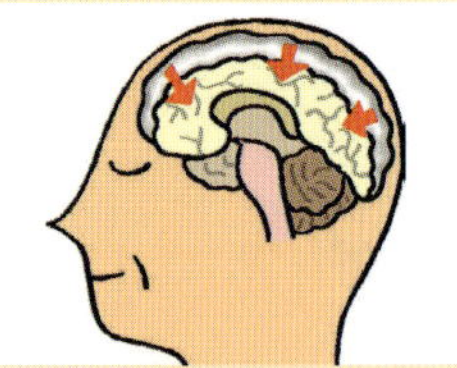 AD（Alzheimer's disease）	特徴	●75歳以降に好発（高齢になるに従って増加する） ●潜行性に発症し、緩徐に進行する ●日内変動は目立たない
	症状	●**中核症状**：初期から記憶障害がある。全般的な知的機能の低下が生じる ●**行動・心理症状**：アパシー（無関心）、妄想が多い ●**神経症状など**：末期にはパーキンソニズムがみられる（明確ではない）
レビー小体型 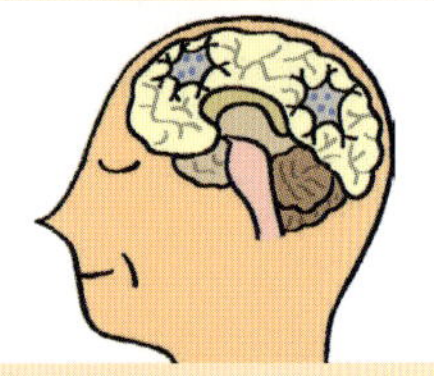 DLB（dementia with lewy bodies）	特徴	●60歳代後半に好発 ●潜行性に発症し、緩徐に進行する ●日内変動が大きい
	症状	●**中核症状**：初期は記憶障害が目立たない ●**行動・心理症状**：幻視、幻覚、妄想 ●**神経症状など**：パーキンソニズムによる転倒、失神、レム睡眠行動障害
前頭側頭型 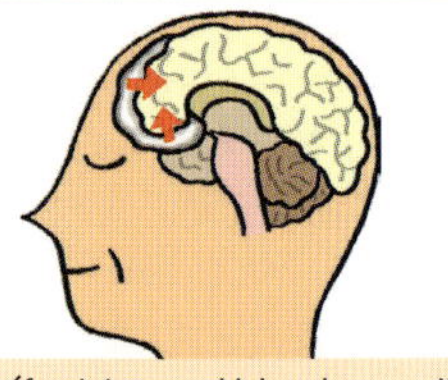 FTLD（frontotemporal lobar degeneration）	特徴	●50～60歳代に好発（若年性認知症の一種） ●潜行性に発症し、緩徐に進行する
	症状	●**中核症状**：初期～中期は、記憶・視空間認知が保たれる ●**行動・心理症状**：性格変化、脱抑制（社会的な逸脱行為）、常同行動（同じものばかり食べるなど） ●**神経症状など**：失禁
その他		
血管性 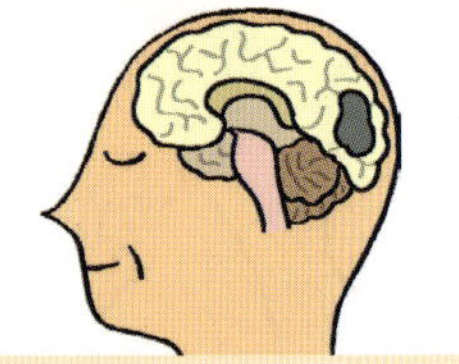 VaD（vascular dementia）	特徴	●60～70歳代に好発する ●急激に発症し、段階的に進行する ●やや日内変動がある ●高血圧症、糖尿病、脂質異常症、心疾患を合併していることが多い
	症状	●**中核症状**：アルツハイマー型より記憶障害は軽度。実行機能障害あり ●**行動・心理症状**：感情失禁、夜間の不穏や不眠 ●**神経症状など**：片麻痺、パーキンソニズム、仮性球麻痺、失語症、嚥下障害など

また、言い訳や取り繕いが、しばしばみられます。

頻度の高いBPSD（行動・心理症状）*1は、**無関心**（アパシー）や**不安**、妄想（**物とられ妄想**）、**徘徊**などです。初期からIADLの障害があり、進行とともにADLが障害され、末期には**歩行困難**や**嚥下困難**をきたします。嚥下困難は、誤嚥性肺炎を引き起こすため、特に注意が必要です。

レビー小体型認知症（DLB）

認知症のなかで**2番目に多い**のが、レビー小体型認知症です。異常物質（レビー小体）が脳内に蓄積することで発症し、日内変動が大きいのが特徴です。

人や動物に関する**幻視**が多く、**パーキンソニズム**もみられます。

初期段階では記憶障害は軽く、**実行機能障害**や**問題解決能力の低下**、**注意障害**が目立ちます。視覚的な妄想も多く、「自分の家に誰かが入ってきた」「家族が他人と入れ替わってしまった」など、現実と混同した訴えが聞かれます。

また、30％の患者さんには、**うつ病**があるため、向精神薬の選択にも注意が必要です。レビー小体型認知症の患者さんでは、少量の向精神薬でも過鎮静、パーキンソニズムの悪化、覚醒不良が生じうるので、注意が必要です。

前頭側頭型認知症（FTLD）

前頭側頭葉変性症（前頭葉と側頭葉にかけての萎縮を引き起こす変性性認知症疾患）によって生じる認知症です。

初期から病識が欠如しており、社会的規範の知識は保たれているものの、

アドバイス

在宅や施設で誤嚥した場合、病院での緊急治療が必要となります。ADLが低下してきたら、栄養管理（胃瘻にするか）や呼吸管理（人工呼吸を行うか）について、患者さん・家族と話し合い、意見をまとめるようはたらきかけます。

必要時には、一緒に考え、多職種チームで支援できる体制もつくります。

アドバイス

「幻視を否定しない」「日中の覚醒を促す」「よい状態のときにケア（活動）を組み込む」「安全で明るい環境づくり」がポイントです。

アドバイス

「気持ちが落ち着く平穏な環境」「好みに合った失敗のない作業の導入」「日課の習慣化（デイサービスの毎日利用など）」がケアのポイントです。

Part 4 認知症

表2 認知症とせん妄・うつ病の見きわめ

認知症	せん妄	うつ病
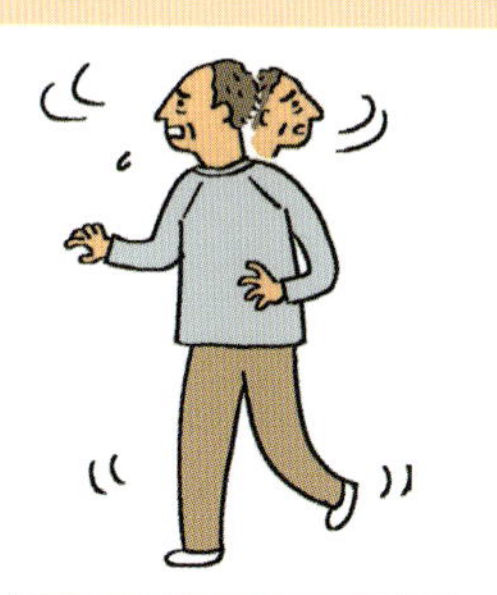	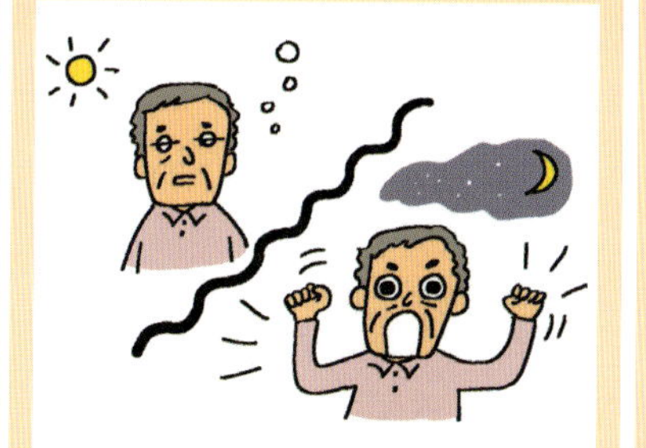	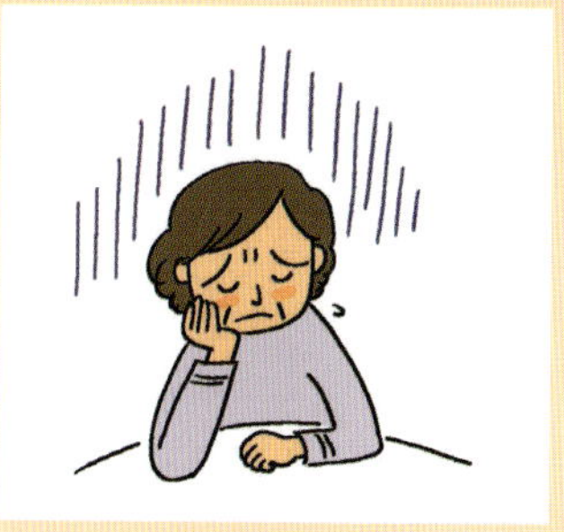
● **徐々に進行**（少なくとも年単位） ● **日内変動**は通常**なし** ● 意識レベルは、ほぼ正常 ● 見当識は「時間→場所→人物」の順で障害される ● エピソード記憶や短期記憶の障害 ● 薬剤の関与は少ない	● **急性発症**（発症日時が明確） ● 日内変動あり（**夕方・夜間に悪化**） ● 意識レベル低下（意識の混濁、注意集中能力の低下） ● 見当識は主に「時間」が障害される ● 短期記憶の障害が主 ● 薬剤が多く関与（睡眠薬、抗不安薬） ● 脱水、感染、身体症状が誘因となる	● 週単位で発症 ● 日内変動あり（朝に悪化） ● 意識レベルは正常 ● 集中力の低下、自己否定がみられる ● 興奮または無気力となる（認知症の症状と似ている） ● 幻視が出現することもある（せん妄症状と似ている）

*1 BPSD（behavioral psychological symptoms of dement）：行動・心理症状

道徳・同情・共感性が障害されます。日常生活は問題なくても、周囲への配慮が完全に欠如するなど「わが道を行く」行動をとるようになります。

常同行動（同じところを歩き続ける、決まった時間に同じ物を摂取する）もみられます。過食、**異食行動**（食べられないものを口にする）もみられます。

■血管性認知症（VaD）

脳血管障害が原因で生じた認知症が、血管性認知症です。心原性脳塞栓、脳血管の主管部のアテローム血栓性梗塞の繰り返しによって脳の症状が重なり、認知機能障害に至った状態です。症状は、病巣部位によって異なります。

症状としては、**失語症状**、**失認**、**失行**、前頭葉の梗塞なら**意欲低下**（不安や抑うつなど）が、少しずつ悪化するような経過をたどります。

アドバイス

脳血管障害の原疾患（糖尿病、高血圧、脂質異常症など）の再発を予防する必要があります。

「身体疾患の増悪の防止」「麻痺や関節拘縮の悪化防止」がケアのポイントです。

3 認知症の治療

■薬物療法

認知機能障害の**進行を軽減**する薬剤を用います。

アルツハイマー型認知症には、ドネペジル（アリセプト®）、ガランタミン（レミニール®）、コリンエステラーゼ阻害薬（リバスチグミン：リバスタッチ®）、メマンチン（メマリー®）を用います。適応期間や副作用もあるので十分に説明してから開始します。

BPSDを消失させる目的で用いる催眠薬・向精神薬・抗不安薬の副作用（ふらつきによる**転倒**・過度の鎮静・**呼吸抑制**や、**せん妄**・幻視・妄想）が、さらなる症状悪化を引き起こす恐れがあります。多職種で連携し、ケアや治療を実施することが大切です。

ここに注意！

ドネペジルやガランタミンは、軽度から使用します。食欲不振や悪心が起こるので、拒薬や「毒を飲まされた」などの妄想が出現することがあります。開始前には患者さんと家族への十分な説明が必要です。

■非薬物療法（予防ケア）

予防ケアとして、以下のケアを実践していきます。好きなことや趣味に合わせて代替療法も取り入れます。

家族に、今までの患者さんの生活を確認しながら組み合わせていきます。

- **音楽療法やアロマセラピー**：リラックスを目的として行うため、患者さんの希望に合わせて選択することが大切である
- **回想法**：過去の出来事や思い出についての会話は、長期記憶の活用やエピソード記憶への刺激となる
- **24時間リアリティオリエンテーション**：重度の認知症になると、見当識障害の悪化による徘徊や、昼夜逆転による日常生活の混乱が生じるため、日時・季節・場所を反復して見当識を強化する
- **対人関係へのアプローチ**：患者さんを尊重し、共感できるような方法をとる

4 認知症患者さんへの実践的緩和ケア

痛みの除去

高齢者の痛みの多くは**慢性痛**です。治癒が困難な骨粗鬆症による痛みが生じて薬剤でも改善しないこともあります。また、痛みによる生活への影響が生じ、歩行困難や**老年症候群**につながることも少なくありません。

認知症患者さんは、自分の痛みを医療者に伝えることができません。そのため、声を上げたり、動こうとした結果、「徘徊」と誤って評価されてしまうこともあります。また、薬剤効果も評価しにくいため、鎮痛薬が効果的に使用されていないことも多いです。その結果、他の向精神薬などを使用して**転倒**することや、過鎮静による食事困難から低栄養になり、**褥瘡**などが生じて、さらなる疼痛を招くこともあります。

医療者は、患者さんが「なぜその行動をとっているのか」を常に考え、本人の思いを知ることが重要です。**非言語的コミュニケーション**のサインを見逃さず、「"痛い"と言わない＝疼痛がない」と思い込まず、痛みを過小評価しないよう細心の注意をはらいましょう 図2。生活背景やもとの性格なども含めて痛みの有無をアセスメントし、ケアしていくことが重要です。

ケアとしては、患者さんが「痛みがやわらぐ」と感じる方法を取り入れます。罨法（温罨法や冷罨法）は、本人の希望を聞いて実施しましょう。マッサージ、体位の工夫、傾聴、そばにいる、タッチング、装具や補助具の使用などで、痛みが改善することも少なくありません。薬剤だけでなく、患者さんの緩和因子に合わせたケアを実践して安楽になるようにします。

不安の軽減

認知症患者さんは、自分が置かれている状況がわからなくなっています。そのため「今は、どんな状況か」を説明し、不安を軽減する対応が重要です。患者さんが思いを表出でき、**リラックスできる環境**をつくりましょう 図3 p.156。

何か症状が出現すると、患者さんは不安になります。「なぜ不安なのか」を確認しながら、看護師としてアセスメントすることが重要です。患者さんが「緩和された」とわかる表情になるまでそばにいる、症状緩和方法を検討するなども大切です。

あわせて知りたい！

高齢者の痛みの原因は、がん、閉塞性動脈硬化症、糖尿病性の神経障害やヘルペスによる神経痛、変形性関節症などによる下肢痛、圧迫骨折や骨粗鬆症による腰痛、リウマチ、拘縮、褥瘡、創痛など、さまざまです。

あわせて知りたい！

老年症候群は、背景に必ず老化が存在し、さまざまな原因によって治療と同時に介護・ケアが重要となる一連の症状・徴候です。

転倒、抑うつ、低栄養、誤嚥、発熱、息切れ、便秘、頻尿、認知症、関節痛などが代表的です。

アドバイス

痛みに関する個人の価値観（「男は、痛いと言ってはいけない」や「痛いのは生きている証拠」など）を尊重しながらケアを勧めることが大切です。

ここに注意！

夜間に休める環境をつくることは大切です。

昼夜のリズムをつけること、入院前の生活（午睡やおやつなど）に合わせて離床する、日光にあたれる環境をつくることは、せん妄予防につながります。

図2 痛みを示唆するサイン

非言語的な痛みのサイン

- 顔をしかめる
- 力み
- 突っ張り
- うずくまる
- 触った際に拒否する反応
- 身体をかばう、丸くなる
- 身体に手を置くなど

疼痛が考えられる行動

- ADL低下
- 動かなくなる
- 大きな声をあげる
- 顔面紅潮
- 不眠
- 興奮
- 頻脈
- 浅表性呼吸
- 怒り・易怒性の増強
- 食欲低下
- 血圧上昇
- 落ち着かなくなり異常に動き回る

多職種と協働する

認知症にせん妄が併発すると、患者さんは苦痛を感じ、不眠状態になります。病棟看護師だけでは解決困難なことも多いので、主治医と相談し、専門医にコンサルテーションします。

また、専門看護師や認定看護師、薬剤師などと症状についてカンファレンスし、解決方法を検討します。患者さんの苦痛や症状が緩和されれば、せん妄の症状が落ち着き、夜間眠れるようになります。

地域のチームがある場合、ケアマネジャーなどに入院前の生活状況を確認し、その生活に少しでも近づけられる環境に調整します。認知症の進行に伴い「その人らしさ」が失われてしまうので、今までの本人の生活を知り、少しでも患者さんが好むこと・安楽なことを多職種で検討します。

家族への支援

家族は、せん妄症状の急な出現により、驚きや不安を覚えます。今の状況を理解してもらえるような説明が大切です。

また、今までの患者さんのことを話したり、介護について傾聴したりすると、家族もこれまでの時間の大切さに気づきます。認知症の経過は長く、家族も患者さんとともに病気を受容し生活しています。ねぎらいの声をかけながら、「できるケア」を一緒に考える時間も大切です。実行機能障害では、家族からの情報も大切です。日ごろの生活（買い物や料理は誰がしているのか）を含めて、IADLの内容を確認しましょう。

（石原ゆきゑ）

アドバイス

理学療法士がリハビリテーションやマッサージを実施することで、穏やかな表情になり、眠れるようになった患者さんもいます。

多職種と協働して、安楽なケアを検討しましょう。

アドバイス

認知症と診断されたとき、患者さんと家族の思いを聞き、今後の生活に関する希望を確認しましょう。

経過についても説明します。重度になると「人」がわからなくなること、嚥下困難になったときの栄養管理について考える必要があることも伝えます。

家族が代理意思決定するときに考えるのでなく、患者さん本人を尊重した内容を検討できるように、認知症の初期段階から家族へも寄り添うことが大切です。

図3 環境調整のポイント

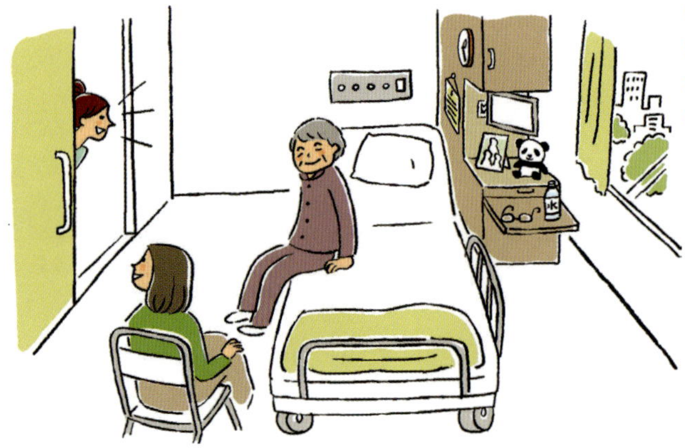

- 音の出るテレビをつける
- そばにいてタッチングする
- 声をかける
- 家族がそばにいられるようにする　など

文献

1. World Health Organization. International Statistical Classification of Diseases and Related Health Problems. 10th Revision. Geneva : World Health Organization : 1993.
2. World Health Organization編, 融道男, 中根允文, 小見山実 他監訳：ICD-10精神および行動の障害 臨床記述と診断ガイドライン. 医学書院, 東京, 2005.
3. 酒井郁子 編：せん妄のスタンダードケアQ&A 100. 南江堂, 東京, 2014.
4. 日本看護協会 編：認知症ケアガイドブック. 照林社, 東京, 2016.
5. 浦上克哉 編：認知症の新基礎知識. JAFメディアワークス, 東京, 2014.

Part 4
非がんの患者さんへの緩和ケア

神経難病

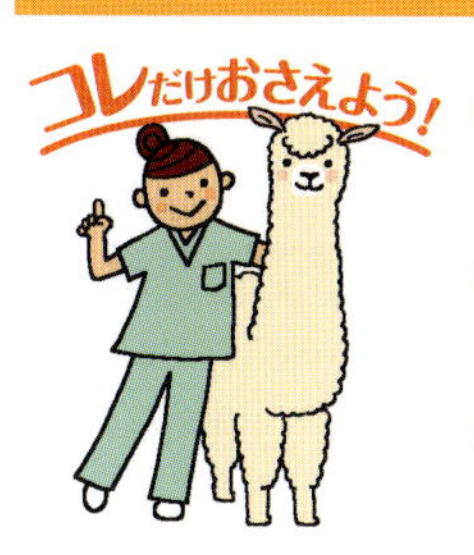

- 神経難病は、徐々に筋肉が動かなくなり、種々の症状が出る疾患の総称である。
- 長期にわたって療養生活が続き、徐々に悪化していくため、患者さん・家族の苦痛は非常に大きい。
- 可能な限りQOLを低下させないようにかかわり、患者さん・家族を孤立させないようなケアが重要となる。

1 神経難病とは

神経難病は、原因や治療法などが確立されていない「神経に起こる病気」を指します。代表的な神経難病は、**ALS（筋萎縮性側索硬化症）**＊1 や脊髄小脳変性症、多発性硬化症、パーキンソン病、多系統萎縮症、重症筋無力症などです表1。ここでは、臨床でよく出合うALSについて説明します。

アドバイス

神経難病の患者さんは、発症したときから、身体的・精神的・社会的・スピリチュアルな苦痛を伴います。そのため、**難病の診療そのもの**が、緩和ケアといえます。

表1 ALS以外の代表的な神経難病

疾患	特徴
脊髄小脳変性症 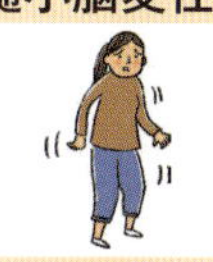	●主に小脳の神経細胞の変性により、うまく筋肉を動かせない運動失調症状（歩行時のふらつき、会話時に呂律が回らない、不規則な手のふるえによって目的の物をつかみづらいなど）が出現するもの ●原因は、遺伝性と非遺伝性に分かれる
多発性硬化症 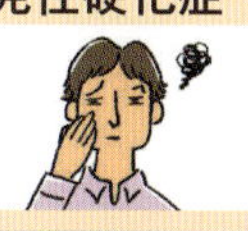	●何らかの原因による、中枢神経の脱髄によって生じるもの ●脱髄が生じた部位によって、感覚障害（知覚異常、異常感覚、発作的なしびれ・痛みなど）や運動・歩行障害、視覚障害、排泄・性機能障害、精神症状など、多彩な症状が出現する
パーキンソン病 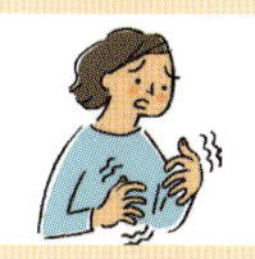	●黒質の神経細胞の減少に伴い、ドパミンが減少することで、運動障害（パーキンソン症状：振戦、無動、固縮、姿勢反射障害）や自律神経障害をはじめとする種々の症状が出現するもの ●多くは原因不明で、ゆっくりと進行する
多系統萎縮症 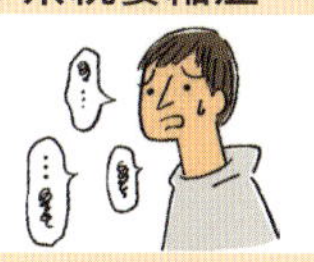	●自律神経障害（排尿障害、起立性低血圧など）に加えて、錐体外路症状（パーキンソン症状）、小脳性の運動失調（構語障害、歩行不安定など）がさまざまな割合で出現するもの ●かつて線条体黒質変性症、オリーブ橋小脳萎縮症、シャイ・ドレーガー症候群と呼ばれていたものの総称ともいえる
重症筋無力症 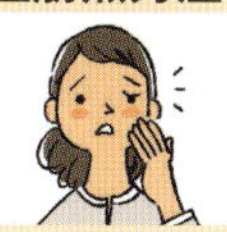	●神経筋接合部の受容体（主にアセチルコリン受容体）にはたらく自己抗体が産生されてしまい、神経から筋に信号が伝わらなくなるもの ●主に眼症状が現れるタイプ（眼筋型）と、全身型（嚥下、発語、四肢の筋力低下など）に分かれる

＊1 ALS（amyotrophic lateral sclerosis）：筋萎縮性側索硬化症

ALSは、60～70歳代の男性に好発する、手足・のど・舌の筋肉や呼吸に必要な筋肉がだんだんやせて力がなくなっていく病気です。現在のところ、根本的な治療法は存在しないため、発症すると進行を止めることができず、致命的となります。

筋肉の力が失われていく一方で、体の感覚、視力や聴力、内臓機能などは、通常、すべて保たれます。この原因ははっきりしていませんが、神経の老化と関連があるといわれています。

多くのALS患者さんは、知能も感覚も正常なまま、進行する疾患と向き合わなければなりません。終末期には**胃瘻造設**や**人工呼吸器療法**を行うかどうかの選択も必要になります。

重度の身体障害を伴う患者さんを介護する**家族の負担**は大きいです。

ここに注意！
ALSは、筋肉そのものの病気ではなく、筋肉を動かし、運動をつかさどる神経（運動ニューロン）だけが障害される病気です。その結果、脳から「手足を動かせ」という命令が伝わらなくなって力が弱まり、筋肉がやせていくのです。

アドバイス
ALSに対する積極的トータルケア（機能的サポートと心理サポートを組み合わせ、可能な限りのQOL向上を目指す）も重要です。

2 神経難病のアセスメント

神経難病の患者さんは、さまざまな苦痛を抱えています図1。そもそも、病気の発覚までに時間がかかることからして、苦痛です。また、少しずつ症状が進行するため「先が長い」ことから、進行を遅らせたい気持ちや、症状を緩和したい気持ちが非常に強いといえます。

患者さんのQOLをよりよい状態で維持するには、常に先を読み、予測を立てた対応が求められます。患者さんと家族が、治療やケアの導入を検討するにあたって、少しでも多く時間を確保できるように、前もってのインフォームドコンセントが望まれます。

ここでは、神経難病の患者さんに生じる主要な3つの障害（**コミュニケーション障害**、**呼吸障害**、**嚥下障害**）について解説します。

コミュニケーション障害

他人とコミュニケーションを図れなくなることは、患者さんにとって、非常につらいことです。それだけに、**コミュニケーション手段の確保**が重要となります。「自分のことを、うまく伝えられない」患者さんのいらだちや、伝えられないことへの苦痛が軽減できるように、筆談だけでなく、どんな方法なら可能か考えていきましょう。

アドバイス
コミュニケーション手段として、近年、IT関係の機器が発展してきています。

嚥下障害

球麻痺の進行期に入ると、唾液の問題が深刻化し、QOLを著しく阻害します。**誤嚥性肺炎**の原因にもなりうるため、嚥下障害への対応は、非常に重要です。

嚥下障害が起こると、今後の**栄養管理**の選択が必要になります。輸液を実施するのか、経管栄養（経鼻、胃瘻）を実施するのか、メリットとデメリットを考え、患者さん本人に合う方法を選択します。

患者さんの意識は保たれているため、自分で選択する場合が多いですが、管理は家族が行うこともあります。患者さん・家族の暮らしに合った栄養管理を選択できるよう一緒に考え、意思決定支援を行うことが大切です。

ここに注意！
球麻痺が起こると、舌・のどの筋肉の力が弱まり、言葉を発しにくくなる、食物や唾液を飲み込みにくくなるなどの症状が現れます。
特に「パ行」「ラ行」の発音が難しくなります。

呼吸障害

神経難病では、口・のど・舌の筋肉がどんどん衰えることで生じた呼吸不全などが原因で死亡する患者さんもいます。

舌・のどの筋肉が機能不全となると、**誤嚥**などが生じます。唾液分泌のコントロールも難しくなり、唾液が障害物となって生じる**呼吸困難**・**窒息**などのリスクも生じます。そのため、吸引などを昼夜問わず実施することになり、家族への負担も生じます。

また「苦しい」ことでの死への恐怖や、動けなくなることによるADL低下や精神的不安も強まります。呼吸障害が軽減できるような、酸素療法、環境調整、呼吸困難感が軽減できるような薬剤調整も必要です。

図1 神経難病の患者さんが抱える苦痛

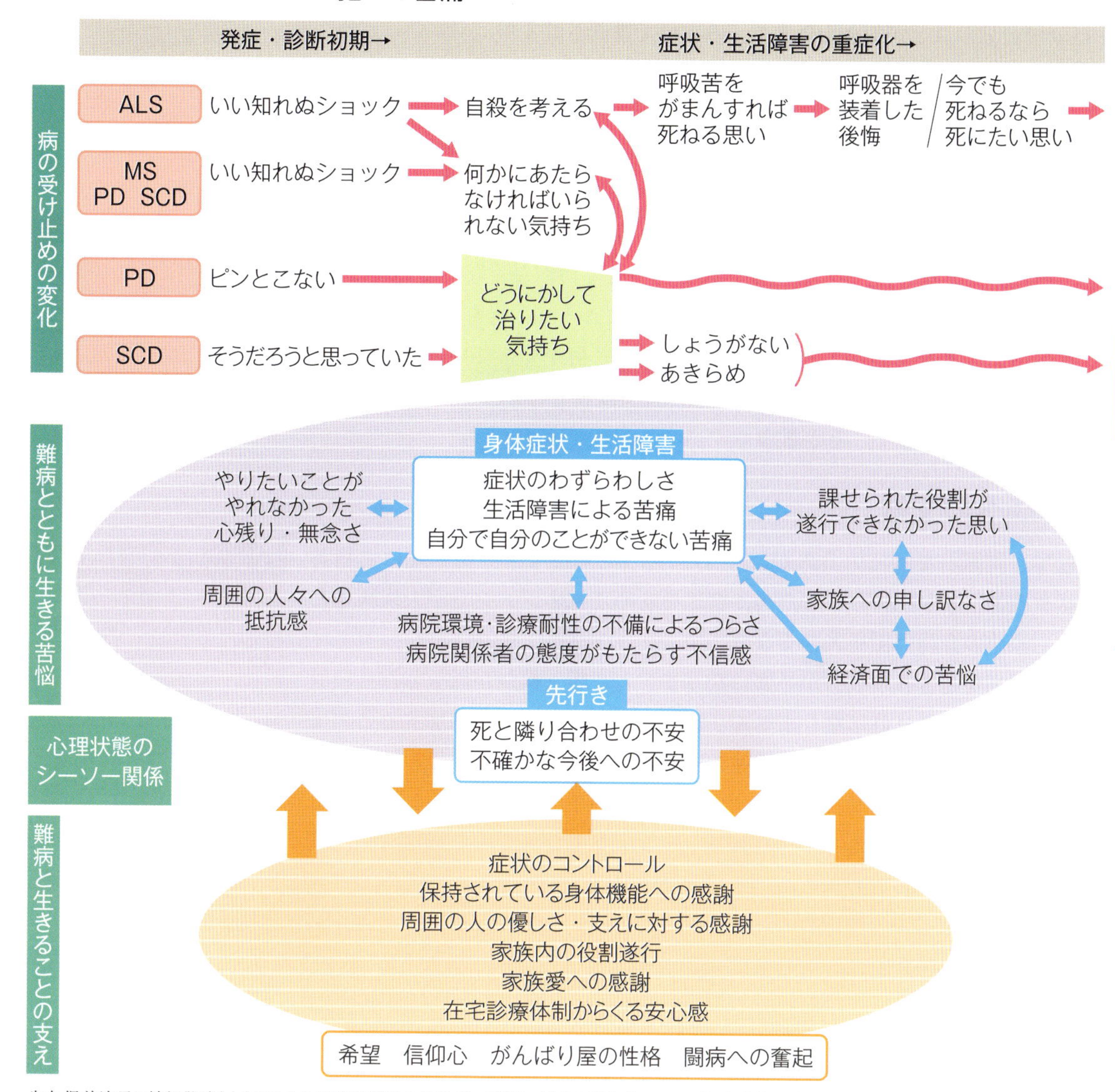

牛久保美津子：神経難病とともに生きる長期療養者の病体験：苦悩に対する緩和的ケア. 日本看護科学会誌 2005；25（4）：73. より転載

SCD（spinocerebellar degeneration）：脊髄小脳変性症
MS（multiple sclerosis）：多発性硬化症
PD（Parkinson's disease）：パーキンソン病
MG（myasthenia gravis）：重症筋無力症

3 神経難病の治療

神経難病の根本的治療法は、少ないのが現状です。そのため、症状緩和や進行を送らせるための薬剤治療が主となります。薬剤による効果・副作用もあるため、主治医をもち、一緒に考えていける信頼のおける医療者をみつけることも大切です。

長期入院ができない昨今、在宅療養が長期になることから、**在宅医療のチーム作り**が大切です。地域での支援体制を考え、多職種で連携し、治療・症状緩和を行うことが重要です。

4 神経難病患者さんへの実践的緩和ケア

神経難病患者さんの苦悩は、「症状のわずらわしさ」「生活障害による苦痛」「自分で自分のことができない苦痛」の３つで構成されます[1]。

ガイドラインを使用し、多職種とカンファレンスし、実践につなげていくことが大切です。

苦痛の緩和

神経難病の患者さんの苦痛は、主として生活障害による苦痛です。

疼痛というよりも、必要な筋肉がだんだんやせて力がなくなっていくため、**力が入らない**ことや、**神経症状**（しびれなど）によって、物をもてないなど、日常生活に大きな影響が生じます。患者さんが「何ができている」のか、そして「何ができなくなっている」のかを、日々観察しながら、そのときどきでケアを検討していくことが重要です。

アドバイス

ALS患者さんの疼痛マネジメントでも、30％近くの神経内科専門医が「オピオイドの投与が望ましい」と回答しています。

家族への支援

近年、問題となっているのが、**ALSに伴う認知症**です。認知症は、精神症状や問題行動が主体となるため、ケアを含めたマネジメントが大変困難となり、家族の介護負担も大きくなります。

呼吸障害が起きれば吸引が必要になりますし、嚥下機能が低下したら経管栄養などを行わなければなりません。家族が実践する行為が増加すると、ますます負担が大きくなり、外出困難になることもあります。

また、神経難病の認知度や理解度は、アルツハイマー病と比較して、十分とはいえません。そのため、リハビリテーションや介護サービスを含めた社会的支援活動もきわめて少ないのが現状です。

したがって、家族の精神的・身体的および経済的負担が非常に大きくなるため、患者さんの状態に応じた個別の指導や支援が必要となります。

あわせて知りたい！

神経難病患者さんの家族は、患者さんと一緒に病気と向き合いながら生活していかなければなりません。

介護負担をねぎらい、負担軽減のサービスを取り入れることや、患者会などに参加できるように促すなど、孤立を防ぐための情報提供・調整を行うことが必要です。

（石原ゆきゑ）

文献

1．牛久保美津子：神経難病とともに生きる長期療養者の病体験：苦悩に対する緩和的ケア．日本看護科学会誌 2005；25（4）：70-79.

Part 5

緩和ケア 臨床での重要トピックス

緩和ケアの対象となる患者さんは、疾患以外にも、種々の問題を抱えます。その問題のなかには、自身の死後、遺される家族のことも含まれます。これらの問題への「正しい対処法」はありませんが、どのように看護師がかかわるかによって、結果は大きく異なります。

また、緩和ケアの対象者は、成人や高齢者だけではありません。子どもがケア対象者になることも、遺族になることもあります。

ここでは、上記のような臨床での重要なトピックスについて解説していきます。

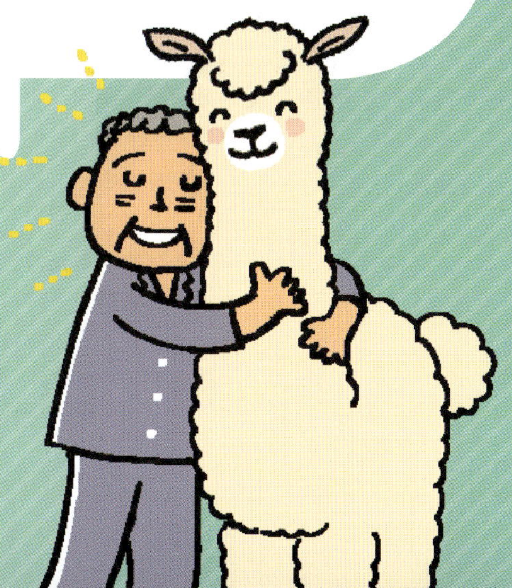

Part 5
緩和ケア
臨床での
重要トピックス

社会的苦痛へのケア

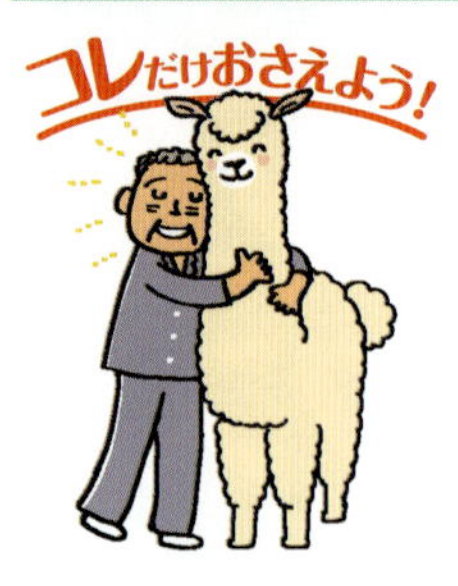

- 緩和ケアにおいて「社会的苦痛」に関する明確な定義はまだない。
- 患者さんにとっての「社会」は、医療者が考える「社会」より狭く、主に「家族」を指している。
- 看護師が「患者さんと家族が話し合うきっかけ」をつくることが、社会的苦痛へのケアの開始には重要である。

1 緩和ケアにおける「社会的苦痛」とは

社会的苦痛は、多くの書籍において「仕事上の問題・人間関係・経済的な問題・家庭内の問題・相続問題」と記載されています。しかし、緩和ケア分野では、社会的苦痛に関して、明確に定義されたものはありません。

そこで、シシリー・ソンダースの著書『死に向かって生きる―末期癌患者のケア・プログラム』から、社会的苦痛にかかわる問題をピックアップし、整理してみることにします表1。

表1をみると、項目の多くが家族のケアについて述べられていることがわかります。つまり、死に直面した患者さんにとっての「社会」は、私たち医

あわせて知りたい!

シシリー・ソンダース（Saunders C）は、近代ホスピスの祖であるセント・クリストファー・ホスピスの創立者です。主にがん末期の患者さんのトータルペインを、チームでケアしていくことを提唱した人でもあります。

表1 末期がん患者さんにとっての社会的苦痛（Saunders C, 1990）

死が予測されるようになったとき	●別離の準備、過去の失敗の償い、成し遂げたい仕事を完成する時間となる
患者さん本人について	●家族との和解する力をもっている ●問題を解決する力をもっている
家族について	●患者さんと同じように、動揺・忍耐に対してケアが必要である ●死に向かうまでの過程の説明が必要である ●子どもにも話す必要がある
制度について	●危篤の連絡体制、訪問看護、ヘルパー、補助金、制度を知る必要がある
経済的な負担について	●現実的な問題を知らされないと、患者さんと家族の溝を生む ●経済的な負担をかけているという重荷を患者さんが背負っている
秘密について	●秘密をもつと、苦痛全体が著しく増強される ●夫婦が自ら処理できる範囲の真実を分かち合うことで、互いに救われることが多い
入院時について	●家族は患者さんのそばにいる権利がある ●家族は看病しているときから別離の悲しみをもつ
遺族について	●早めに援助を必要とする家族を選別する必要がある ●家族が精神安定薬・抗うつ薬を処方することは、悲しみの表現を妨げてしまう

＊色字は家族にかかわること

療者の認識よりも、もっと**パーソナルな場**として認識されているということです。

極論すると、社会的苦痛へのケアは「患者さんと家族の関係のケア」として突き詰めていく必要がある、ということがわかるでしょう。

2 「社会的苦痛をケアする」ということ

それでは、表1の内容をふまえつつ、今の臨床でどのようなケアが必要になるかを考えてみます。

残された時間について

患者さんが「残された時間」を知らされず、体力が低下しはじめたとき、急にあわてる場面を見ることがあるかもしれません。

多くの場合、治らないことが「わかった」段階であれば、患者さんの体力も思考力も維持されています。そのため「できることを、できるうちに」行ってもらうように伝えておく必要があります。

あわせて知りたい！

がんの告知には、病名の告知、不治の告知、余命の告知の3つがあります。

現代では、病名の告知はきちんと行われています。しかし、治癒が難しいことがわかった時期の不治の告知、死が近いことが予測される余命の告知は、その判断の難しさゆえに、タイミングを逃してしまうケースがあります。

成し遂げたいことを支える

患者さんは、たとえ体力が低下しても、目的を達成するための強い熱意をもっています。その目的が「トイレまでの歩行」でも、「相続の手続き」でも、「故郷の墓参り」でも同じです。

家族・医療者は、その目的を支えることができます。

社会的な課題に関する意思決定

社会的な課題は、最期まで、思うように解決できないものもあります。その結果、患者さんが葛藤し、看護師に強迫的な態度をとったり、うつ・怒り・理解力の低下などが現れたりすることがあります。

特に、相続問題、仕事の引き継ぎ、退職の問題などは、医療関係者だけでは解決できません。特に退職の意思決定については、必要な手続き表2 P.164を整理して伝えることも大切です。患者さんの背景を理解し、まずは何に悩んでいるかを看護師にきちんと話してもらうことからはじめましょう。

患者さんと家族が話し合う場をつくる

互いに秘密をつくる意図がなかったとしても、患者さんと家族の間で、過去のことや、残される家族の将来のことについて、話し合いができていないことがあります。そこには「心配をかけたくない」という**思いやり**や、「自分はまだまだがんばれる」と**現実に向き合えない**場合も含まれます。

患者さんと家族が話し合えるきっかけ・場づくりは日常的にケアに携わる看護師だからこそ可能です。

ここに注意！

Part 1 P.14 にもありますが、ここでいう「家族」は、法律上の夫婦や親子・親戚関係だけを指すわけではありません。

患者さんにとって大切な人（相手もまた、患者さんを大切に思っている人）は、家族としてとらえます。

3 看護師だからできる「社会的苦痛への看護」

社会的苦痛への対応は「看護師ではなく、ソーシャルワーカーの仕事」と割り切って考えている看護師をみかけることも少なくありません。

しかし、前述のとおり、社会的苦痛のケアの軸として患者さんと家族の関係を中心にすえると、みえ方・かかわり方も違ってきます。

しかし、家族の間でも「ああいう人だから、きっと○○と考えているだろう」という思い込みや、「こんなときに心配をかけたくない」という思いから、互いに直接確認しないことが少なくありません。その結果、互いに自分の思いを1人で抱え込み、相手の思いがわからないため不安になるのです。そういった場合、患者さんと看護師の**対話を家族に聞いてもらう**方法をとることがあります。

アドバイス

非がん疾患の患者さんの場合、長期的な生活の維持が課題となります。脳血管疾患や交通外傷などによる障害を抱えた患者さんの仕事や生活をどう維持するか、それを支える家族が抱える問題など、世帯全体の問題として介入する必要があります。

■患者さんとの対話を家族に聞いてもらう

患者さんと家族が一緒にいる場で、看護師から患者さんに聞いてみましょう。「お子さんには、どのように育ってほしいですか？」「田舎のお墓はどうされるんですか？」など、ケアを行っているときなどにそれとなく質問するのがポイントです。

患者さんが「どうしたいのか」がわかれば、家族が具体的に対応を進めることができます。

＊

社会的な問題は、範囲も広く、絶えず変化し続けている分野です。現場の看護師には手に負えない課題であるかのように感じますが、家族のもっている力を引き出すことは、大きな一歩だといえます。 **（賢見卓也）**

表2 退職に伴う手続き（60歳未満の場合）

雇用保険	窓口	地域のハローワーク
	目的	体調に合わせた就業の機会を得るため （例：フルタイムを退職し、パートタイムを求職する場合など）
	注意点	30日以上、求職できない場合は、受給期間の延長を申請する
医療保険	窓口	組合健保・協会けんぽ窓口（任意継続の場合） 役所の相談窓口（国民健康保険の場合）
	目的	保険料負担を少なく、公的医療保険を継続するため
	注意点	家族の扶養に入ることも選択肢として検討する
公的年金	窓口	役所の年金相談窓口、社会保険事務所
	目的	障害年金や遺族年金の資格を保持するため
	注意点	年金保険料の負担が大きい場合は、免除制度・猶予制度を申請する

文献

1．国立がん研究センターがん情報サービス：https://ganjoho.jp/public/support/relaxation/palliative_care.html（2018.11.29アクセス）.
2．Saunders C, Baines M 著, 武田文和 訳：死に向かって生きる―末期癌患者のケア・プログラム. 医学書院, 東京, 1990：54-59.

Part 5
緩和ケア
臨床での
重要トピックス

看取り

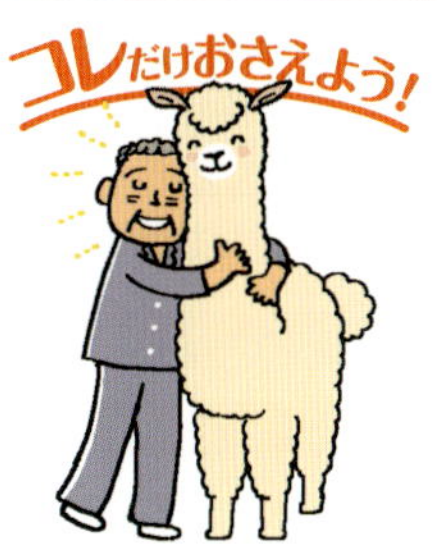

- 看取りの際には、患者さんはもちろん、家族への支援も重要となる。
- まずは患者さんの身体的苦痛を緩和し、さらなる患者さん・家族の苦痛や苦悩が最小限となるように支援する。
- 患者さん・家族が、尊厳ある穏やかな最期を迎えられるように支援する。

1 看取りとは

看護における看取り（死にゆく人への援助）の目的は、「予後不良と診断された人と、その家族の残された生命・生活・時間が、より豊かに、より安全・安楽に、より積極的に過ごせるように配慮し、その人が望む、その人らしい最期が迎えられるように援助することであり、同時に、看取られる者、看取る者がともに学び成熟することである」とされています[1]。

がん患者さんの看取り期において、看護師は、日ごと・時間ごとに変化する患者さんの病態を適切に把握し、安楽に、できる限り患者さんが望むように過ごせるよう、家族を含めた細やかな支援を行っていく必要があります。

ここでは、看取り期（**臨死期**、予後週単位〜亡くなるまで）を中心に説明します。ただし、看取りをプロセスとしてとらえ、ケアする視点が大切です。

あわせて知りたい!

看取りの期間は、❶ターミナル前期、❷中期、❸後期、❹危篤・臨終期、❺命終期、❻死後の処置、❼死亡後の家族へのケア、です。特に「死に向かう3か月」は、死にゆく者にとっても、死を看取る者にとっても、さまざまな意味での準備ができる期間として大切です[2]。

2 看取り期の患者さんの状態

死亡までの患者さんの全身状態の変化は、その原因となる疾患や状態によって異なります図1。

がんは、他の疾患と比べ、看取り期直前まで全身状態が保たれているのが特徴です。

図1 死亡までの全身状態の変化

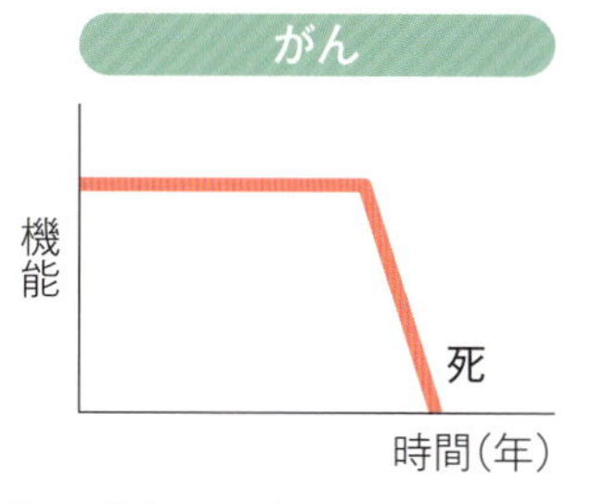

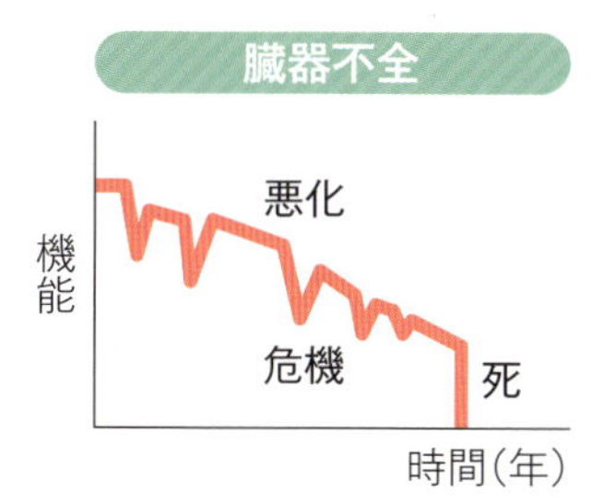

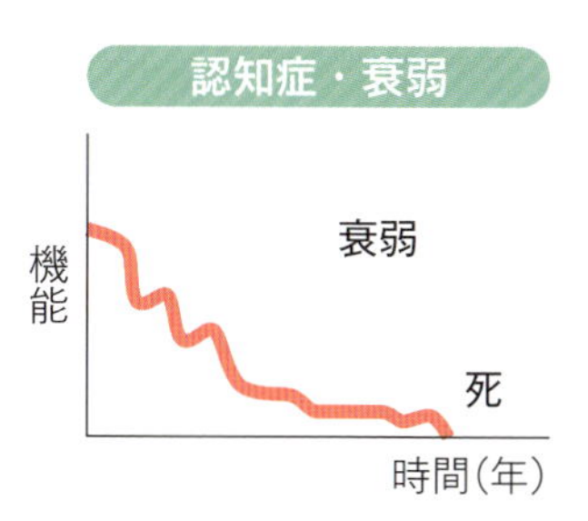

Lynn J. Perspectives on care at the close of life, Serving patient who may die soon and their familles ; the role of hospice and other services. *JAMA* 2001 ; 285 (7) : 925-932.

Part 5 看取り

看取り期のがん患者さんには複数の苦痛がある

がんに伴う症状の経過や、看取り期にみられる徴候を表1に示します。

看取り期にあるがん患者さんは、死が近づくとともに、複数の苦痛症状を体験することが知られています。死亡2週間前に多くみられる苦痛症状としては、**食欲不振**、**全身倦怠感**、**眠気**などが挙げられます。それらに伴い、移動や排泄、食事などの生活行動を自力で行うことが困難になっていきます。

予後予測をケアにつなげる

看取り期におけるがん患者さんの全身状態の変化や特徴を知ると同時に、予後予測をケアに活用していくことが重要です。予後予測は、看取り期の以下のような支援に役立ちます。

1. **積極的治療の中止や差し控えの検討**
2. **療養の場の検討**（限りある時間のなかで、患者さんがどこでどのように最期のときを過ごしたいと考えているのかを確認し、患者さんと家族の意思決定を支援するケアにつなげるなど）
3. **患者さんの有意義な時間の過ごし方に向けたサポート**（身辺整理や、会いたい人に会うなど、患者さんの希望をできるだけ叶えることができるよう支援するなど）
4. **看取りへ向けた家族の心の準備のサポート**（家族の予期悲嘆を理解し、家族が死別へ向けた準備をしていくことができるよう支援するなど）

看護師は、予後予測を参考にしながら、多職種チームで話し合いを重ね、それぞれの時期に合った適切なケアを提供していきます。

看取り期におけるがん患者さんのQOL

がん患者さんのQOLは、包括的（身体面、機能面、心理面、社会面、スピリチュアル面）なものです。QOLは、生活の質や生命の質と訳されていますが、実際は、患者さん個々の価値観や人生観が大きく影響しています。

2004年に、一般市民2,548名、緩和ケア病棟で亡くなった患者さんの遺族513名を対象に行われた全国調査の結果を表2に示します。人が大切に思うことは、共通していることもあれば異なっていることもあります。看護師は、

アドバイス

死の3日ほど前から、全身倦怠感や眠気などのほか、呼吸困難が強まる場合もあります。一方で、痛みや抑うつ、不安、悪心などの症状には、大きな変化がみられません。

また、全体的な調子がよい、もしくは変わりないと感じる患者さんも少なくありません。

ここに注意！

予後予測ツールには、PaP Score*1やPPI*2などがあります。

ただし、スケールによる客観的評価は、あくまで1つのめやすです。身体所見や日常生活動作、栄養状態などから総合的に判断することが必要です。

アドバイス

非がん（心不全や神経難病など）の場合、疾患の特性から、予後予測が難しいことが実情です。したがって、多職種チームでプロセスを追って検討を重ねていくことが重要です。

表1　看取り期にみられる徴候

死が近づいていることを示す徴候	●ほぼ寝たきり起き上がることが非常に困難 ●非常に衰弱している ●眠っていることが多くなる ●嚥下が難しくなる ●食べたり飲んだりできなくなる
数日～数時間以内に亡くなる可能性を示す徴候	●末梢から皮膚が冷たくなる ●尿量が減る ●皮膚が冷たくじっとりしている ●四肢末梢の皮膚や口唇にチアノーゼが出現する ●喘鳴が聞こえる ●意識レベルが低下していく ●顔色が青白くなる ●呼吸のパターンが不規則になる（チェーンストークス呼吸など） ●顔面の筋肉が弛緩し、鼻がより際立つようになる

森田達也, 白土明美：死亡直前と看取りのエビデンス. 医学書院, 東京, 2015：4. より一部改変のうえ転載

このような患者さんそれぞれの個別的な価値観への理解を深めながら、真のニーズを把握し、チームで対応していくことが重要です。

看護師には、患者さんのセルフケア能力をアセスメントし、すみやかにケアに反映させていくことが求められます。身体的苦痛はその人らしい生活を送ることを阻害するため、看護師は、まず**身体的苦痛**を積極的にマネジメントしたうえで、他の側面にも目を向け、援助していくことが必要です。

3 患者さんへのケアのポイント

患者さんは、さまざまな苦痛症状の出現や増悪、日常生活動作の変化などに伴い、苦痛症状のつらさに加え、「今までできていたことができなくなる」体験により、**不安**や**喪失感**、**いらだち**、**スピリチュアルペイン**などを抱くことが多くなります。看護師は、このような患者さんの置かれている状況を十分に理解したうえで、患者さんが表出する思いをしっかりと受け取り、患者さんの生活習慣や意向に沿い、患者さんの尊厳が守られるよう、日常生活援助を行っていく必要があります。

また、できる限り生活がしやすい快適な環境となるように調整し、患者さんが家族とともに穏やかに過ごせるよう支援していきます。

ここに注意！

患者さんが1人ではできなくなった清潔ケア、身の回りの整理・整頓、排泄などの実際の援助については、患者さんの喪失感や負担感が最小限になるように、態度や言葉かけには十分に注意をはらいます。

安楽の保持

患者さんは、痛みや呼吸困難などにより、自分が好む体位をとりやすいため、看護師から安楽ポジションを提案し、患者さんにとって安楽な体位を一緒に相談しながら工夫していきます。また、患者さんの快適性（心地よさ）を考慮しながら、苦痛にならない範囲で**体位変換**を行い、体圧分散用具の使用を検討し、骨突出部やその周囲の皮膚の観察を行います。

清潔ケアの際は、患者さんにとって苦痛の少ない体位を考え、疲労を最小限にするために、必ず２名以上の看護師で実施できるよう計画します。また、定期的に**口腔ケア**を行い、保湿剤の塗布や氷・シャーベットなどの摂取を試み、爽快感や口渇の緩和が得られるよう援助します。離床が減ることによる苦痛も生じるため、マッサージやタッチング、気分転換などのケアも考慮します。

アドバイス

「～してあげる」という言葉は、決して使ってはいけません。

「私たちに何かできることはありませんか？」「私たちにできることがあれば、お手伝いさせてください」「お手伝いさせていただいて、ありがとうございました」などと、患者さんの自尊心に配慮した声かけをしましょう。

表2 日本人の「Good Death」（望ましい最期）

日本人の多くが共通して大切にしていること	●苦痛がない ●医師や看護師を信頼できる ●自立している ●人生を全うしたと感じる	●望んだ場所で過ごす ●負担にならない ●落ち着いた環境で過ごす	●希望や楽しみがある ●家族や友人とよい関係でいる ●人として大切にされる
人によって重要さは異なるが、大切にしていること	●できるだけの治療を受ける ●先々のことを自分で決められる ●生きている価値を感じられる	●自然な形で過ごす ●病気や死を意識しない ●信仰に支えられている	●伝えたいことを伝えておける ●他人に弱った姿をみせない

Miyashita M, Sanjo M, Morita T, et al. Good death in cancer care：a nationwide quantitative study. *Annals of Oncology* 2007；18（6）：1090-1097.

安全の確保

全身の衰弱による筋力の低下、薬剤の影響によるふらつき、浮腫による下肢の感覚異常などが原因で**転倒**のリスクが高くなるため、安全面に配慮した環境を整えます。移動方法や排泄方法の変更について検討する場面が増えますが、患者さんの自尊心に配慮した態度や言葉かけを心がけます。

誤嚥のリスクも高くなるため、食事の形態や姿勢などには十分注意します。家族にも誤嚥のリスクを説明し、安全に介助できるように支援します。

処置やケアの見直し

患者さんの苦痛を最小限に抑え、安楽に過ごせるように、そのつど実施している処置やケアを見直し、再評価します。

死が近づくとともに、あらゆる日常生活動作が低下していくことをふまえ、少し先を見越した予測的なケア計画と実践を行っていきます。

ここに注意！

この時期の治療・ケアの中止や変更は、患者さんや家族に「医療者に見放された」という感覚を与えかねません。患者さんの負担や安楽を考えて見直しを行っていること、変更しても死期が早まることはないこと、などをていねいに説明します。

4 家族へのケアのポイント

看取り期には、死別後を見据えた**家族へのかかわり**がとても重要です。

この時期になると、家族は心身両面の疲労が増していきます。特に、常に患者さんのそばで付き添う家族は、日々緊張感で張りつめており、自身の疲労にさえ気を配る余裕がないほどの状況となる場合もあります。看護師は、このような家族の様子を把握し、家族へやさしくねぎらいの言葉をかけ、感情やつらさが表出できるよう促します。また、家族が適宜、気分転換や休息がとれ、できる限り家族の日常性を保ちながら患者さんに付き添えるように支援していきます。

あわせて知りたい！

愛する家族（患者さん）との死別体験は、人生のうちで、最もストレスの大きい出来事です。

生前からの患者さん・家族へのケアのあり方が、死別後のグリーフに大きく影響することが多くの研究から明らかとなっています。

家族のケアへの参加と共有

家族は、「患者さんのそばにいたい」「役に立ちたい」などのニーズをもっています[3]。そのため、家族が患者さんへのケアに参加できるように配慮します。家族がケアに参加することは、「できるだけのことをした」という満足感につながり、死別後の悲嘆のプロセスによい影響を及ぼします。

患者さんが呼びかけにも応じなくなると、家族はどうしたらよいかわからず、そばにいることがつらくなる場合があります。看護師は、そのような家族の状況を把握し、**家族にもできること**（手足を拭いたりさすったりするなど）を伝え、可能な範囲でケアを一緒に行えるように配慮します。

患者さんのそばにいたくても付き添えない家族もいます。そのような家族には、来院時に患者さんの夜間の様子や看護師が行ったことを伝え、患者さんの状態を共有し、安心してもらえるようにかかわります。

アドバイス

一度の説明で患者さんの厳しい現状を理解することは難しいため、パンフレットなどを参考にして説明してもよいでしょう。その場合は、家族の悲嘆や病状理解を十分にアセスメントし、状況に合わせて説明します。「緩和ケア普及のための地域プロジェクト これからの過ごし方」WEB（http://gankanwa.umin.jp/）からダウンロードすることもできます。

家族への情報提供

家族の心理状態をアセスメントしながら、家族が急激な状況変化に対して不安にならないよう、必要な情報を細やかに説明していきます。

患者さんへのケアの際は、患者さんにも家族にも、十分に声かけをしながらケアにあたります。家族が看取りが近いことを理解できているか把握し、死前喘鳴や呼吸の変化など、症状の変化や今後起こりうる徴候について、ていねいに説明します。また、他に心配なことや気がかりなことなどはないか確認し、いつでもどんなことでも質問してよいことを伝えます。

家族がそばにいるだけで十分に患者さんに想いは届いていること、聴覚は最期まで残ることを説明し、静かに話しかけてよいことを伝えます。家族が**そばにいるだけで十分に意味がある**と感じられるよう、意識しかかわっていくことが大切です。

エンゼルケア前後のかかわり

死亡時は、家族が十分に患者さんとのお別れ（声かけやふれあい）ができるよう、ベッド柵を降ろす、周囲の医療機器をどかすなどの環境整備を行います。また、看護師も「○○さん、ありがとうございました」などと、家族の様子をみながら、患者さんへの敬意を表する言葉かけを行いましょう。

エンゼルケアに参加した家族は、達成感を得る一方で、治療の跡や痩せた身体を見てつらさを感じる場合もあります。家族の様子を十分に観察し、ケアの実施中・終了後も、**家族の心情**に配慮した対応が必要となります。

患者さんにも、生前と同じように声かけを行い、露出を最小限にし、ていねいにケアを進めていきます。家族も一緒にケアを行う場合、患者さんの思い出話をしたり、闘病プロセスをともに振り返ったりしながら、患者さんと家族をねぎらい、温かな雰囲気づくりを心がけます。

＊

看護師には、患者さんが人生の最期に苦痛から解放され、尊厳に満ちた、納得のいく人生の幕引きができるよう、支援していくことが望まれます。しかし、看取りへ向けたケアのプロセスでは、看護師自身が「自分ごとの死」ととらえ、患者さん・家族とともに悩み苦しむことも少なくありません。

患者さんと家族の人生に触れ、生きる力に感動し、それを言葉にして対話を重ねていくこと、そして、患者さん・家族が苦境の中にも新たな意味を見いだし、できる限り穏やかな「ありがとう」と「さようなら」をわかち合え、いのちのつながりとしての看取りの場を提供できるものでありたいと思います。

（前滝栄子）

アドバイス

看護師が患者さんにていねいな日常生活援助や言葉かけを行っている様子は、家族にとって「患者さんが大事にされている」と感じられ、大きななぐさめとなります。

また、看護師のやさしい態度や言葉かけは、家族に大きな安心感をもたらします。

あわせて知りたい！

エンゼルケア（死後処置）の目的は、死後に起きる生理的変化に適切に対処し、死に伴う外観の変化を目立たなくし、生前の姿に近づけること、また、身体を清潔にして病原微生物の飛散を防止すること、などです。

あわせて知りたい！

死の間際に浮かび上がる、人生に大切なテーマには、❶人生の意味を見いだすこと、❷自分を許し他人を許すこと、❸「ありがとう」を伝えること、❹大切な人に「大好きだよ」を伝えること、❺「さようなら」を告げること、の5つとされます[3]。

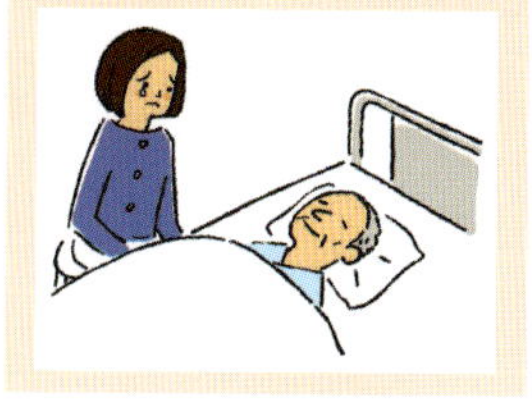

Part 5 看取り

文献

1. 藤腹明子：看取りの心得と作法17カ条．青海社．東京，2004：5-6.
2. 宮下光令、林ゑり子 編：看取りケア プラクティス×エビデンス．南江堂，東京，2018：47-54.
3. 井上ウィマラ：いのちの看取り．緩和ケア 2007；17（2）：130.
4. Hampe SO著，中西睦子，浅岡明子訳：病院における終末期患者及び死亡患者の配偶者のニード，看護研究 1977；10（5）：386-397.
5. Miyashita M, Sanjo M, Morita T, et al. Good death in cancer care：A nationwide quantitative study. *Annals of Oncology* 2007；18（6）：1090-1097.
6. 宮下光令、林ゑり子 編：看取りケア プラクティス×エビデンス．南江堂，東京，2018.
7. Lynn J. Perspectives on care at the close of life, Serving patient who may die soon and their familles；the role of hospice and other services. *JAMA* 2001；285（7）：925-932.

＊1 PaP Score（Palliative Prognostic Score）：中期的な予後（月単位）を予測する指標
＊2 PPI（Palliative Prognostic Index）：短期的な予後（週単位）を予測する指標

Part 5
緩和ケア
臨床での
重要トピックス

グリーフケア

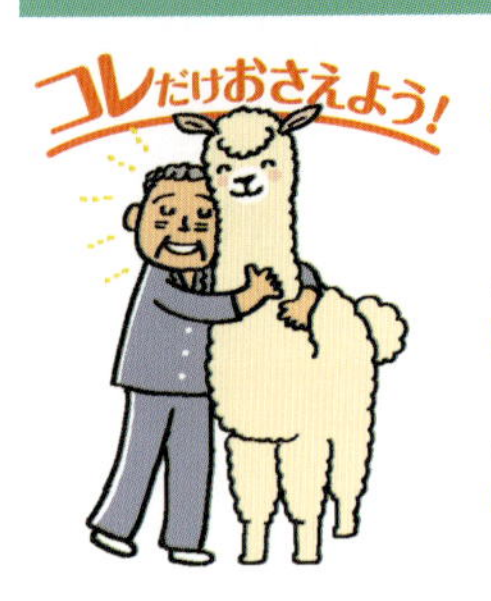

- グリーフ（悲嘆）は、喪失に伴って生じる「正常な反応」である。悲嘆が強く長期化し、日常生活に支障をきたす場合は専門家へのコンサルテーションが必要である。
- 大切な人を亡くしたあと、遺された人が健康的に生きられるようにするために、グリーフケアが重要となる。
- 看護師自身もグリーフケアを行わないと、バーンアウトなどにつながる危険がある。

1 悲嘆（グリーフ）とは

悲嘆とは、人や物だけでなく、住まいや仕事、地位など、さまざまな喪失によって起こる**心身の反応**です。

人の一生は、喪失の連続です。なかでも、大切な人との**死別**は、より重大な喪失体験の１つといえます。

大切な人を亡くした後にみられる正常な反応を表1に示します。悲嘆は、喪失体験をした人すべてに生じる正常な反応です。

しかし、強い悲嘆が半年以上続き、日常生活に支障をきたす場合は、**複雑性悲嘆**として、より専門的なサポートが必要となります。

あわせて知りたい！

死別後の反応は人によって異なり、経過とともに変化していきます。段階的に軽減するわけではなく、揺れ動くものなのです。

ここに注意！

死別による深い悲嘆によって、体調を崩したり、非健康的な行動（ひきこもり、自殺企図、過度の飲酒や喫煙など）が増えたりする人もいます。

表1 悲嘆によって現れる正常な反応

身体的反応

- 食欲不振
- 疲労
- 睡眠障害
- 活力の喪失や消耗
- 身体愁訴（故人と同じ愁訴のこともある）
- 病気にかかりやすくなる

など

感情的反応

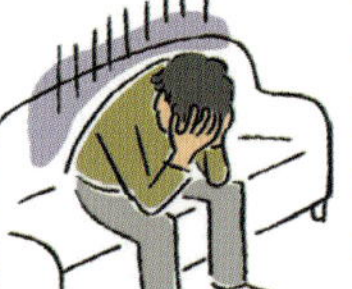

- 抑うつ
- 落胆
- 悲しみ
- 不安
- 罪悪感
- 恐怖
- 孤独感
- 怒り
- 敵意
- 無感覚
- 思慕
- 絶望
- いらだち

など

認知的反応

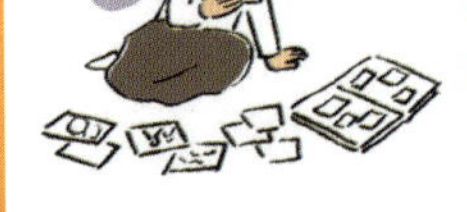

- 故人を想うことに没頭する
- 故人が現存する感覚
- 自尊感情の低下
- 抑圧
- 集中力の低下
- 否認
- 非現実感

など

行動的反応

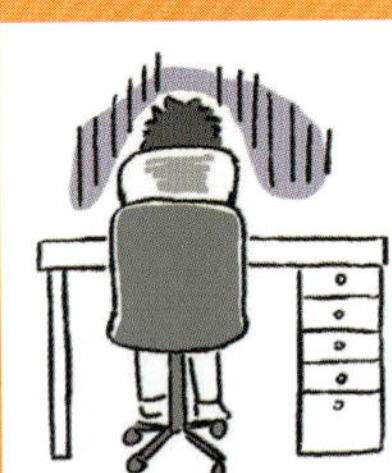

- 動揺
- 探索行動
- 緊張
- 涙を流す・泣き叫ぶ
- 過活動
- 社会的ひきこもり

など

2 遺族へのグリーフケア

グリーフケアは、遺族が、**喪失による悲しみ**とうまくつき合いながら、その人なりの日常生活に戻っていくサポートをすることです。

グリーフケアの対象は、家族や親族だけではありません。亡くなった患者さんと何らかのつながり・かかわりがあり、故人を大切に思っている人たちは、すべてグリーフケアの対象です。

死別体験後に、遺された人が人生の再出発をできるように支援することは、後に生きる人が健康的に生きていくためにも重要なケアです。

つまり、グリーフケアは、「遺族が心理的・社会的に**孤立しない**ようにすること」「遺族が大切な人の死を受け入れ、故人のいない生活に**適応する**こと」「死別後の"生"を支え、家族が**"物語の続き"をつづる**力を支えること」を目的に行います。

アドバイス

グリーフケアは、遺族同士や知人、宗教家や葬儀業者はもちろん、医療・介護職、ボランティアなどによって提供することができます。

アドバイス

遺族のグリーフによい影響を与えるのは「安らかに亡くなった」「苦しまず穏やかに過ごせていた」「最期までがんばって世話できた」「人として最期まで大切にされていた」「よい医療・介護スタッフと出会えた」などです。

3 グリーフケアの実践

グリーフケアは、以下に示す5つのステップで行います**表2**。

❶**遺族の悲しみへの共感**：悲しみやつらさを表出できるように配慮する

❷**遺族へのねぎらい**：闘病中の思い出話・昔話をするのもよい

❸**遺族の生活・体調面への気づかい**：悲嘆の反応の内容・程度をアセスメントし、状態によっては、専門家への受診を勧める

表2 グリーフケアの実際

①遺族の悲しみに共感する	●緊張せずリラックスしやすい環境を整える ●しばらく、そっとしておく ●遺族が涙を流しているときには、ハンカチやティッシュペーパーを差し出す ●肩に触れたり、手を握ったりする ●自分も涙が出そうになったら、無理にがまんせず、遺族と一緒に涙を流す
②遺族をねぎらう	「ご家族も、よくがんばられましたね」 「忙しくても、よくお見舞いに来てくださいましたね。ありがとうございました」 「私も○○さんからいろんなことを学ばせてもらえて、うれしかったです」 「あのときは、こんなエピソードがありましたね」
③遺族の生活・体調面を気づかう	「その後、いかがですか？」 「亡くなられた後の手続きなどで、お忙しいのではないですか？」 「夜は眠れていますか？」 「食事は摂っておられますか？」 「家事などは、その後どうされていますか？」 「もしよかったら、一度△△先生にご相談してみてはいかがでしょうか？」
④今後の継続的なサポートを保障する	「手続きなどでわからないことや書類が必要な際は、遠慮なくご連絡くださいね」 「気持ちがつらいときや、何か困ったときには、ぜひご相談くださいね」 「近くに来る機会があれば、ぜひお寄りくださいね。またお会いできたらうれしいです」
⑤死別・看取りの意味づけを行う	「○○さんは、本当に最期までよくがんばられましたね」 「最期は苦しまずに、穏やかに過ごせていたと思います」 「きっとご家族に、とても感謝されていたと思います」 「ご家族がそばにいてくださったことで、安心しておられたと思います」

❹**今後の継続的なサポートの保障**

❺**死別・看取りの意味づけ**

病院勤務などで、遺族と会う機会がなく、遺族ケアを直接行えない立場でも、日ごろのていねいな看護ケアが、その後のグリーフケアにつながることを常に心がけましょう。

4 看護師自身のグリーフケア

今まで精一杯ケアしてきた患者さんが亡くなることは、看護師にとっても悲しい体験です。心残りや後悔、無力感を覚えることも少なくありません。

看護の仕事は感情労働です。これまで看護してきた患者さんの死に直面したり、看取りが続いたりすると、強いうつ状態や無感覚状態に陥るだけでなく、バーンアウトすることもあります。看護師自身のグリーフケアも必要です。

あわせて知りたい!

感情労働は「他者の感情状態を変化・維持することを目的として、適切であるとみなす感情を、声や表情あるいは身体動作によって表現し、そのために自分自身の感情を調整する労働」と定義されます。

■グリーフケアの実践

看護師自身のグリーフケアを行う場合、以下の5つがポイントとなります表3。

❶**自分自身の感情を、ありのままに認めること**：患者さんを看取った後の自分の感情に気づくことが大切である

❷**自分の気持ちを言葉に出し、仲間と話す**：事例検討やカンファレンスだけでなく、休憩中の会話でもよいので、自分の気持ちや思いを言葉にして話す

❸**自分なりにがんばったこと・できたことを認める**：できなかったこと・うまくいかなかったことだけに目を向けず、小さなことでも「できたこと」を認める

❹**デスカンファレンス**：次の患者さんにどう活かすかを探り、具体策を話し合うことが大切である

❺**ストレスマネジメント**：心身の充電を図ることが大切である

(宇野さつき)

アドバイス

デスカンファレンスを行う前に、まず、それぞれの考えや思いを話せる雰囲気をつくりましょう。

発言者の話を否定せずに傾聴し、私たち医療者にも「できること・できないこと」があることを共有します。

文献

1. 広瀬寛子：悲嘆と遺族の心理過程. 宮下光令, 林ゑり子 編, 看取りケア プラクティス×エビデンス, 南江堂, 東京, 2018：98-101.
2. 關本翌子：デスカンファレンス～看護師のグリーフ～. 宮下光令, 林ゑり子 編, 看取りケア プラクティス×エビデンス, 南江堂, 東京, 2018：109-125
3. 森田達也, 白土明美：死亡直前と看取りのエビデンス. 医学書院, 東京, 2015：173-179.

表3 看護師自身のグリーフケアの実際

①自分自身の感情を、ありのままに認める	「その場にいるのが、正直、怖かった…」 「何もできなくて、申し訳なかった…」 「穏やかな最期でよかった…」
②自分の気持ちを言葉に出して、仲間と話す	「私は、何にもできないことが、つらかった」 「私は、〇〇さんが亡くなって、さびしい」 「私は、もっとよいケアができたのではないかと後悔している」
③自分なりにがんばったこと・できたことを認める	「あのとき、何とか一言、声をかけることができた」 「少しだけれど、患者さんが笑顔になってくれた」 「何もできなかったけれど、少しの間、そばにいることができた」 「抱え込まずに、他のメンバーに相談することができた」
④デスカンファレンスを行う	●亡くなった患者さんにかかわった多職種と、ケアについて振り返る ➡今後のケアの質を高めるための学びが得られる ➡医療従事者自身のグリーフケアが促進される ●互いに「できたこと・がんばったこと」を認める ●気づいた課題は、どのように「次の患者さんに活かせるか」を話し合う
⑤ストレスマネジメントを行う	●自分自身が「癒やされる」ことや、気分転換を行う ●職場以外の人と話をする、運動や趣味の時間をもつなども大切である

「私は～と感じる」と一人称で話すと、周りを否定・批判せずに伝えられます。

その患者さんの思い出話をするのも喪の作業につながります。

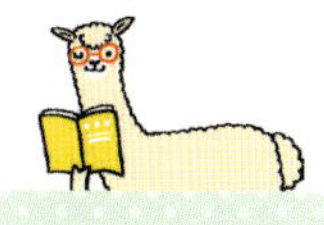

COLUMN 緩和ケアでよく使われる漢方薬

緩和ケアの場面では、漢方薬を用いることがあります。食欲不振に対する六君子湯(りっくんしとう)などが、代表的ですp.97。

その他に用いられる薬剤として、抑肝散(よくかんさん)があります。抑肝散は、神経症、不眠症、小児の夜泣きなどに効果があるとされ、不安・焦燥感の軽減、不眠やせん妄の緩和を目的として使用される漢方薬です。

抗精神病薬や睡眠薬と比べて副作用（眠気、ふらつき）が出現しにくいため、高齢の患者さんにも使いやすいのが特徴です。

（林ゑり子）

Part 5
緩和ケア
臨床での
重要トピックス

がんの親をもつ子どものサポート

コレだけおさえよう!

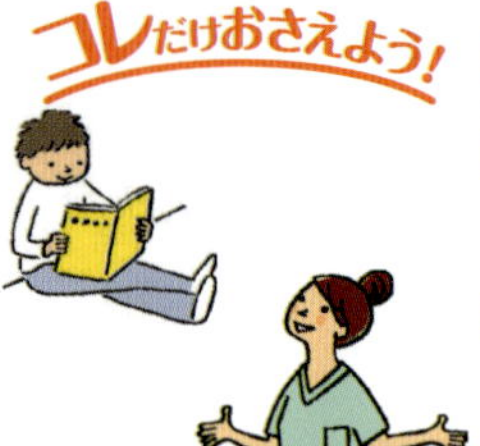

- 子育て世代でがんに罹患する患者さんは、年間5万人以上いる。
- 患者さんに、できるだけ早く「子どもに関する話」をすることが大切である。
- 子どもの年代に応じた説明を行い、子どもにできることを提案し、一緒に実施していく。

1 「がんの親をもつ子ども」とは

現在「親ががんである子ども」は、珍しくありません。学童期の子どもをもつ親が病気にかかると、その後の**家族関係**や、子どもの**心理社会的な事象**に、大きな影響を及ぼします[2]。

そのため、医療者の多くは、子育て世代の患者さんとかかわるとき、「何か、子どもたちへのサポートができないか」と考えます。しかし、子どもが病院にくる機会は少なく、直接的なサポートを提供しにくいのが現状です。

あわせて知りたい!

日本では、毎年5万6千人以上の学童期の子どもをもつ人が、がんと診断されています。そして、その子どもは8万7千人以上いるとされています[1]。

子育て世代の患者さんの多くは「告知を受けて、最初に頭をよぎったのは子どものことだった」と言います。

2 「子育て世代の患者さん」へのかかわり

子育て世代の患者さんへのサポートは、「家族とともに、患者さんが、よりよいがん治療を選択し、専念できる」こと、そして「患者さんの意思を尊重した闘病生活を送れる」ことを期待して行われます。

子どもの相談ができることを伝える

患者さんは、病院で「病気に関すること以外」の相談を遠慮していることがあります。また、**告知後**すぐ、**治療初期**、**悪い知らせを聞いたとき**は、自分のことで精一杯で、子どものことまで気が回らないのが普通です。

患者さんに、学童期の子どもがいるとわかったら、まず「子どもに関する心配事」を尋ね、いつでも相談できることを伝えましょう。

アドバイス

「子どものことを相談されても答えられない……踏み込む勇気がない」と思うかもしれません。答えを出すことに固執せず、まずは話を聞いて、今の問題を整理してみましょう。肩の力を抜いて、話しかけてください。でも、親である患者さんは、きっとその子に合う答えをもっています。

子どもについての情報収集を行う

患者さんが、子どもに対して、どのような想いや考えをもっているのか聞いておくことは大切です。また、治療中に子どもの世話をしている家族の想いも聞いておくと役に立ちます。

子どもがふいに病院に来ることもあるので、子どもに関する情報を知っておくことも大切です表1。

表1 子どもについて知っておくべき情報

- 子どもたちの名前、年齢、学年
- 性格や情緒的反応の特徴
- 家や学校、部活や塾などでの様子、学校や塾の先生がどのようにサポートしてくれるのか
- 好きなもの、得意なこと、嫌がること　など

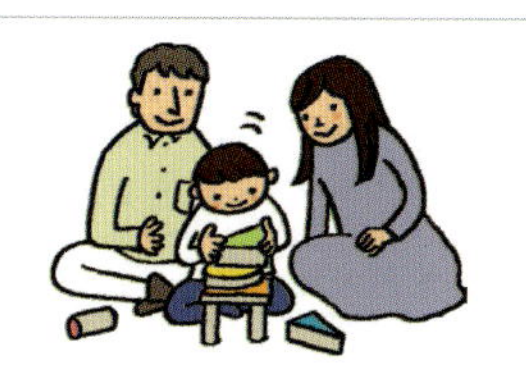

治療の節目で子どもの話題を出す

治療初期、**再発時**、セカンドライン以降の治療への**移行時**、**終末期**にさしかかるときなど、治療の節目は、子どものことについて話をするよいタイミングです。

病気のことを子どもにどのように話しているのか、今後どのように対応していこうと考えているのかなど、聞いてみてください。

ここに注意！

できるだけ早く、患者さんに「子どもについての話」をしてください。看護師が、患者さんやまわりの大人を支えることが、子どもたちへのサポートにつながります。患者さんと「ともにいる子ども」を気にかけることが、ケアの出発点なのです。

3 「患者さんの子ども」へのかかわり

まずは名前を呼んであいさつする

まずは子どもと視線を合わせ、名前を呼んであいさつすることをお勧めします。子どもにとって、病院は非日常的な場所なので、緊張しているため、自分の名前を知っている人がいると、少し安心します。「よく来てくれたね」と話しかけてみるのもよいでしょう。

子どものほうから積極的に話しかけてくることは少ないですが、親の病気や治療について、何かしら気になっていることがあるはずです。そのときの状況を、子どもの年齢や理解に合わせて、簡単に説明してみましょう。

子どもが帰る際は、「今日はありがとう、また来てね」などと声をかけてください。難しい声かけは必要ありません。「病院は安心できる場所」と感じてもらえるよう、優しく接すればよいのです。

アドバイス

面会や付き添いに来た子どもたちは、すぐに退屈になってしまいます。そのため、外来や病棟に、トランプ・折り紙・色鉛筆やクレヨン・紙・絵本などを準備しておき、貸し出しましょう。

声をかけると、かかわるきっかけにもなります。

説明時には、子どもの発達段階を考慮する

年齢によって医療行為や状況のとらえ方はそれぞれです**表2** P.176。子どもと会う前に、患者さんや家族から「子どもたちにどのように説明しているのか」を聞いておくと、**情報のズレ**がなくなります。

どの年代の子どもに対しても、「病気は誰のせいでもない」ことを伝え、子どもが安心できる内容（痛くない・こうすればよくなる・いつごろ回復する・処置の終了や退院はいつごろか、など）を付け加えて話をしてください。

ここに注意！

「子どもには、病気の話をしたくない」と考えている患者さんもいるので、配慮が必要です。

4 親を看取る子どもを支える

まずは周囲の大人と話す

医療者が最も悩むのは、**終末期の対応**だと思います。

アドバイス

子どもたちを支えているのは、医療者だけではありません。学校や地域との連携も大切です。何か手助けになるヒントがあるかもしれません。

表2 発達段階に応じた「医療行為や状況」のとらえ方・接し方

3歳まで	●病気のことを理解するのは難しい ●ただし、お母さんやお父さんと離れ離れになることや、元気がないことなど、雰囲気は感じ取っている	〈例〉 「(点滴の場所を見せて) 今、ちっくん (子どもによって言い方は変える) しているけど、痛くないよ。一緒に遊んでも大丈夫」 「今、手を動かせないから、これが終わったら一緒に遊んでいいよ」
7歳未満	●医療行為を「医療者から受ける罰だ」ととらえていることがある (例：何か悪いことをしたから注射など痛いことをされるのだ、と感じる　など)	
10歳くらいまで	●徐々に医療行為の理由を理解できるようになり、「悪いところがあるから手術をする・薬を飲む」などと説明できるようになる ●ただし、病気の原因を考えるような複雑な思考はできない (例：バイ菌が悪さをしているから病気になった、など)	〈例〉 「この点滴には、病気をやっつけるお薬が入っているよ。痛くないから安心してね」
10歳すぎ	●病気にはさまざまな原因があることを理解したうえで、医療行為の必要性や状況をつかめるようになる ●表現は未熟だが、生死に関する思考ができるようになる	〈例〉 「悪いものがあるから、先生が点滴出してくれたの。この点滴は〇分くらいで終わるよ。しているときも痛くないよ」

このころになると、子どもは、以前より頻繁に医療者の前に現れます。そのため、先の状況を予測できる医療者は、つい子どもに直接介入しようと焦ってしまいがちです。しかし、まずは**患者さん**や子どもを取り巻く**大人**と話すことが大切です。

大人のほうが「今の状況を受け入れられない」「死が近いなんて子どもに言いたくない」「子どもの生活を守りたい」など、さまざまな思いを抱えています。その思いを受け止め、今後どのように子どもに伝えていくのかを相談する必要があります。

子どもにどう説明するか

子どもたちには、年齢に応じて「何が起きているのか」を説明すると同時に、**子どもができること**を教えてください。

子どもは「見た目が怖い」と不安になるので、痛みがあれば薬があること、眠っていてつらくないことなど、そのときどきで安心できるように声をかけます。

家族の希望に合わせて、一緒に写真を撮る、色紙に家族みんなで手形を押す、家族の思い出をつくるなども、取り入れることができます。

(白石恵子)

アドバイス

病院でも、子どもができることはたくさんあります。

手浴や足浴を手伝う、お茶をくむ、手をさする、絵や手紙を渡す、好きな音楽を一緒に聞くなど、子どもたちが「自分も役に立った」「何か親のためにできた」と感じられれば、何でもよいのです。

子どもに「何をしてあげたい?」と聞いてもよいですが、戸惑っていることも多いので、看護師から提案してみましょう。

文献

1. Inoue I, Higashi T, Iwamoto M et al. A national profile of the impact of parental cancer on their children in Japan. *Cancer Epidemiol* 2015；39 (6)：838-841.
2. Visser A, 2004；Barnes J, 1998；Huizinga GA, 2005.
3. 緩和ケア編集委員会 編：とても大切な人ががんになった時に開く本. 青海社, 東京, 2014.
4. 大沢かおり：がんになった親が子どもにしてあげられること. ポプラ社, 東京, 2018.
5. Rauch P, Muriel A 著, 慶應義塾大学医学部心理研究グループ 訳：子どもを持つ親が病気になった時に読む本. 創元社, 東京, 2018.
6. 有賀悦子：がんの親をもつ子どもたちをサポートする本. 青海社, 東京, 2017.

Part 5
緩和ケア
臨床での
重要トピックス

小児に対する緩和ケア

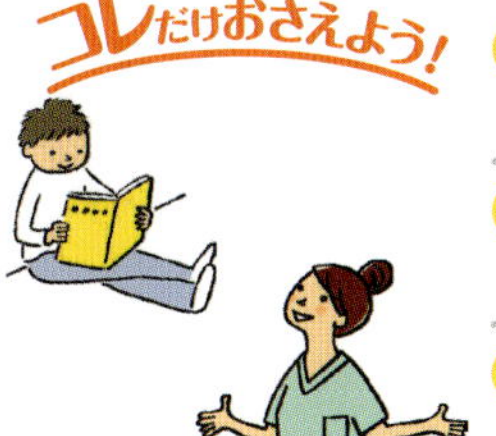

- 小児緩和ケアの対象となる疾患は、がんよりも、他の小児特有の疾患のほうが多い。
- 小児に対する緩和ケアでも、トータルペインの観点からアセスメント・ケアすることが重要である。
- 発達段階や疾患によって病気や死の認識が異なることを念頭に置いて真摯にかかわる。

1 小児緩和ケアとは

「がん以外の疾患」を対象とすることが多い

小児緩和ケアは「**生命を脅かされる状況**の子ども」に対して提供されます[2]。

子どもにとっての「生命を脅かす疾患」は、がんよりも、**小児特有の疾患**（先天性疾患、中枢神経の疾患）であることが多いです。そのため、疾患や年齢、成長・発達の段階などによって、緩和ケアのニーズは大きく異なります。

子どもと家族の苦痛緩和をめざす

全米ホスピス・緩和ケア協会（National Hospice and Palliative Care Organization：NHPCO）によって呈示された小児緩和ケアの理念につながる普遍的原則を表1 p.178に示します。

小児への緩和ケアでも**全人的苦痛**の観点からアセスメントし、ケアを提供していかなければなりません図1 p.179。

また、家族も緩和ケアの対象となることを、念頭に置きましょう。

> **あわせて知りたい！**
> WHOは、小児の緩和ケアを「原則的に小児の慢性疾患について適応され、身体、精神、スピリチュアルなトータルケアであり、家族への支援も含まれる。効果的な緩和ケアのためには、多くの専門分野にわたってアプローチを必要とする。そこには家族も含まれ、適当な地域資源を利用して行われるが、たとえ資源が限られていても緩和ケアをうまく行うことはできる」と定義しています[1]。

2 小児緩和ケア：実践のポイント

子どもの苦痛をどう見抜くか

小児緩和ケアにおいても、トータルペインの観点は重要です図1。

子どもは、成長・発達の途上にあり、病気や死に関する理解力や、コミュニケーション能力が未成熟です。また、小児緩和ケアの対象となる子どもたちは、認知機能の問題によってコミュニケーションに障害があることも少なくありません。つまり、自身の感じている**苦痛を表現できない**場合もあるということです。

子どもが体験している苦痛を理解するためには、子どもの身体機能や心理社会的な発達を十分に考慮した、多面的なアプローチが必要なのです。

表1 小児緩和ケアの普遍的原則（NHPCO, 2001）

1	子どもが大人より長生きすべきものと判断しない
2	子どもと家族を一単位としてとらえる
3	緩和ケアは、ホスピス、病院の集中治療室、在宅など、どこでも子どもと家族のニーズに応じて提供されるべきである
4	死を早めることに直接的に手を貸さず、子どもと家族が受け入れることができる方法で症状マネジメントを遂行する
5	たとえ延命治療を続けている状況であっても、子どもと家族の身体的・精神的・社会的・霊的苦痛を緩和することに焦点をあてる
6	疾患に脅かされている子どもとその家族には、継ぎ目のない（seamless）緩和ケアが提供されるべきである
7	子どもと家族のQOLの向上のために子どもと家族がケア計画に参画するべきである
8	緩和ケアチームは、子どもと家族の個別性に注目し、個々の価値、望み、信念を支持する
9	教育された合同チームによって、診断時から治療中、また延命においても緩和ケアが提供されなければならない
10	チームによる緩和ケアを家族がいつでも利用できなければならない
11	レスパイトケアは、慢性疾患や疾患に脅かされている子どもをかかえる家族にとっては重要なサービスである
12	家族はいつでも緩和ケアを受けることができる
13	学際的な緩和ケアサービスが、適正かつ効果的な医療サービスとして認識され、適切に提供されるべきである
14	子どもの死後においても家族は緩和ケアについて教育・訓練された専門家チームによって支援されるべきである
15	ケア提供者には、フォーマルまたはインフォーマルな精神的サポートとスーパービジョンが提供されるべきである

櫻井美和：終末期の緩和ケア．丸光惠，石田也寸志 監修，ココからはじめる 小児がん看護，へるす出版，東京，2009：372．より転載

死にゆく子どもをどう支えるか

死に関する理解や感情は、発達段階により変化するといわれます。

発達の途上にある子どもが、死を認識するプロセスには、以下の２種類があります。

❶他者の死によってもたらされる体験

❷自分自身の死にゆく体験

子どもが死という現象を理解するためには、少なくとも、子どもの心に**持続性の概念**が芽生えること、他者と自分を区別できる**自己意識**や、他者を区別できる**対人認知能力**が発達することが必要です。

死を予感する子どもたちは、自身のさまざまな体験から情報をとらえ、自らの予後を推測し、子ども自身の気づきのなかで死を察していくといわれています[3]。

その子が、どのように死を理解しているのか、十分な信頼関係のなかでとらえて支えていくことが必要です。

最期まで成長・発達を支援する

子どもは、残された時間がどんなに限られていても、最期の瞬間まで成長・発達し続けます。

アドバイス

死が近づいたことを察した子どもは、さまざまな反応を示します。眠れなくなる、母親と一緒にいたがる、攻撃的になる、無口になる、「私は死んでしまうの？」と言うなどです。

子どもに、治癒が難しい状態にあることを説明するのは非常につらい体験ですが、真摯に向き合いましょう。嘘をついたりはぐらかしたりせず、子どもが知りたいことについて対話し、寄り添う姿勢が求められます。

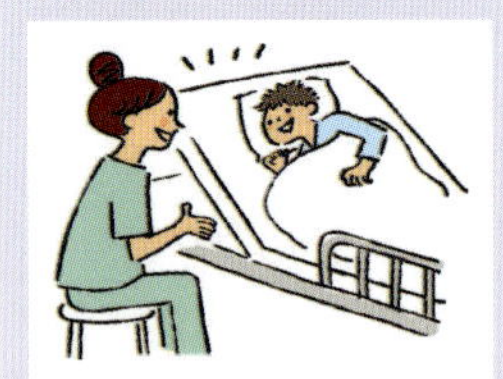

図1 子どもの全人的苦痛

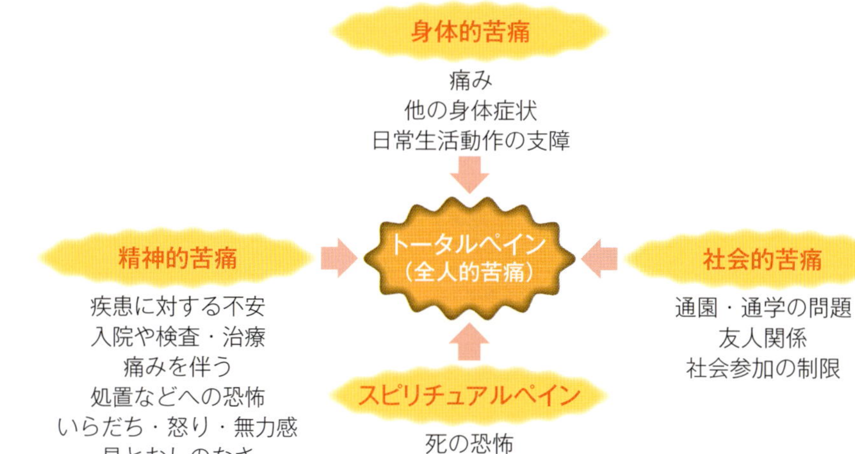

病気や治療によって、遊びをはじめとした**やりたいことができない**こと、家族や友だちと離れて社会的に**分離された状況**に置かれることは、子どもにとって大きな苦痛となります。

看護師には、子どもが「子どもらしく」いられ、可能な限り成長・発達につながる体験を得られるようにかかわっていくことが求められています。

（津村明美）

文献

1. WHO：Palliative care. http://www.who.int/cancer/palliative/en/（2018.11.29アクセス）.
2. Together for Short Lives：Children's palliative care definitions. http://www.act.org.uk/（2018.11.29アクセス）.
3. Langner MB 著，死と子供たち研究会 訳：死にゆく子どもの世界．日本看護協会出版会，東京，1992：178.

索　引

和　文

さ

し

す

せ

そ

た

緩和ケア はじめの一歩

2018年12月30日　第1版第1刷発行
2023年6月10日　第1版第4刷発行

編　著　林　えり子
発行者　有賀　洋文
発行所　株式会社 照林社
〒112-0002
東京都文京区小石川2丁目3-23
電　話　03-3815-4921（編集）
03-5689-7377（営業）
http://www.shorinsha.co.jp/
印刷所　共同印刷株式会社

検印省略（定価はカバーに表示してあります）
ISBN978-4-7965-2451-3